Crashkurs MedAT Biologie

Magdalena Postruznik
Dr. Axel Imhof

Mit 99 farbigen Abbildungen und 20 Tabellen

1. Auflage

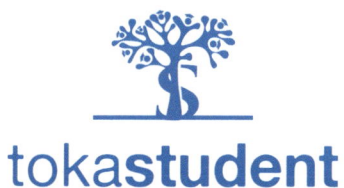

tokastudent

Zuschriften und Kritik bitte an:
Tokastudent, Datfar Karal GesbR, Laurinweg 1, 6911 Lochau
Email: info@tokastudent.at

Programmleitung: Toofan Datfar, Aaron Karal
Planung: Toofan Datfar, Aaron Karal
Lektorat: Doris Eichhorn-Zeller
Layout: Andrea Jäger
Grafiken: Andrea Jäger
Herausgeber: Tokastudent

Um in Österreich an einer öffentlichen Universität Medizin studieren zu können muss man unter anderem einen Wissenstest, der auch unter dem Namen „Basiskenntnistest für medizinische Studiengänge" (BMS) bekannt ist, absolvieren. Dieser ist ein Teil des Aufnahmeverfahrens MedAT.

Konzipiert aus den Fächern Biologie, Chemie, Physik und Mathematik basiert der BMS auf das Wissensniveau der BewerberInnen. Nach mehrjähriger Erfahrung in diesem Bereich wurden wir als Lerninstitut oft mit der Frage konfrontiert wie tief der Stoff beim BMS gelernt werden sollte. Dieses Buch soll die Antwort auf diese Frage endgültig beantworten und den Leitfaden beim Lernen durch die offizielle Stichwortliste darstellen.

In diesem Buch wird der Stoff so angenehm wie möglich beigebracht. Dazu haben wir Gebrauch von vielen farbigen Abbildungen und Tabellen gemacht. Der Text ist einfach gehalten, damit die Konzentration beim Verständnis erhalten bleibt. Weiterhin wird nach jedem Kapitel der gesamte Stoff als Zusammenfassung wiederholt. Zudem tauchen Tipps auf, die das Lernen lustiger und effektiver gestalten! Das ist besonders bei der Biologie wichtig, da sie quantitativ das wichtigste Fach beim BMS-Teil des Med-AT darstellt.

Jetzt wünschen wir nur noch viel Spaß und Erfolg beim Lernen.

Lochau, Februar 2015
Tokastudent

Magdalena Postruznik

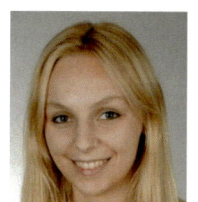

Magdalena Postruznik, ist eine 22-jährige Studentin und kommt aus Graz. Sie besuchte hier das BRG Petersgasse, in dem sie Ende Juni 2010 maturierte. Eine Woche später wagte sie sich an den Medizin-Aufnahmetest heran und begann nach dessen erfolgreicher Absolvierung im Oktober des selben Jahres das Studium der Humanmedizin. Das Studium war interessant, manchmal langweilig, manchmal hart, aber immer spannend und die richtige Wahl. Allerdings musste 3 Jahre später etwas anderes her. Das sollten die Rechtswissenschaften sein und so studierte Magdalena ab 2013 parallel Humanmedizin und Rechtswissenschaften in Graz.

Neben dem Studium arbeitete sie einerseits, für die Geldeintreibung, als Kellner und Nachhilfelehrer und anderseits, aufgrund des wissenschaftlichen Interesses, im Bereich der neuropathologischen Forschung am Institut für Pathologie sowie am Institut für Neurologie.

Dr. Axel Imhof

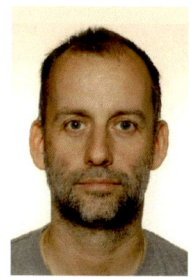

Prof Dr. Axel Imhof hat von 1987–1992 an der Universität Regensburg Biologie studiert und dort 1995 am Institut für Pathologie promoviert. Nach einem dreijährigen Forschungsaufenthalt an den National Institutes of Health in Bethesda, MD, USA ist er im Jahr 1999 als Leiter einer Nachwuchsgruppe an das Adolf-Butenandt-Institut der Ludwig-Maximilians Universität (LMU) in München gewechselt Seit 2006 hält er dort eine Professur für Proteinanalytik an der medizinischen Fakultät. Neben der Forschung an epigenetischen Mechanismen der Vererbung unterrichtet und prüft Prof. Imhof seit 1999 Medizinstudenten im Fach Biochemie. Die vorliegende Auflage wurde von Prof. Imhof kritisch durchleuchtet.

Inhaltsverzeichnis

Was ist Biologie?

Das Wort „Biologie" setzt sich aus dem griechischen Wort bíos (= das Leben) und dem Suffix „–logie" (= wörtl. „Vernunft, Sinn") zusammen, was übersetzt „Die Wissenschaft des Lebens" bedeutet. Sie beschäftigt sich also mit allem Lebendigen, seinem Aufbau, der Art, wie es funktioniert, sowie seiner Interaktion mit der Umwelt und kann mittlerweile in diverse Unterdisziplinen eingeteilt werden. Wir beschäftigen uns in diesem Buch hauptsächlich mit der Humanbiologie, die sich aus der Biologie des Menschen und der Humanmedizin zusammensetzt. Erstere beschreibt den Körper, indem sie erklärt, wie er aufgebaut (Humangenetik, Anatomie) ist und wie er funktioniert (Physiologie, Biochemie). Die Anatomie kann als Landkarte des menschlichen Körpers angesehen werden. Sie beschreibt den Aufbau einzelner Segmente und wie diese zusammenwirken, damit eine gewisse Funktion theoretisch überhaupt zustande kommen kann. Als Beispiel sei hier der Bewegungsapparat genannt, also in welcher Weise Muskel verlaufen, damit sie genau diese Bewegung ausführen können, für die sie zuständig sind. Die Humangenetik ist der Teil, der erklärt, wieso wir so gebaut sind, und sie stellt die genetische Grundlage unserer ganzen Person mitsamt all unseren Angewohnheiten und Fähigkeiten dar. Die Physiologie ist die Lehre über bestimmte Abläufe in unserem Körper und erklärt somit (beziehungsweise versucht zu erklären), wie wir funktionieren. Beispielsweise unter welchen Umständen die Pulsschlagfrequenz zunimmt und wie das bewerkstelligt werden kann. Die Biochemie erinnert stark an die klassische Chemie und beschäftigt sich mit Reaktionen der einzelnen Proteine, Fettsäuren, Elektrolyte usw. in- und außerhalb unserer Zellen. Natürlich gibt es noch viele weitere Untergruppen im großen Bereich der Biologie des Menschen.

Die Humanmedizin beschreibt nun gesunde und abnormale Abläufe in unserem Körper. Des Weiteren stellt sie sich die Frage, wie einem kranken Prozess entgegengewirkt werden kann. Die Wissenschaft der Krankheiten ist die Pathologie, die Hand in Hand mit der Pharmakologie, also der Lehre über die Arzneimittel und deren Wirkungen, geht. Die Medizin hat es sich zur Aufgabe gemacht, die diversen und komplizierten Krankheitsprozesse zu verstehen und nachvollziehen zu können und dann mit Hilfe dieses Wissens eben diese Krankheiten zu heilen. Heutzutage sind die wahrscheinlich größten Herausforderungen die Tumorerkrankungen und aufgrund der immer ungesünder lebenden Gesellschaft die Herz- und Gefäßerkrankungen.

Wir werden nun in diesem Buch die Grundlagen, beginnend beim Genom bis hin zu den großen Organsystemen, erklären, den Aufbau und die Anatomie unseres Körpers darstellen und die Funktionsweisen einzelner Systeme, wie beispielsweise des Immunsystems, beschreiben. Außerdem werden wir passend zu den Kapiteln immer wieder Bezug auf die bekanntesten Krankheiten (Diabetes mellitus, Trisomie 21 usw.) nehmen.

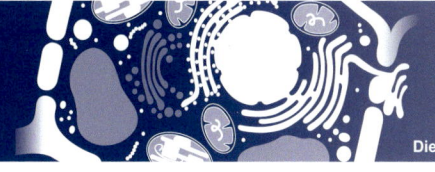

Die pflanzliche Zelle

Die Zelle

1 Kapitel

Wir beginnen unsere Reise durch die Grundlagen des menschlichen Körpers und der Biologie bei der Zelle, ihren Bestandteilen, ihren Aufgaben und Funktionen.

Eine Zelle ist die kleinste eigenständige Funktionseinheit in unserem Körper.

Die Frage, ob eine Zelle bereits ein Lebewesen ist, kann von naturwissenschaftlicher, psychologischer sowie philosophischer Seite betrachtet werden. Es gibt zwar nicht wirklich eine klare, allseits anerkannte Meinung, was das Leben nun ausmacht, aber die Biologie hat für sich eine gewisse Definition von „Leben" gefunden:

- es muss einen Stoffwechsel haben (Substanzen aufnehmen, im Körper umwandeln und Abfallprodukte abgeben)

- es muss sich reproduzieren, wachsen und entwickeln können (Reproduktion → Zellteilung)

- es muss auf die Umwelt reagieren und sich auch von ihr abgrenzen.

Abbildung 1
Querschnitt einer tierischen Zelle
Alle essentiellen Zellorganellen für den Stoffwechsel, die Reproduktion bzw für die Abgrenzung und Reaktion auf die Umwelt befinden sich in einer Zelle. Der menschliche Körper besteht aus tierischen Zellen, welche im Grundbauplan diesem Schema ähneln.

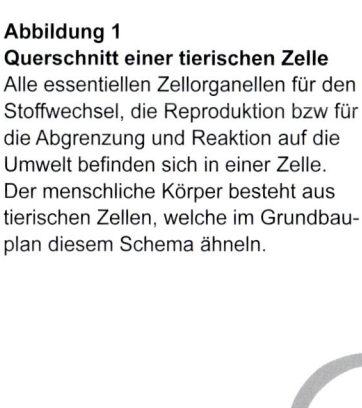

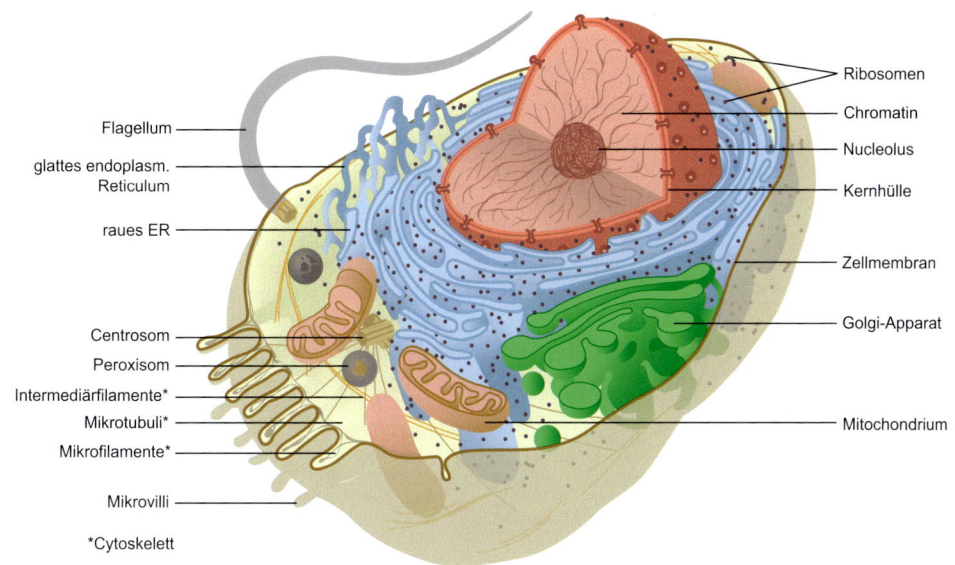

Flagellum

glattes endoplasm. Reticulum

raues ER

Centrosom
Peroxisom
Intermediärfilamente*
Mikrotubuli*
Mikrofilamente*

Mikrovilli

*Cytoskelett

Ribosomen
Chromatin
Nucleolus
Kernhülle
Zellmembran
Golgi-Apparat
Mitochondrium

Die ersten Lebewesen waren Einzeller. Da jedoch mehrere Zellen zu mehr Funktionen führen können, war es ein Vorteil sich zu teilen. Mehr Zellen bedeutet mehr Zusammenspiel, was neue Fähigkeiten mit sich bringt, weil jede Zellgruppe ihren eigenen Aufgaben nachkommen kann. So eine Zellintegrität stellen beispielsweise Organe dar.

Man unterscheidet nun 3 Arten von Zelltypen, die ihrerseits noch unterteilt werden können:

- Prozyten

- Archaeen

- Euzyten – **tierische** und **pflanzliche** Euzyten

Der Ausdruck „tierische Zelle" betrifft natürlich auch den Menschen, da der Mensch auch nur ein weiteres Säugetier ist. Die Organismen, die zu den Prozyten gehören, werden als **Prokaryonten** und jene die zu den Euzyten gehören, als **Eukaryonten** bezeichnet.

1.1 Der Prokaryont

Wir beschäftigen uns zuerst mit den Prokaryonten, weil sie die primitivere Art darstellen. Diese Gruppe umfasst etwa alle Bakterien. Man geht davon aus, dass die Geschichte vom Einzeller bei den Prokaryonten angefangen hat. Prokaryonten kommen nur als Einzeller vor.

Zellaufbau

Diese Zellen sind mit einem Durchmesser von 1-5 µm kleiner als Euzyten. Die Wand besteht aus einer Zellwand und einer Zellmembran. Sie besitzen keinen Zellkern, die DNA ist in Form eines ringförmigen Chromosoms lose im Zytoplasma vorhanden. Das Chromosom ist nicht mit Histonen assoziiert.

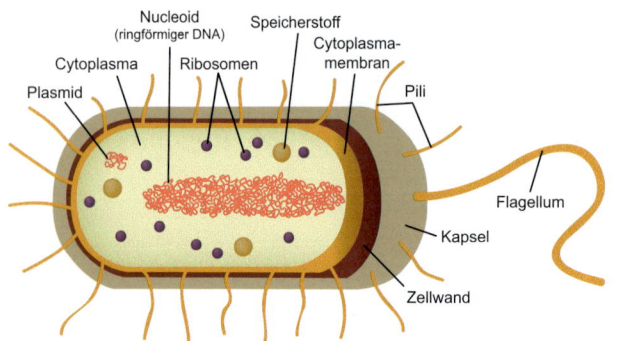

Abbildung 2 Prokaryont
Die prokaryontische Zelle weist keinen Zellkern auf. Auch komplexe Zellorganellen sind nicht vorhanden

Manchmal finden sich separat kleinere DNA-Abschnitte, die zirkulär oder linear vorliegen können, in der Zelle. Diese werden **Plasmide** genannt und können eine Rolle bei Antibiotikaresistenzen spielen.

Replikation und die Proteinbiosynthese finden im Zytoplasma statt (wo diese im Eukaryonten stattfinden, wird in den Punkten 6 Die Proteinbiosynthese bzw. 7 Der Zellzyklus besprochen).

Die Ribosomen sind hier kleiner als bei Eukaryonten (Prok.: 70 S-Ribosomen; Euk.: 80 S-Ribosomen). Ansonsten gibt es keine Zellorganellen sowie auch kein Zytoskelett. Prokaryonten können mit Geißeln (siehe 2.9 Zilien und Geißeln) zur Fortbewegung ausgestattet sein.

1.2 Der Eukaryont

Alle höher entwickelten Organismen bestehen aus Euzyten. Wir haben oben erwähnt, dass wahrscheinlich alles bei den Prokaryonten angefangen hat. Man glaubt nun, dass die Prokaryonten angefangen haben andere Zellen in sich aufzunehmen. Diese haben sie aber nicht gefressen und verdaut, sondern haben begonnen mit diesen in Symbiose zu leben. Irgendwann haben diese aufgenommenen Zellen spezifische Funktionen übernommen und so entstanden die Zellorganellen, wie wir sie heute kennen (z. B. 2.8 Das Mitochondrium). Diese Theorie nennt man die **Endosymbiontentheorie**.

Man kann die Euzyten noch in tierische und pflanzliche Zellen unterteilen – dazu später mehr.

Abbildung 3 Endosymbiontentheorie
Die mögliche Entstehung von Zellorganellen - ein Prokaryont nimmt einige kleinere Prokaryonten in sich auf, die weiters spezifische Aufgaben bekommen

Zellaufbau
Euzyten haben einen komplexeren Zellaufbau und sind mit 10-100 μm größer als Prozyten. Als Abgrenzung nach außen

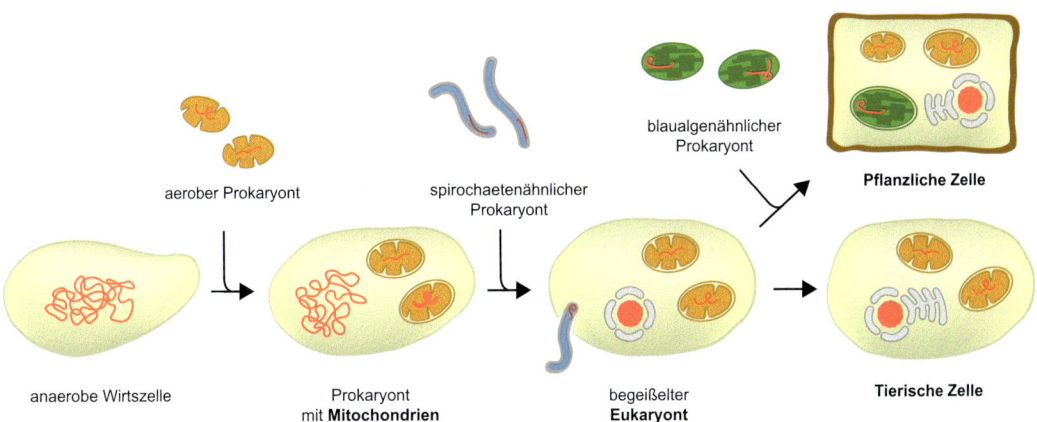

aerober Prokaryont

spirochaetenähnlicher Prokaryont

blaualgenähnlicher Prokaryont

Pflanzliche Zelle

anaerobe Wirtszelle

Prokaryont mit **Mitochondrien**

begeißelter **Eukaryont**

Tierische Zelle

dienen eine Zellmembran und, im Falle einer pflanzlichen Zelle, eine zusätzliche Zellwand (Unterschied tierische/pflanzliche Zellen, s. u.). Im Inneren des Zytoplasmas finden sich Vakuolen (nur pflanzl. Zellen) und diverse Zellorganellen mit doppelter, einfacher oder keiner Membran, die im Einzelnen im Kapitel 2 Der tierische Euzyt beschrieben werden. Ganz wichtig zu erwähnen ist hier noch der Zellkern, den es bei den Prokaryonten nicht gibt. Er ist von einer Doppelmembran umgeben und beinhaltet die DNA, bestimmte Enzyme und den Nucleolus. Die DNA ist auf mehrere Chromosomen verteilt.

Euzyten in höher entwickelten Organismen, wie etwa den Säugetieren, variieren in ihrer Erscheinung und ihrem Aufbau sehr stark. Das hat den Grund, dass sie sich stark differenzieren mussten, um ihrer Aufgabe nachgehen zu können.

Ein rotes Blutkörperchen (Erythrozyt) etwa muss klein und beweglich sein, um Sauerstoff und Nährstoffe bis zu den dünnsten Kapillaren zu transportieren im Gegensatz zu einer Muskelzelle, die lang gestreckt und stabil sein muss, damit wir uns in unserer Umwelt bewegen können. Weitere Beispiele sind Nervenzellen, die viele Dentriten als Platz für Andockstellen und einen langen Axon brauchen oder Fettzellen, die groß und rund sein müssen, damit sie viel Fett speichern können.

Unterschiede von tierischen zu pflanzlichen Zellen

Die Euzyten lassen sich noch weiter in pflanzliche und tierische Zellen unterteilen. Dieser Unterschied kommt daher, dass Pflanzen im Gegensatz zu Tieren **phototroph** (*photos*... griech. *Licht*, *trophe*...griech. *Ernährung*) und auch **autotroph** (*autos*...griech. *selbst*) leben. Phototrophie bedeutet, dass Energie in Form von Licht verwendet wird. Autotrophie bedeutet, dass organische Nahrung aus anorganischen Stoffen gebaut wird. Dieser Vorgang erfordert Energie.Tiere hingegen leben **heterotroph** (organische Nahrung aus anderen organische Stoffen).

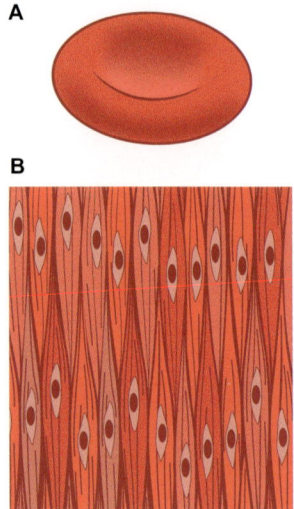

A

B

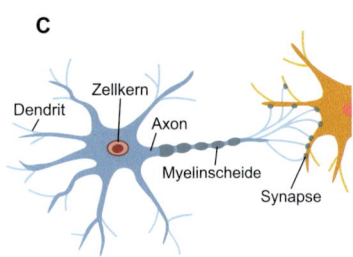

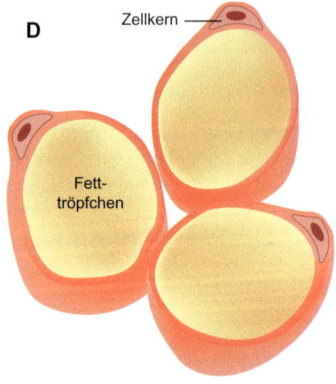

C

Dendrit / Zellkern / Axon / Myelinscheide / Synapse

D

Zellkern

Fett-tröpfchen

Abbildung 4 Variation der Zellen
A Erythrozyten (rotes Blutkörperchen),
B Muskelzelle, **C** Nervenzellen,
D Fettzellen

Tabelle 1 Uunterschied zwischen tier. und pflanz. Zellen	
Tierische Zelle	**Pflanzliche Zelle**
Zellmembran	Zellwand und Zellmembran
Keine Chloroplasten	Chloroplasten
Keine Vakuolen	Vakuolen

*Wozu die einzelnen pflanzlichen Zellbestandteile zu nutzen sind, wird in Punkt 10.3. Die Photosynthese erläutert.

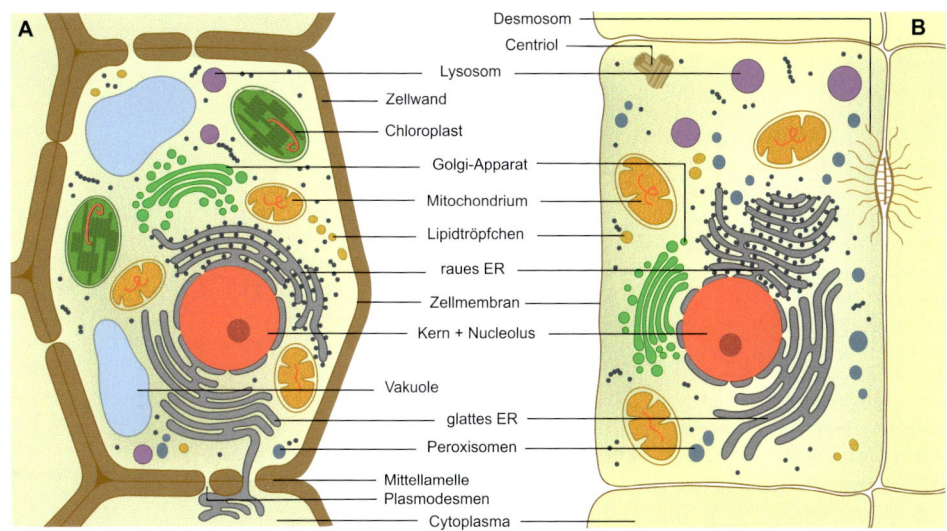

1.3 Die pflanzliche Zelle

Abbildung 5
Vergleich der **A** pflanzliche Zellen und der **B** tierischen Zelle; Der prominenteste Unterschied hierbei sind die Vakuolen, mit Hilfe derer sich die Zellen leicht unterscheiden lassen.

In diesem Unterpunkt soll kurz auf die Besonderheiten von pflanzlichen Zellen eingegangen werden, insbesondere auf die Photosynthese. Die Fotosynthese wird von Pflanzen dazu benutzt aus anorganischem Kohlendioxid organische Verbindungen herzustellen. Diese Umwandlung benötigt Energie und dazu wird die Lichtenergie verwendet. Bevor wir uns mit der Reaktion selbst befassen, wollen wir einen kurzen Blick auf die pflanzenspezifischen Organellen werfen.

Chloroplasten
Die Chloroplasten gehören zu den **Plastiden**. Das ist der Überbegriff für die Zellorganellen in Pflanzen und planzenähnlichen Organismen (wie etwa Algen), die für die Photosynthese zuständig sind.

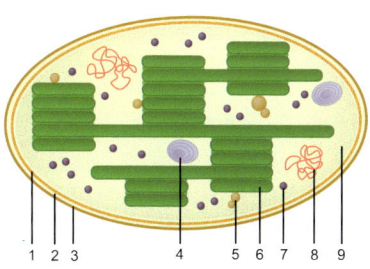

Chloroplasten sind mit Mitochondrien vergleichbar. Sie haben eine eigene DNA, eigene Ribosomen und eine Doppelmembran. Im Inneren findet man so genannte **Thylakoidstapel.** Das sind Membranen, in die Pigmente eingelagert sind. Diese haben meist eine grüne Farbe und stellen das Chlorophyll dar. Chlorophyll wird erst durch Lichteinwirkung angeregt und dient zur Lichtabsorption und damit der Energiegewinnung.

Abbildung 6
Querschnitt eines Chloroplasten

1 äußere Membran, **2** Intermembranraum, **3** innere Membran, **4** Stärke **5** Plastoglobulus (Struktur aus Lipiden), **6** Thylakoid, **7** Ribosom, **8** plastidäre DNA, **9** Stroma

In die Membranen der Thylakoidstapel sind Pigmente (Chlorophyll) eingelagert, die für die Lichtabsorption bzw. die Energiegewinnung verantwortlich sind.

Die Vakuolen
Sie sind Räume im Zellplasma, die mit einer Membran abgegrenzt sind, und können etwa Farbstoffe, Giftstoffe oder Duftstoffe enthalten. Sie sind charakteristisch für pflanzliche Zellen.

Die Reaktion

Die Photosynthese lässt sich in 3 Schritte einteilen:

1. Absorption elektromagnetischer Energie durch Farbstoffe
    (Chlorophyll)

2. Umwandlung elektromagnetische Energie → chemische
    Energie

3. Verwendung der chemischen Energie zur Synthese von
    organischen Nährstoffen aus anorganischen Verbindungen

Der 1. und 2. Schritt lassen sich als sogenannte **Lichtreaktion**
(Licht wird benötigt) und der 3. Schritt als **Dunkelreaktion**
(kein Licht mehr notwendig) zusammenfassen.
Bei der Fotosynthese wird nun, um präziser zu werden,
Kohlendioxid durch Wasser reduziert. Dabei entstehen Glucose
und Sauerstoff. Die Glucose wird von der Pflanze als Nah-
rungsquelle benutzt und der Sauerstoff wird an die Umgebung
abgegeben. Der Sauerstoff, der abgegeben wird, spielt eine
wichtige Schlüsselrolle zur Energiegewinnung für alle höher
entwickelten Lebewesen (die ja bekanntlicherweise alle Sauerstoff zum Leben benötigen).

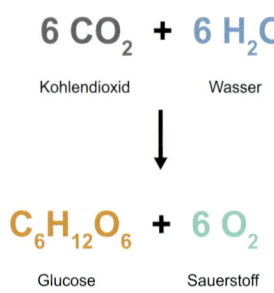

$$6\ CO_2\ +\ 6\ H_2O$$

Kohlendioxid   Wasser

$$\downarrow$$

$$C_6H_{12}O_6\ +\ 6\ O_2$$

Glucose   Sauerstoff

Abbildung 7
Summenformel der Fotosynthese
Aus Kohlendioxid und Wasser ensteht
Glucose und Sauerstoff. Die Glucose
dient der Pflanze als Nahrung während
der Sauerstoff abgegeben wird.

Die wichtigsten Infos Die Zelle

– Biologische Definition von Leben: 1. Stoffwechsel; 2. Reproduktion

– 2 Arten von Zellen: 1. **Prozyten**; 2. **Euzyten** → tierische und pflanzliche Zellen

– Wichtigste Vertreter der Prokaryonten sind die **Bakterien**

– Prokaryonten haben: Zellwand UND Zellmembran, EINEN DNA-Ring (im Zytoplasma), kein
  Zellkern, Plasmide (kleinere DNA-Abschnitte)

– Replikation und Proteinbiosynthese finden bei Prokaryonten im Zytoplasma statt

– Eukaryonten stellen höhere Lebewesen dar und deren Entstehung erklärt sich durch die
  Endosymbiontentheorie.

– Alle Eukaryonten haben: Zellkern mit DNA (auf Chromosomen) und einen Nucleolus,
  Zellorganellen

– Pflanzliche Eukaryonten haben: Vakuolen, Chloroplasten und eine Zellwand

– **Phototrophie**: Energiegewinnung aus Licht, Pflanzen

– **Autotrophie:** Bau organischer Verbindungen aus anorganischen Verbindungen, Pflanzen

– **Heterotrophie**: Bau organischer Verbindungen aus organischen Verbindungen, Tiere

– **Chloroplasten:** Lichtabsorption → Energiegewinnung

– **Fotosynthese:** Licht- und Dunkelreaktion, anorganischer Kohlenstoff → organische
  Verbindungen, braucht Lichtenergie

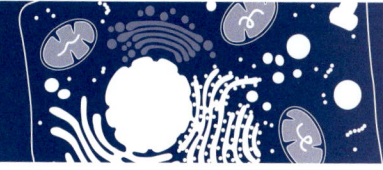

Die tierische Zelle   2 | Kapitel

Die tierische Zelle

Wir wollen uns jetzt im Detail mit Aufbau, Inhalt und der Funktion der Euzyten beschäftigen. Da die Zelle die kleinste Baueinheit in unserem Körper ist, wird die Kenntnis über ihre Funktionsweise jeden Mediziner vom Studienbeginn bis zur Arbeit hin begleiten und unerlässlich für einen guten Arzt sein.

Die Zelle ist ein nach außen abgetrenntes System, wobei es natürlich Mechanismen gibt, durch die die Zelle mit ihresgleichen kommunizieren kann (siehe 3. Zellkontakte). Zuerst besprechen wir die Abgrenzung der Zelle nach außen hin – die Zellmembran und ihre Bestandteile.
Dann kommen wir zu den einzelnen Zellorganellen. Das sind kleinere Funktionseinheiten innerhalb des Zytoplasmas, die spezifische Aufgaben übernehmen.
Zuletzt werden wir uns dem Zytoskelett zuwenden, welches für die Stabilität und den innerzellulären Transport verantwortlich ist.

2.1 Die Zellmembran

Die Zellmembran grenzt das Zytoplasma nach außen hin ab. Es finden sich auch Membranen bei manchen Organellen, die ganz gleich aufgebaut sind, wobei wir hier unser Augenmerk auf die äußere Zellmembran richten. Sie stellt einerseits eine Barriere dar, die das Innere der Zelle vor Schäden schützt und einen Ionengradienten aufrecht erhält (beispielsweise wichtig bei Signalübertragung der Nervenzellen) andererseits ermöglicht sie einen selektiven Stoffaustausch mit ihrer Umgebung (Abfallprodukte hinaus; Nährstoffe und Sauerstoff hinein).
Die Struktur der Membran sieht folgendermaßen aus: Den Großteil bildet die Doppellipidschicht, die hauptsächlich aus Phospholipiden, die amphiphil sind, besteht. Das bedeutet, dass ein Phospholipid ein wasseranziehendes (hydrophiles) und ein fettanziehendes (lipophiles) Ende hat. Die Enden der Moleküle, die lipophil sind, lagern sich nun gegenüber und Seite an Seite an. Dadurch entsteht eine Schicht, die im Inneren lipophil und nach außen hin hydrophil ist (siehe Schema). Daneben finden sich Glykolipide und Glykoproteine, sowie Kanäle für den Stofftransport oder Kommunikation in ihr.

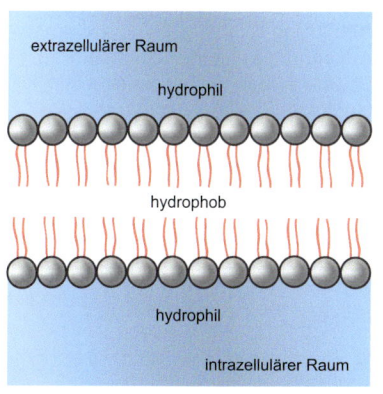

Abbildung 7 Zellmembran Schema
Die hydrophoben Teile der Phospholipide lagern sich aneinander und neigen sich vom Wasser ab. Umgekehrt funktioniert das mit den hydrophilen Teilen der Moleküle. Dadurch entsteht eine klare Abgrenzung nach außen hin

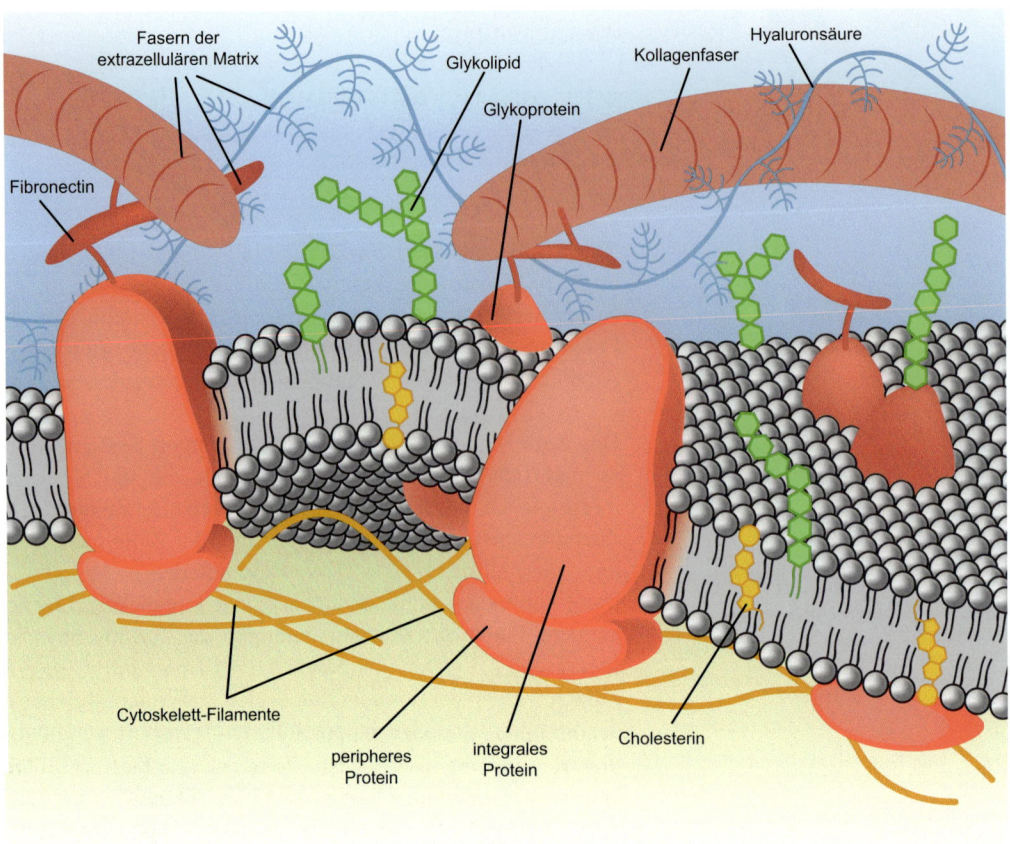

Die Membran besteht aber nicht nur aus dieser Phospholipid-schicht, sondern trägt weitere Strukturen in sich. Eine Gruppe davon sind die **Glykolipide** und, wie ihr Name schon vermuten lässt, bestehen sie aus Fettsäure- und Zuckerketten. Die Glyko-lipide gibt es nur in der Membranseite, die nach außen hin zeigt und es sind die Zuckerreste, die nach außen schauen.

Darüber hinaus finden sich Proteine in der Membran, die für den Transport- bzw. die Kommunikation verantwort-lich sind und diese können glykosyliert sein. Diese sind ver-schiebbar und ab- und aufbaubar. Die Membran verhält also etwa wie eine zähe Flüssigkeit und man nennt dies daher „Fluid-Mosaik-Modell".

Zuletzt ist noch das **Cholesterin** in der Membran zu erwähnen. Es hat den Sinn, dass es die Membran stabilisiert.

Abbildung 8
Ausschnitt aus einer Zellmembran
Überblick über die Zellmembran mit Membranproteinen und extrazelluären sowie intrazellulären Strukturen. Über die Proteine ist ein Austausch mit der Umgebung möglich

Die Glykokalyx

Die Glykokalyx findet sich an der Außenseite der Zellmembran und besteht aus dem **Zucker**anteil der Glykoproteine und Glykolipide. Diese Zusammensetzung ist artspezifisch, also kann das Immunsystem anhand der Glykokalyx erkennen, ob es sich um eine körpereigene oder körperfremde Zelle handelt.

Membranproteine

Man unterscheidet 2 Arten von Membranproteinen:

- Integrale Membranproteine

- Periphere Membranproteine

Erstere haben einen hydrophilen und hydrophoben Anteil. Sie „stecken" mit der hydrophoben Seite in der Membran und sehen zu einem oder beiden Enden mit dem hydrophilen Ende heraus. Sie durchziehen also die Membran. Periphere Proteine tun das nicht. Sie sind nur auf einer Seite (innen oder außen) der Membran über Lipidanker oder durch die Wechselwirkung mit integralen Membranproteinen an der Membran verankert.

Aufgaben von Membranproteinen
Die **Verbindungen** von den Proteinen zur extrazellulären Matrix (z. B. Kollagenfasern) und zum intrazellulären Zytoskelett verleihen der Zelle Stabilität und Halt. Des Weiters können sich Zellen aneinander heften.

Integrale Membranproteine übernehmen den **Transport** in aktiver und passiver Weise. Da durch die hydrophobe Membran keine wasserlöslichen Substanzen wandern können, gibt es eben solche Kanäle aus Membranprotein, die die Permeabilität für polare Substanzen die nicht „von allein" durch eine Membran gelangen, eingebaut. Diese sind selektiv für bestimmte Substanzen (also ein Kanal für Ionen, ein Kanal für Wasser usw.). Dabei stehen sie mit ihrem aktiven Zentrum in Verbindung mit dem Extrazellulärraum und katalysieren, wie Enzyme das so machen, einen Stoffwechselvorgang. Sie können außerdem ein **Signal**, das von außen kommt, in die Zelle hinein weiterbefördern. Das funktioniert, indem sich an der Außenseite eines integralen Membranproteins ein Stoff (z. B. ein Hormon) bindet. Daraufhin wird innerhalb der Zelle ein Signal, das von diesem Membranprotein kommt, weitergeleitet bis es zu einer Aktion der Zelle kommt. Als Beispiel können wir wieder ein Hormon hernehmen. Das FSH bindet sich an Zellen und gibt das Signal zur Reifung der Oozyte in die Zelle und die Oozyte folgt diesem Signal.

Zuletzt gilt es zu erwähnen, dass die Proteine für die **Zellerkennung** zuständig sind. Wie oben schon erwähnt, gibt es Glykoproteine, die die Zelle quasi als körpereigen ausweisen.

In der Zellmembran finden wir auch noch Zellkontakte. Diese werden aber im Punkt 3 Zellkontakte näher erläutert.

Die wichtigsten Infos Die Zellmembran

- **Tierischer Euzyt**: Zellmembran, Zytoplasma, Zellorganellen, Zytoskelett
- **Struktur der Zellmembran**: Phospholipidschicht mit eingelagerten Glykolipiden, Glykoproteinen, und Polysacchariden
- **Aufgaben der Zellmembran**: Abgrenzung, Ionengradient, Stoffaustausch
- Zellmembran ist verschiebbar, ab- und aufbaubar (→ **Fluid-Mosaik-Modell**)
- **Stabilisation der Zellmembran**: Cholesterin
- **Glykokalyx**: an der Außenseite der Zellmembran, Zuckeranteil der Glykolipide und Glykoproteine
- **Integrale Membranproteine**: von innen nach außen durch Membran durchziehend
- **Periphere Membranproteine**: in der Membran verankert und sehen zu einer Seite (innen oder außen) heraus
- **Aufgaben der Membranproteine**: Stabilität und Verbindung zur Außenwelt (andere Zelle, Extrazellulärmatrix), Transport, Enzymaktivität, Signalweiterleitung, Zellerkennung, Zellkontakt

2.2 Das Zytoplasma

Das Zytoplasma ist von der äußeren Membran umgeben und stellt den „Inhalt" der Zelle dar. Eine wichtige Struktur, die im Zytoplasma liegt, ist der Zellkern, der weiter unten genauer besprochen wird. Neben dem Zellkern findet man im Plasma außerdem **Zellorganellen**, das **Zytoskelett** und das **Zytosol**. Letzteres nimmt den Großteil des Zellvolumens ein, ist eine flüssig-visköse Masse und beinhaltet ca. 20% Proteine. In ihm finden alle Stoffwechselvorgänge der Zelle (z. B. Proteinbiosynthese) aber auch der Abbau von Stoffen statt. Außerdem kann hier Glykogen oder Fettsäuren gespeichert werden.

2.3 Der Zellkern

Der Zellkern liegt im Zytoplasma und ist durch eine Doppelmembran (Aufbau wie die äußere Zellmembran und doppelt) vom Plasma getrennt. Jede Zelle enthält in der Regel einen

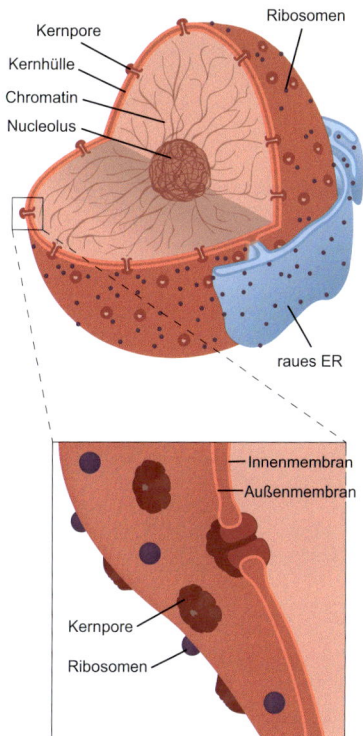

Kernpore
Kernhülle
Chromatin
Nucleolus
Ribosomen
raues ER

Innenmembran
Außenmembran
Kernpore
Ribosomen

Abbildung 9 Zellkern
Der Zellkern besitzt eine Doppelmembran, welche mit Kernporen besetzt ist
um den Kontakt nach außen zu gewährleisten. Der Kern ist an der Außenseite
mit Ribosomen besetzt und zusätzlich
mit dem rauen ER verbunden. Im Kern-
inneren befindet sich der Nucleolus und
die DNA in Form von Chromatin

Zellkern. Ausnahmen sind die roten Blutkörperchen, die keinen
Zellkern haben oder Leberzellen, die teilweise bis zu vier Kerne
enthalten. Auch bei Muskelzellen sind solche Strukturen zu
finden und man nennt sie Synzytium.

Die Membran hat zwei Besonderheiten. Erstens besitzt sie so
genannte „Kernporen", die den Transport von kleinen Stoffen
ermöglichen (kleine wasserlösliche Moleküle können einfach
so diffundieren, größere Stoffe brauchen aktive Transportmechanismen) Zweitens geht die äußere Membran in das raue
endoplasmatische Reticulum (siehe 2.5. Das endoplasmatische
Reticulum) über (siehe Schema).

Das Innere des Kerns nennt man Karyoplasma. Darin finden
sich die DNA in Form von Chromatin und der Nucleolus.

Der Nucleolus
Der Nucleolus ist ein mikroskopisch sichtbarer Punkt im Kern.
In ihm befinden sich die Gene, die die Informationen für die
ribosomale RNA (rRNA, Bestandteil von Ribosomen, s.u.)
enthalten.

Der Nucleolus ist für die Synthese von Ribosomen verantwortlich. Neben der rRNA, die von diesen sogenannten Chromoso-
menabschnitten synthetisiert wird, braucht er dazu auch noch
ribosomale Proteine, welche durch die Kernporen aus dem
Zytoplasma kommen. Daraufhin wird die große und kleine
Untereinheit im Zellkern gebaut und wenn sie fertig sind ins
Zytoplasma geschickt, wo sie ihrer Funktion als Vermittler
zwischen tRNA und mRNA nachgehen werden.

2.4 Die Ribosomen

Die Ribosomen sind sehr kleine, membranlose Zellorganellen,
die aus rRNA und Proteinen bestehen. Sie werden im Nucleolus
produziert.
Man kann zwei Arten nach der Lokalisation unterscheiden. Sie
können einerseits frei im Zytosol schwimmen oder andererseits an eine Membran des endoplasmatischen Reticulums
oder des Zellkerns gebunden sein. Pro Zelle findet man ca. 1-2
Millionen Ribosomen, wobei diese Zahl von der Stoffwechselaktivität abhängt. Ein Ribosom besteht aus 2 Untereinheiten
(die große und die kleine Untereinheit) und ihre Größe
wird in „Svedberg" (S) angegeben. Dieses Maß beschreibt
die Sedimentationsgeschwindigkeit bei der Zentrifugation
von Ribosomen. Die große Untereinheit hat 60S, die kleine
Untereinheit hat 40S und zusammen als Ribosom dann 80S.

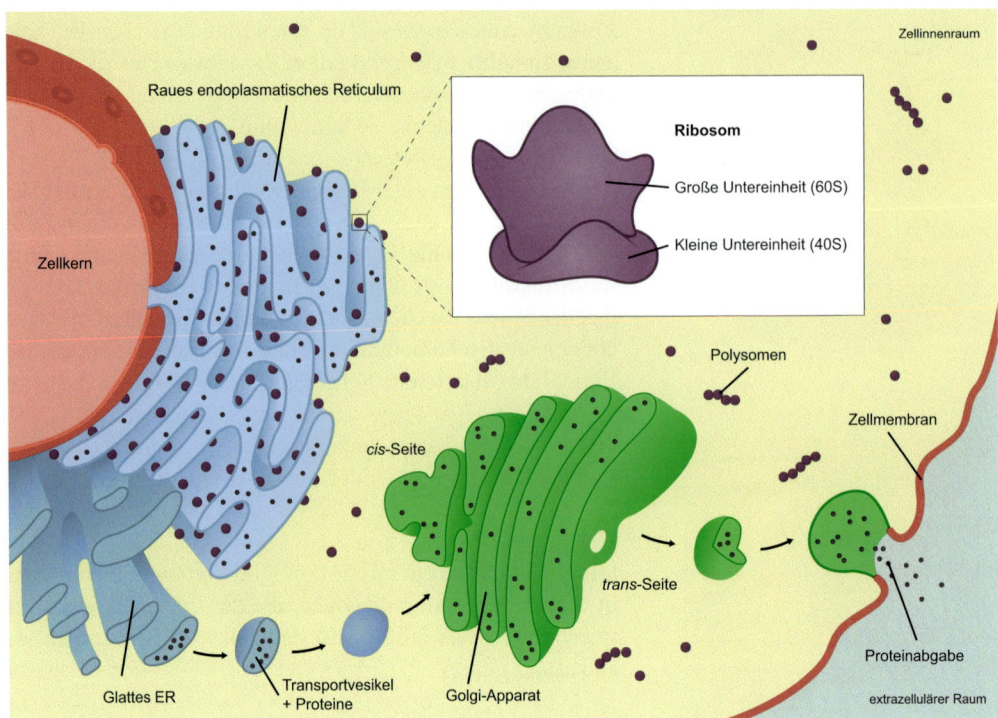

Es macht nun einen Unterschied welche Proteine an welchen Ribosomen synthetisiert werden. Proteine, die aus der Zelle hinaustransportiert werden, die für das endoplasmatische Retikulum, den Golgi-Apparat oder die Lysosomen selbst gebraucht werden oder die in die Zellmembran eingebaut werden, werden von Ribosomen am ER synthetisiert.

Proteine für Mitochondrien, Peroxisomen oder Proteine, die ihrer Arbeit im Zytoplasma nachgehen, werden an freien Ribosomen synthetisiert.

Abbildung 10
Überblick über die Zellorganellen raues und glattes ER, Ribosomen, Golgi-Apparat, und den Proteintransport. Über Transportvesikel werden die Proteine zum Golgi-Apparat bzw. zur Zellmembran weitergeleitet. Die Ribosomen sitzen am ER oder liegen frei im Zytoplasma und bestehen aus einer großen und kleinen Untereinheit

2.5 Das endoplasmatisches Reticulum

Das endoplasmatische Reticulum (ER) ist ein Tunnelsystem aus Membranen und ist in der Zelle für die Proteinfertigstellung und die Synthese von verschiedenen Lipiden und für die Speicherung von Kalzium zuständig. Eine weitere Aufgabe ist die Produktion von Membranen. Bei der Mitose zum Beispiel werden aus einer Zelle zwei Zellen, also muss auch die Masse an Membranen zunehmen. Dabei werden Vesikel (=kleine Bläschen) mit Membrananteilen (Membranproteinen) vom ER abgeschnürt und in die äußere Membran eingebaut.

Man unterscheidet nun zwei Unterarten des ER, die sich in ihrem Erscheinen unter dem Mikroskop und ihren Aufgaben unterschiedlich präsentieren:

Das raue endoplasmatische Reticulum

Die Membran des rauen ER ist direkt mit der Zellkernmembran verbunden. Man nennt es „rau", weil sich an seiner Oberfläche viele Ribosomen finden, die gleich hier an der Produktion von Aminosäurenketten arbeiten. Die Aufgaben des rauen ER ist also die Proteinsynthese. Dabei werden die Aminosäureketten direkt von den Ribosomen ins Lumen des ER „hineintranslatiert". Im Inneren erfahren sie dann bestimmte Faltungen (siehe unter: Die Termination) und werden zusätzlich noch zurechtgeschnitten.

Bei diesen Proteinen handelt es sich um solche, die später aus der Zelle ausgeschleust werden. Für die nächsten Schritte werden sie in den Golgi-Apparat (s. u.) weiter transportiert.
Bei der Membranproduktion werden Phospholipide und Membranproteine als Bauteile verwendet. Die Phospholipide werden hergestellt von Enzymen an der ER-Membran, die sich die Bausteine dafür aus den Zytosol nehmen. Die Membranproteine werden dabei von Ribosomen direkt in die Membran hineintranslatiert, sodass die Proteine in der Membran stecken, wo sie später ihrer Funktion als Membranprotein nachgehen.

Das glatte endoplasmatische Reticulum

Das glatte ER besitzt keine Ribosomen an seiner Oberfläche, ist aber ansonsten gleich wie das raue ER aufgebaut.
Zu seinen Aufgaben zählen Hormonsynthese, Lipidsynthese und Entgiftung (z. B. bei Medikamenten). Außerdem dient es auch als Speicher für Kalzium und spielt eine Rolle beim Kohlenhydratstoffwechsel.

Die Hormone die hier synthetisiert werden, stellen vor allem Steroidhormone (wie z. B. Geschlechtshormone) dar. Eierstöcke und Hoden haben in ihren Zellen einen hohen Anteil an glattem ER.
Bei der Lipidsynthese werden hauptsächlich Fettsäuren oder Phospholipide für Membranen erzeugt.
Bestimmte Enzyme (Cytochrom P) am glatten ER können körperfremde Substanzen so umbauen, dass sie wasserlöslicher werden und somit leichter ausgeschieden werden können. Diese kommen besonders in der Leber, die ja unser zentrales Entgiftungsorgan darstellt, vor.

Zusammenfassend kann man nun sagen, dass Proteine nach der Translation weiterverarbeitet. Wenn Proteine ihre Wirkung außerhalb der Zelle entfalten, müssen sie noch weiter verändert werden. Für die Ausschleusung aus der Zelle sind, werden sie noch zum Golgi-Apparat transportiert.

2.6 Der Golgi-Apparat

Der Golgi-Apparat (auch Golgi-Komplex) ist ein, nach Dr. Camillo Golgi benanntes, Zellorganell. Es besteht aus mehreren sogenannten Zisternen, die von einer Membran umgeben sind und sich aneinander flach anlagern. So ein Zisternenhaufen kann auch als Dictyosom bezeichnet werden. Dabei entstehen eine konvexe Seite (cis-Seite), die dem ER zugewandt ist und eine konkave Seite (trans-Seite), die ER abgewandte Seite (siehe Schema).

Die Aufgabe des Golgi-Apparats ist es, Proteine und Lipide fertig zu stellen. Das passiert durch Glykosylierungen (=Anhängen von Zuckerresten), Sulfatierungen (=Anhängen von Sulfatresten) oder Abspaltung von bestimmten Proteinabschnitten.

Wenn nun also ein Protein im ER fertig gefaltet wurde, wird es in einem Vesikel abgeschnürt. Dieser Vesikel verschmilzt daraufhin mit der Cis-Zisterne des Golgi-Apparats. Das Protein wird nun modifiziert und dabei mithilfe von Vesikel immer weitertransportiert, bis es in der Trans-Zisterne ankommt. Von hier aus gibt es mehrere Möglichkeiten für die Proteine. Sie können die Zelle verlassen, Aufgaben in der Zelle übernehmen oder als Lysosomen abgeschnürt werden. Damit die Proteine in den Vesikel wissen wohin sie gehen müssen, sind die Vesikel mit Signalproteinen versehen. (So tragen etwa Vesikel, deren Inhalt die Zelle verlässt, das Protein Clathrin an ihrer Oberfläche) Es gibt dann noch die Lysosomen, die vom Golgi-Apparat kommen. Dabei ist eine Stelle der Membran der Trans-Zisterne mit einem bestimmten Rezeptor ausgestattet. Alle Proteine, die an diesen Rezeptor binden können, sind lysosomale Proteine wie zum Beispiel Hydrolasen. Sie binden also an den Rezeptor und daraufhin wird ein Vesikel mit diesen Proteinen abgespalten. Dabei ist das **primäre Lysosom** entstanden.

2.7 Das Lysosom

Lysosomen stellen besondere Vesikel innerhalb der Zelle dar, deren Aufgabe es ist körperfremde Substanzen wie auch körpereigene Abfallprodukte zu „verdauen". Ihr inneres Milieu ist saurer als es im Zytoplsma und hat einen pH-Wert von 4,5.

Abbildung 11 Phagocytose
Ein Bakterium wird in die Zelle über ein Phagosom aufgenommen und durch Verschmelzung mit einem Lysosom, wodurch es zum Phagolysosom wird, abgebaut.

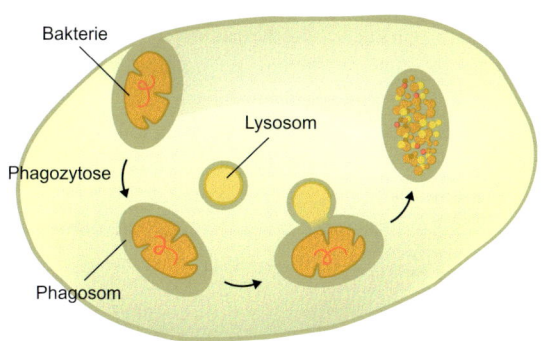

Diesen pH-Wert hält das Lysosom durch Pumpen in seiner Membran, die unter ATP-Verbrauch H^+-Ionen in Lumen pumpen. Es finden sich hauptsächlich saure Hydrolasen und saure Phosphatasen, die die Produkte spalten. Diese Hydrolasen und Phosphatasen kommen, wie oben besprochen, aus dem rauen ER über den Golgi-Apparat ins Lysosom. Dabei entstehen erst einmal die primären Lysosomen, welche in weiterer Folge zu den sekundären Lysosomen werden. Ihre Aufgabe ist es, Stoffe zu fressen und abzubauen. Dabei wird unterschieden ob es sich um körperfremde oder körpereigene Stoffe handelt:

Autolysosomen verdauen körpereigene Abfallprodukte. Das können ganze Zellorganellen (Mitochondrien, Ribosomen…) oder Teile des Zytosols sein. Dabei können Teile wiederverwertet werden, welche dann durch Transporter aus den Lysosomen zurück ins Zytoplasma gelangen. Den Prozess der eigenen Verdauung nennt man auch **Autophagie**.

Heterolysosomen verdauen hingegen körperfremdes Material. Wenn die Phagosomen mit den Lysosomen verschmelzen, bilden sie einen Komplex, den man **Phagolysosom** nennt. Dies spielt bei der Infektabwehr eine wichtige Rolle.

Wenn ein Lysosom Stoffe nicht mehr abbauen kann, werden sie eingelagert. Stoffe, die nicht verarbeitet werden können, sind häufig fetthaltig, weil Lysosomen keine Enzyme haben um diese abzubauen. Fettablagerungen in diesem Sinne nennt man **Lipofuszin**. Lipofuszine sind häufig braun gefärbt und werden deshalb auch als Alterspigment bezeichnet. Lipofuszine finden sich oft in Makrophagen oder auch in Nervenzellen.

Weitere Aufgaben lysosomaler Enzyme

Es gibt auch noch die Möglichkeit, dass Zellen den Inhalt ihrer Lysosomen nach außen transportieren. Dabei verschmilzt die Membran eines Lysosoms mit der Zellmembran und der Inhalt wird nach außen freigegeben. Das spielt eine wichtige Rolle bei der Immunabwehr. Weiße Blutzellen können dies in einem Entzündungsherd machen.

Beim programmierten Zelltod spielen lysosomale Enzyme auch eine Rolle. Dabei werden sie innerhalb der Zelle freigesetzt und zerstören diese dadurch.

Eine weitere Situation, in der lysosomale Enzyme gebraucht werden, stellt die Akrosomenreaktion bei der Verschmelzung von Eizelle und Samenzelle dar. Von der Akrosomenkappe werden dabei lysosomale Enzyme freigegeben, damit die Zona pellucida durchdrungen werden kann.

2.8 Das Mitochondrium

Die Mitochondrien werden als das „Kraftwerk der Zelle" bezeichnet, da hier die hauptsächliche Produktion von ATP stattfindet. ATP wird zu Energiegewinnung in ADP + P aufgespalten und ist der Energielieferant schlechthin in unserem Körper. Mitochondrien sind länglich ovale Organellen mit einer Doppelmembran. Der Innenraum wird **Matrixraum** und der Raum zwischen der inneren und äußeren Membran **Intermembranraum** genannt.

Die Anzahl der Mitochondrien ist von Zelltyp zu Zelltyp unterschiedlich, je nach dem Energiebedarf. Man glaubt, dass sie eine Rolle in der Endosymbiontentheorie spielen und in eine Zelle aufgenommen, aber im Sinne der Symbiose nicht verdaut. Dafür sprechen würde die Tatsache, dass sie eigene DNA, RNA und Ribosomen, die 70S (wie die Ribosomen der Prokaryonten) groß sind, haben. Außerdem haben sie einen eigenen Zellzyklus, welcher vom Rest der Zelle unabhängig ist. Die Mitochondrien haben in ihrer DNA 37 Gene, die für rRNA, tRNA und Enzyme der Atmungskette (= Stoffwechselvorgang zur ATP-Synthese) kodieren. Alle Proteine, die das Mitochondrium zusätzlich braucht, kommen aus dem Zytoplasma von der Zelle selbst.

Mitochondrien haben, wie oben schon erwähnt, 2 Membranen. Die äußere Membran ist einigermaßen durchlässig für kleine Moleküle, größere Proteine, die das Mitochondrium braucht,

Abbildung 12
Querschnitt eines Mitochondriums
Dieses Organell besitzt eine Doppelmembran, wobei die Innenmembran Einfaltungen (Cristae) besitzt. Die Matrix beinhaltet eine eigene DNA, eigene Ribosomen sowie die ATP-Synthase

Nahansicht der Doppelmembran:
In der äußeren Membran finden sich normale Membranproteine, wie sie in jeder anderen Membran auch vorkommen. Die innere Membran beinhaltet die Proteine der Atmungskette

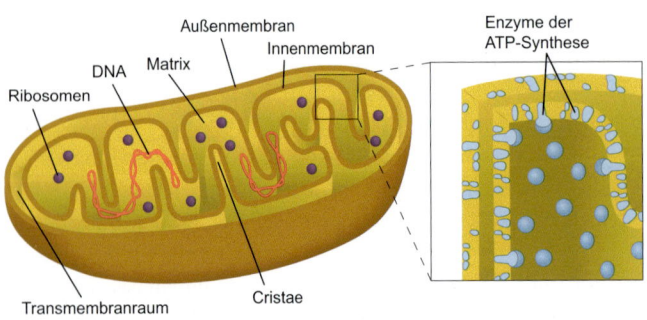

Ribosomen
DNA Matrix
Außenmembran
Innenmembran
Enzyme der
ATP-Synthese

Transmembranraum
Cristae

bedürfen aber einen bestimmten Transportmechanismus. In der äußeren Membran ist das der **Translocator of the outer membrane (TOM)** und in der inneren Membran analog dazu der **Translocator of the inner membrane (TIM)**. Weiterhin ist zur inneren Membran zu sagen, dass sie stark gefaltet ist, um eine Oberflächenvergrößerung zu bewirken. Die Einstülpungen, die dabei entstehen, nennt man Christae. In der inneren Membran gibt es für Proteine nur bestimmte Transportmechanismen.

Mitochondrien lassen sich nach ihrem Aussehen in 3 Arten einteilen, in den Crista-Typ, den Tubulus-Typ und den Sacculus-Typ. Der Crista-Typ ist der häufigste und hat dünne Einstülpungen der inneren Membran. Es ist die typische Mitochondrienstruktur, wie wir sie von Lehrbüchern kennen und wie sie auch hier gezeigt wird. Der Tubulus- und Sacculus-Typ kommt nur in bestimmten Zellen wie in den Hoden/Ovarien bzw. in der Nebennierenrinde vor und ist hier weniger von Bedeutung.

Funktion

In der inneren Membran sind die Proteine der so genannten **Atmungskette**. Das ist ein Enzymkomplex (aus fünf Enzymen), wobei die ersten vier Enzyme einen Konzentrationsgradienten zwischen Matrix und Intermembranraum schaffen, der dann vom fünften Komplex, der **ATP-Synthase**, dazu verwendet wird ATP herzustellen. In der Matrix finden die **β-Oxidation**

Abbildung 13
Stoffwechsel im Mitochondrium
Die Atmungskette besteht aus den Komplexen I-IV und die ATP-Synthase. Diese befinden sich an der inneren Membran. In der Matrix läuft die β-Oxidation und der Citratzyklus ab

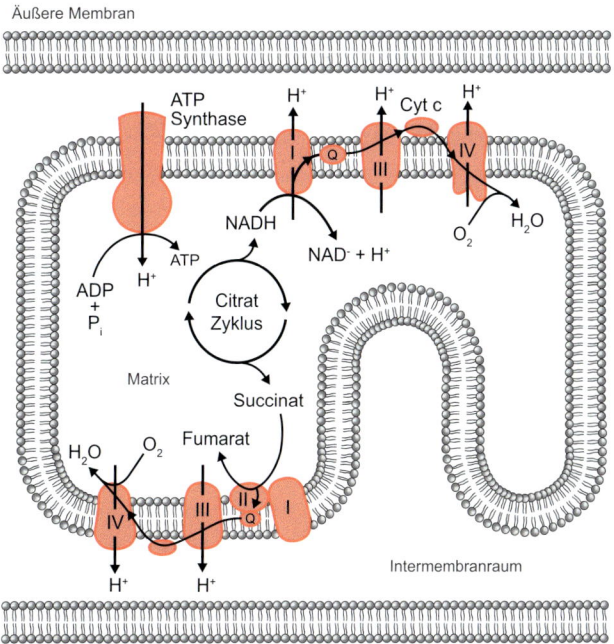

und der **Citratzyklus** statt. Die β-Oxidation baut Fettsäuren ab und liefert das Acetyl-CoA, das für den Citratzyklus gebraucht wird. Der Citratzyklus ist eine weitere Möglichkeit ATP herzustellen.

Tabelle 2 Membranenverteilung in der Zelle

Keine Membran	Einfache Membran	Doppelte Membran
Nucleolus	ER	Zellkern
Ribosomen	Lysosom	Mitochondrium
Zentriolen (s.u.)	Golgi-Apparat	

Die wichtigsten Infos Die Zellorganellen des tierischen Euzyts

– **Zytoplasma**: Inhalt der Zelle, besteht aus Zytoskelett, Organellen und Zytosol

– **Zytosol**: flüssig-viskös und 20% Proteine, hier: Stoffwechselvorgänge, Speicherung und Abbau von Stoffen

– **Zellkern** hat eine Doppelmembran und beinhaltet das **Karyoplasma** (analog zum Zytoplasma), die DNA und den Nucleolus

– Jede Zelle hat einen Zellkern, Ausnahmen: rote Blutzellen (haben keinen), Leberzellen (können mehrere haben)

– Besonderheiten der **Zellkernmembran**: hat Poren, die für bestimmte Substanzen durchlässig sind und die Membran geht ins raue ER über

– Der Nucleolus baut Ribosomen

– **Ribosomen** bestehen aus rRNA und Proteinen, sie sind ans raue ER gebunden oder liegen frei im Zytosol

– Das **endoplasmatische Reticulum** lässt sich in glatt und rau einteilen, seine Aufgabe be steht grob in der posttranslationalen Modifikation

– Das **raue ER** hat Ribosomen an seiner Oberfläche und ist für die Proteinverarbeitung und Membranbildung verantwortlich

– Das **glatte ER** hat keine Ribosomen an seiner Oberfläche und ist gleichermaßen für die Proteinverarbeitung zuständig. Weitere Aufgaben sind Hormon- und Lipidsynthese, Speicherung von Kalzium und Entgiftung

– Der **Golgi-Apparat** besteht aus Zisternen (= ein Zisternenhaufen wird Dictyosom genannt)

– Die cis-Seite des Golgi ist konvex und sieht zum ER (Gegenteiliges gilt für die trans-Seite)

– Weg des Proteins vom ER → cis-Zisterne → weiteren Zisternen → fertig bei trans-Zisterne

– Aufgaben des Golgi: Fertigstellung von Proteinen und Lipiden, Bildung von Lysosomen

– **Lysosomen** haben einen pH-Wert von 4,5 und sind für den Abbau von Abfallstoffen zuständig

– Autolysosomen bauen körpereigene Stoffe ab

– Heterolysosomen verbinden sich mit Phagosomen (→ Phagolysosom) und bauen fremde Stoffe ab

– Weitere Aufgaben von Lysosomen: Immunabwehr, programmierter Zelltod, Akrosomenreation
– **Mitochondrien**: Kraftwerk der Zelle, haben eine Doppelmembran (innere Membran stark gefaltet)
– Mitochondrien haben eigene DNA, RNA, Ribosomen und Stoffwechsel
– Raum im Inneren = Matrix (hier: β-Oxidation, Citratzyklus), in der inneren Membran: Atmungskette

2.9 Das Zytoskelett

Das folgende Kapitel ist etwas zu genau für den Aufnahmetest erklärt. Das war deswegen notwendig, weil ohne die Beschreibung von bestimmten Strukturen, der Zusammenhang nicht oder nur schwer verstanden hätte werden können.

Abbildung 14 Zytoskelettelemente
Mikrotubuli durchzieht die Zelle völlig. Auch der Kern wird von ihnen ummantelt. Sie spielen bei der Zellteilung eine besondere Rolle.
Die Intermediärfilamente strahlen von einem Zentrum aus und stabilisieren die Organellen an ihrer Stelle.
Die Aktinfilamente sind am Zellrand anzutreffen.

Das Zytoskelett ist ein Netzwerk aus verschiedenen Proteinfasern (Filamenten), das das Zytoplasma durchzieht. Es stabilisiert die Zelle, definiert ihre Form, dient dem Transport von manchen Zellorganellen und bietet Zellen auch die Möglichkeit sich aktiv fortzubewegen (amöboide Bewegungen).
Es werden drei Typen von Filamenten unterschieden, die Mikrotubuli, die Mikrofilamente oder Aktinfilamente und die Intermediärfilamente.

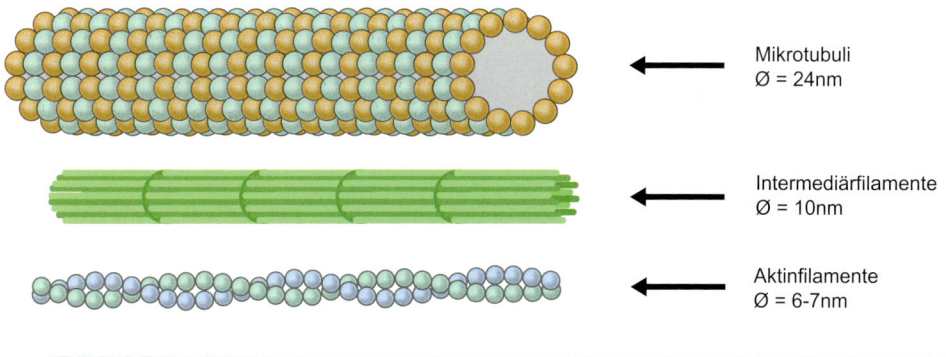

Mikrotubuli
Ø = 24nm

Intermediärfilamente
Ø = 10nm

Aktinfilamente
Ø = 6-7nm

Filamentverteilung in der Zelle

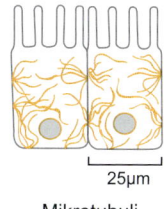

25μm

Mikrotubuli

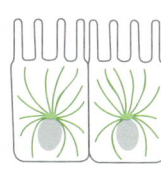

Intermediär-
filamente

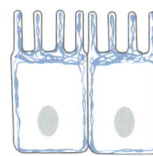

Aktinfilamente

Dabei sind Mikrotubuli mit einem Durchmesser von 25 nm, die größten Bestandteile. Danach kommen die Intermediärfilamente mit 10 nm und die kleinsten stellen letztendlich die Aktinfilamente dar mit einem Durchmesser von 7nm.
Zusätzlich können wir noch das Membranzytoskelett erwähnen, welches die Plasmamembran selbst stabilisiert (s. u.).

Die Mikrotubuli

Die Mikrotubuli stellen 200 nm – 25 µm lange Rohre aus Proteinen dar. Die Proteine, die am Aufbau beteiligt sind, sind das **α-Tubulin** und das **β-Tubulin**. Diese beiden Proteine bilden Dimere, welche sich in weiterer Folge aneinanderreihen und ein langes Protofilament bilden. Damit eine Röhre entsteht, lagern sich nun mehrere Protofilamente im Kreis aneinander, bis dieser Kreis geschlossen ist. Die beiden Tubuline weisen eine gewisse Polarität auf, sodass ein Minus-Ende von einem Plus-Ende unterschieden werden kann.
Mikrotubuli können ihre Länge variieren, indem sie die Dimere an den Enden auf- und abbauen. Das spielt bei der Mitose, wenn die Mikrotubuli ans Kinetochor binden und die Schwesterchromatiden trennen, eine wichtige Rolle (s. 7.2 Die Mitose). In der Regel verlängern/verkürzen sich Mikrotubuli aber nur in eine Richtung. Dabei gehen sie von einem so genannten **Mikrotubuli-Organisationszentrum** aus, das ihren Ursprung darstellt und von dem sie sich ausbreiten und wieder verkürzen können. In den menschlichen Zellen stallt das das Zentrosom dar.
Das **Zentrosom** liegt in der Nähe des Zellkerns und besteht aus zwei so genannten **Zentriolen**. Das sind Strukturen, die aus Mikrotubuli, die in ganz bestimmter Ordnung zueinander gerichtet sind, bestehen. Die Mikrotubuli bilden dabei eine 3er-Gruppe und 9 solcher 3er-Gruppen lagern sich ringförmig aneinander (siehe Schema). Damit ist eine Zentriole entstanden. Ein Zentrosom besteht aus zwei solcher Zentriolen, die in rechtem Winkel zueinander stehen. Von ihm aus wird der Spindelapparat gebildet (siehe: Die Metaphase). Bevor sich die Zelle teilt, teilen sich auch die Zentriolen.
Neben der Funktion als Spindelapparat haben Mikrotubuli noch weitere Aufgaben in der Zelle. Sie stabilisieren die Zelle von innen und definieren ihre Form und sie dienen als Transportmittel. Bei Letzterem stellen die Mikrotubuli die Wege dar, an denen sich Organellen oder Vesikel fortbewegen (wie Autobahnen). Dabei werden zum Beispiel Vesikel über sogenannte **Motorproteine** an die Mikrotubuli gebunden. Diese Proteine, genauer gesagt **Kinesin** und **Dynein**, können sich unter ATP-Verbrauch in die eine oder andere Richtung entlang der Mikrotubuli bewegen.

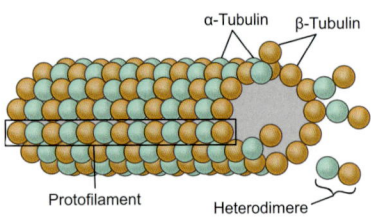

Abbildung 15 Mikrotubuli Aufbau
α-Tubulin und β-Tubulin lagern sich aneinander und bilden das Protofilament, das zusammen mit anderen Protofilamenten eine Röhre bildet.

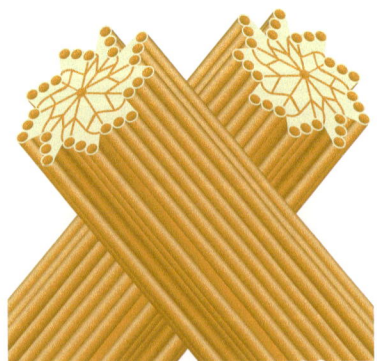

Abbildung 16 Zentrosom
Ein Zentrosom, bestehend aus zwei Zentriolen, die eine 9 x 3 Struktur aufweisen und eine Rolle in der Zellteilung spielen

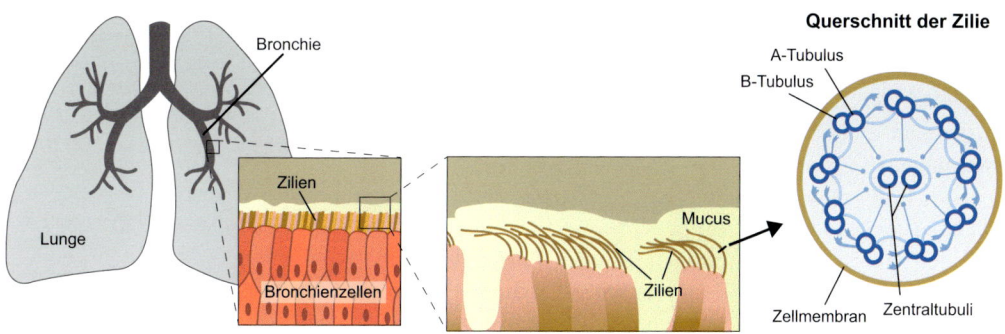

Querschnitt der Zilie

A-Tubulus
B-Tubulus

Bronchie

Zilien

Mucus

Lunge

Bronchienzellen

Zilien

Zellmembran Zentraltubuli

Abbildung 17 Kinozilien im Bronchus
Das Epithel der Bronchien ist mit vielen
Flimmerhärchen überzogen. Eine ihrer
Aufgaben ist es, Schleim nach außen zu
befördern (wir husten, um diesen Vorgang zu unterstützen). Dafür schlagen
sie in Richtung Rachen. Im Querschnitt
erkennt man die 9x2 + 2- Struktur.

Es gibt bestimmte Strukturen an manchen Zellen, die hauptsächlich aus Mikrotubuli bestehen. Dazu zählen Zilien und
Geißeln, die hier genauer besprochen werden sollen.

Zilien und Geißeln
Zilien stellen längliche (5-10µm) Strukturen aus bestimmten
Mikrotubulianordnungen, ähnlich wie im Zentriol, dar. Sie
werden in der Literatur auch Kinozilien, Flimmerhärchen oder
Wimpern genannt, befinden sich an der Außenseite der Zellen
und können als zusätzliche Zellorganellen angesehen werden.
Kinozilien sind bewegliche, von Zellmembran überzogene
Zellfortsätze, in deren Inneren sich Mikrotubuli in ganz
bestimmter Anordnung befinden. Dabei bilden immer zwei
Mikrotubuli ein Paar und neun dieser Paare bilden einen Kreis.
In der Mitte dieses Kreises sind noch zusätzlich zwei Mikrotubuli, die kein Paar miteinander bilden, vorhanden (siehe
Bild), man schreibt „9x2 + 2". Die Gesamtheit der Mikrotubuli
nennt man **Axonem** und die einzelnen Paare sind miteinander
und mit den zentralen Mikrotubuli verbunden. Zusätzlich finden
sich Dynein- und Kinesinproteine zwischen den Mikrotubuli,
die ein Paar bilden und für die aktive Beweglichkeit der Kinozilien sorgen. Die Bewegung erfolgt unter ATP-Verbrauch. Die
Kinozilie ist mit dem sogenannten **Kinetosom** an der Zelle
verankert. Das Kinetosom ist wie ein Zentriol aufgebaut und
bildet den Ursprung, von dem sich die Mikrotubuli erstrecken.
Er zählt damit zu den Mikrotubuli-organisierenden Zentren.

Kinozilien kommen eigentlich immer nur in Gruppen mit
großer Anzahl vor und man findet sie beispielsweise im
Atmungstrakt oder im Eileiter. Dort bilden sie das sogenannte
Flimmerepithel. Sie können, im Gegensatz zu Geißeln, nur in
eine vorgegebene Richtung schlagen. Ihre Aufgabe ist dabei
der Weitertransport von Flüssigkeiten oder Schleim.

Geißeln sind wie Kinozilien aufgebaut, jedoch viel länger (bis
zu 200µm lang). Ein weiterer Unterschied zwischen Geißeln

und Kinozilien ist, dass Geißeln nicht in Gruppen vorkommen. Es gibt eine Geißel an einer Zelle und diese Zelle benutzt die Geißel für die Fortbewegung, was die Hauptaufgabe von Geißeln ist. Dabei vollzieht die Geißel wellenförmige Bewegungen.

Nicht bewegliche Zilien
Bei Zilien, die sich nicht bewegen können, fehlen die zentralen Mikrotubuli. Diese Zilien werden als **primäre Zilien** bezeichnet und Beispiele dafür wären die Photorezeptorzellen im Auge, die Lichtinformationen ins Gehirn leiten oder Nervenzellen, die Gerüche wahrnehmen.

Aktinfilamente

Aktinfilamente sind weitere Bestandteile des Zytoskeletts und sind mit einem Durchmesser von 7nm die kleinsten unter ihnen. Ihr kleinstes Element stellt das G-Aktin dar und es besteht aus einem Protein Dimer (ähnlich wie bei den Mikrotubuli). Diese polymerisieren unter ATP-Verbrauch zum langen F-Aktin, was dann die funktionelle Einheit in der Zelle ist. Man unterscheidet des Weiteren drei Unterarten der Aktinmoleküle (α, β, γ), die in den Zellen in unterschiedlicher Gewichtung vorkommen. Zum Beispiel enthalten Muskelzellen hauptsächlich das α-Aktin.

Das F-Aktin hat ein Minus- und ein Plus-Ende, wo weitere Polymerisation oder Depolymerisation stattfinden kann. So ist die Länge des Filaments variabel und kann sich immer wieder verändern. Ein Aktinnetz entsteht, wenn mehrere Filamente durch so genannte Querverbindungsproteine miteinander verknüpft werden Dieses Gebilde ist daraufhin sehr stark. Die Fasern werden manchmal als „Stressfasern" bezeichnet, eben weil sie zugfest und stabil sind. Damit Aktinfilamente letztendlich ihre Funktion erfüllen können, müssen sich noch bestimmte Proteine, die sogenannten **Begleit-** und **Motorproteine**, binden.

Funktion
■ **Stabilität, Fixierung und Viskosität**: Die Aktinfilamente stärken die Zelle in Bezug auf Zugkräfte und fixieren die Membranproteine an ihrer Stelle. In der Nähe von Aktinfilamenten (eher in der Zellperipherie, nahe der Membran) ist das Zytoplasma zähflüssiger.

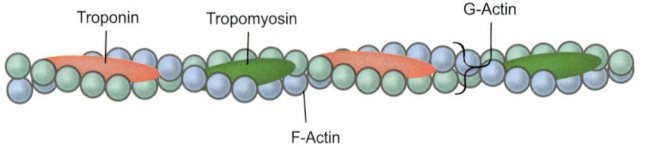

Abbildung 18 Actinfilament Aufbau
Seine kleinste Baueinheit ist das G-Aktin (oben), welches sich zu einem langen F-Aktin mit einem Plus- und einem Minus-Pol polymerisiert.
Rot + Grün: Begleitproteine

- **Mikrovilli:** Mikrovilli sind Membranausbuchtungen zum Zwecke der Oberflächenvergrößerung, wie wir es zum Beispiel im Dünndarm finden. Dabei stabilisieren Aktinfilamente diese Ausbuchtungen und sorgen dafür, dass sie in ihrer Form bleiben.

- **Zellbewegung:** Durch Polymerisation und Depolymerisation der Aktinfilamente können sich Zellen amöboid fortbewegen. Wir finden diese Motilität beispielsweise bei Makrophagen, die, von Lockstoffen getrieben, zu einem Entzündungsherd wandern. Sie bewegen sich fort, indem Aktinfilamente an den Enden polymerisieren, die in die Bewegungsrichtung schauen. An ihren anderen Enden depolymerisieren sie. Bei diesem Prozess bilden sie so genannte Pseudopodien. Das sind die Füßchen, die neu polymerisierten Abschnitte entstehen. Hier am Beispiel einer Amöbe gezeigt.

- **Muskelkontraktion**: Zuletzt noch eine der wichtigsten Aufgaben der Aktinfilamente - die Muskelkontraktion. Dabei arbeiten sie mit dem Protein **Myosin** zusammen. In den Muskelfasern finden sich viele Aktinfilamente, die parallel

Abbildung 19
A Aufbau des Muskels
Ein Muskelfaser besteht aus einer Vielzahl von Myosin- und Aktinfilamenten. Es gibt ein bestimmtes Aktin- und Myosinmuster, das eine effiziente Funktion bewerkstelligt. Zwischen den Aktinfilamenten finden sich hierbei die Myosinfilamente. Diese Muskelfasern bündeln sich und bilden den Muskel.
B Muskelkontraktion
Bei einer Muskelbewegung bindet das Myosinköpfchen an das Aktinfilament und knickt unter ATP-Verbrauch ab, sodass das Aktin in eine gewisse Richtung gezogen wird. Durch diesen Zug kontrahiert der Muskel.

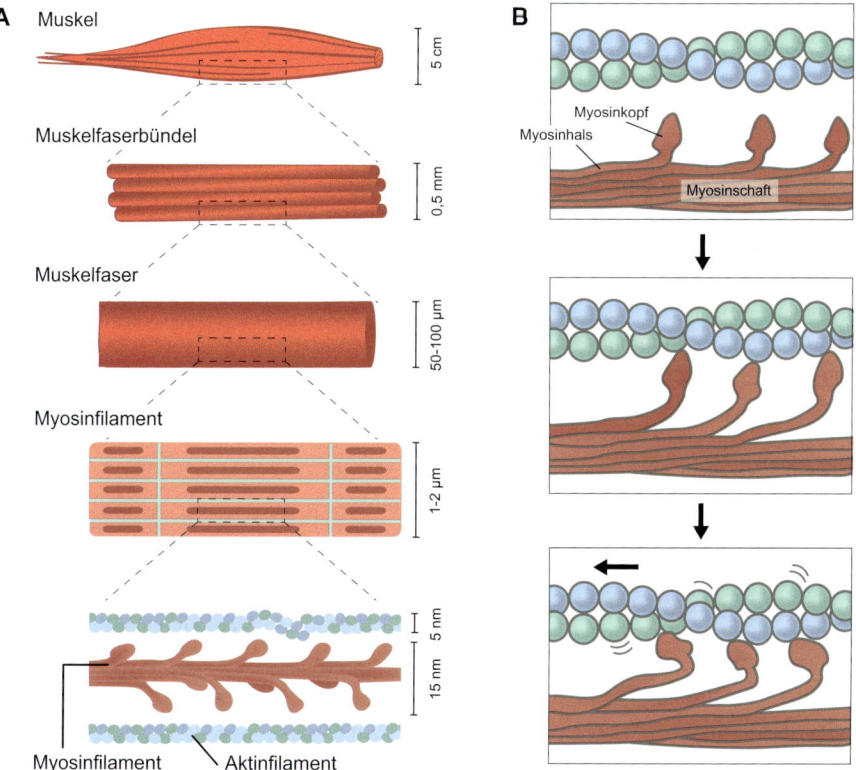

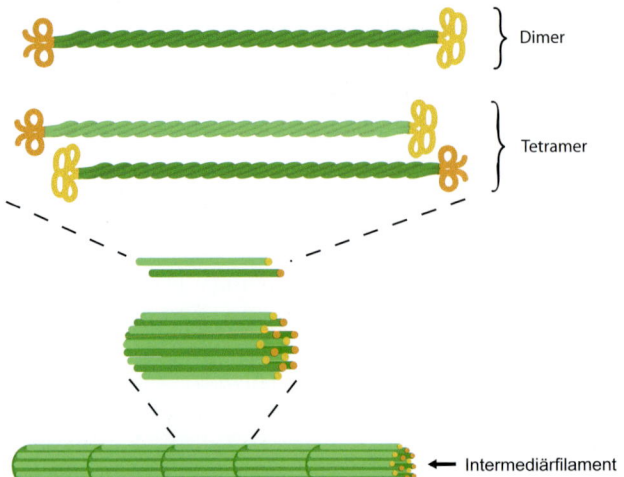

← Intermediärfilament

Abbildung 20
Intermediärfilament Aufbau
Alles beginnt mit der Polypeptidkette
(N-Rest auf der einen Seite, C-Rest auf
der anderen). 2 Polypeptidketten bilden
ein Dimer, 2 Dimere bilden ein Tetramer.
Mehrere Tetramere lagern sich aneinan-
der, bis sie eine gewisse Länge erreicht
haben, und bilden das Protofilament.
Mehrere Protofilamente ergeben eine
Protofibrille; mehrere Protofibrillen erge-
ben das Intermediärfilament.

zueinander verlaufen und dazwischen sind die Myosin-
komplexe gelagert (siehe Schema). Das Myosin hat an
einem Ende ein etwas dickeres Köpfchen, das sich mit dem
Aktin verbinden kann und durch ATP- und Ca-Einfluss bzw.
ATP-Verbrauch abknicken kann. Dabei zieht der Komplex
die Aktinfilamente an beiden Seiten zusammen und der
Muskel kontrahiert.

Intermediärfilamente

Intermediärfilamente (IF) fangen Zugkräfte der Zelle ab
und stabilisieren die Organellen an ihren Plätzen. Sie sind
in ihrem Aufbau mit Seilen vergleichbar und ihr Aufbau ist
eine Zusammensetzung von mehreren kleinen Strukturen,
die ihrerseits aus mehreren kleineren Strukturen bestehen.
Beginnen wir ganz am Anfang bei den Grundbausteinen, den
α-helikalen Polypeptidketten. Diese lagern sich zuallererst zu
zweit zusammen und bilden ein Dimer. Zwei solcher Dimere
lagern sich nun wieder aneinander und bilden dabei Tetramere.
In weiterer Folge verbinden sich diese Tetramere bis sie ein
Protofilament bilden (ca. 70 nm lang). Diese Protofilamente
lagern sich wieder zusammen und bilden die Protofibrille, die
durch weitere Anlagerung mehrerer Protofibrillen zum fertigen Intermediärfilament wird. Zur Übersicht noch einmal:

α-helikales Polypeptid → Dimer → Tetramer →
Protofilament → Protofibrille → Intermediärfilament

IF unterscheiden sich je nach Zellart in ihrer Proteinzusam-
mensetzung und molekularen Struktur voneinander. So haben
etwa Nervenzellen andere Arten von IF als Epithelzellen. Hier
werden nun einige Formen als Beispiele aufgezählt.

■ *Lamine*
Die Art von IF kommt in den Herzmuskelzellen vor und sie stabilisieren hier den Zellkern an seinem Platz

■ *Neurofilamente*
Wie der Name schon suggeriert findet man diese IF in Nervenzellen, wo sie die langen Axone stabilisieren.

■ *Keratine*
Hiervon gibt es 30 Unterarten, die allesamt hauptsächlich in den verschiedenen Epithelien vorkommen. Jede Art von Epithel hat ihre bestimmte Isoform.

■ *Desmine*
Diese IF finden sich in Muskelzellen. Sie unterstützen hierbei die Kontraktion.

Das Membranzytoskelett

Dieses Zytoskelett besteht aus den beiden Proteinen **Spektrin** und **Ankyrin**. Diese befinden sich an der Zellmembran und sind mit dem Aktinnetzwerk verbunden. Sie sorgen für die bestimmte Form einer Zelle.

Die wichtigsten Infos Das Zytoskelett

– **Aufbau des Zytoskeletts**: Netzwerk aus Proteinfasern; 3 Arten → Mikrotubuli, Aktin- und Intermediärfilamente
– Das Zytoskelett ist für die Stabilisation, den Transport (von Stoffen innerhalb der Zelle) und die Bewegung der Zelle verantwortlich
– α- + β- Tubulin: Dimer; viele Dimere: Protofilament; viele Protofilamente: Mikrotubulus
– **Mikrotubuli** gehen von einem Mikrotubuli-Organisationszentrum aus (= Zentrosom)
– Aufgaben der Mikrotubuli: Spindelapparat, Stabilisation, Transport
– Kinozilien: Flimmerepithel; bestehen aus 9x2 Mikrotubuli plus 2 Mikrotubuli im Zentrum
– Geißeln kommen einzeln vor; bewegen sich in viele Richtungen (Wellenbewegung) und dienen somit der Fortbewegung
– **Aktinfasern** bestehen auch aus Proteindimeren und können ihre Länge variieren
– Aufgaben der Aktinfilamente: Stabilität, Fixierung, Viskosität, Oberflächenvergrößerung (Mikrovilli im Darm), Zellbewegung (Ausbildung von Pseudopodien) und Muskelkontraktion zusammen mit den Protein Myosin
– **Intermediärfilamente** sind wie Seile organisiert und dienen auch der Stabilisation, insbesondere der Organellen an ihren Plätzen
– Die Proteine des Membranzytoskeletts sind mit den Aktinfilamenten verbunden und verleihen der Zelle ihre Form

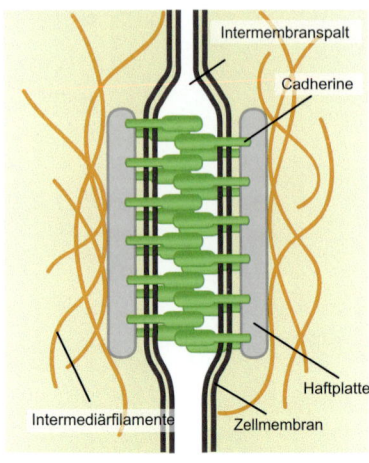

Damit Zellen miteinander interagieren und größere Zellverbände oder Organe bilden können, brauchen sie Kommunikationsmechanismen über die sie miteinander in Verbindung stehen. Man unterscheidet dabei drei verschiedene Typen von Zellverbindungen: **Desmosomen**, **Tight junctions** und **Gap junctions**. Die Tight junctions stellen eine Abdichtung dar, über die Gap Junctions kommunizieren Zellen und die Desmosomen sind Haftverbindungen zwischen Zellen.

3.1 Das Desmosom

Desmosomen sorgen für den Zusammenhalt von Zellen und bestehen aus bestimmten Transmembranproteinen, den Cadherinen, die Zellen an diesen Punkten miteinander „verkleben". Die Stellen nennt man **Zonulae adhaerentes**. Im Inneren der Zelle sind diese Cadherine mit Keratinen verbunden, die sie stabilisieren. Im Intermembranspalt ist eine Hälfte des Desmosoms der einen Zelle mit der anderen Hälfte der benachbarten Zelle verbunden. Dadurch ist ein Haftkontakt entstanden. An dieser Stelle ist der Intermembranspalt etwas weiter (siehe Schema).
Eine kleine Untergruppe stellen die Hemidesmosomen dar. Das sind halbe Desmosomen, die also nur eine Zelle mit dem Extrazellularraum verbinden. Zum Beispiel wird eine Zelle dadurch an eine Basalmembran gebunden. Anstelle der Cadherinen, findet man bei den Hemidesmosomen Integrine.

Abbildung 21 Desmosom
Intrazellulär erkennt man die Intermediärfilamente und die Haftplatte, von der sich die Cadherine durch die Zellmembran erstrecken. Zwischen den Zellen ist an dieser Stelle ein etwas verbreiterter Intermembranspalt zu finden.

3.2 Die Tight-Junction

Tight junctions dichten Zellverbände ab. Das macht zum Beispiel beim Darm oder dem Gehirn (Blut-Gehirn-Schranke) einen Sinn, weil es dort auf keinen Fall zu einem Übertritt von Nahrungsbestandteilen bzw. Blutbestandteilen in den umliegenden Raum kommen darf. Weiters könnten sie eine Barriere für zwei Räume mit unterschiedlichem Milieu darstellen. Die Stellen an den Zellen mit Tight junctions nennt man **Zonulae occludentes**. Die Transmembranproteine, die diesen gürtelförmigen Verschluss um die Zellen bewerkstelligen, nennt man **Claudin** und **Occludin**.

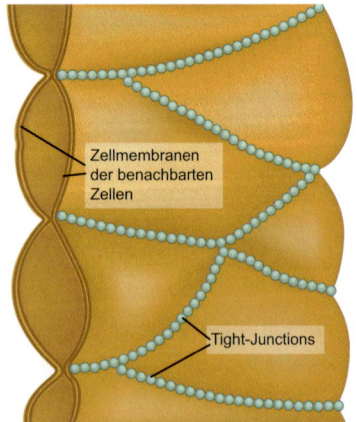

Abbildung 22 Tight-Junctions im Darm
Der Schleim und die Nahrungsbestandteile dürfen nicht in den Zwischenzellraum gelangen; die grünen Haftpunkte (Claudin und Occludin) schaffen aneinandergereiht eine dichte Verbindung.

Abbildung 23 Gap junctions
Die Memebranproteine der benachbarten Zellen sitzen aneinander und
bilden einen Kanal um den Kontakt
zwischen den beiden Zellen herstellen
zu können. 6 Connexine (grüne Säulen
einer Hälfte) bilden das Connexon, 2
Connexone biden die Gap junction.

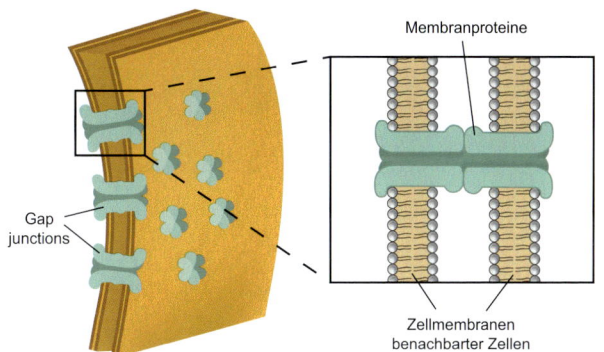

3.3 Gap junctions

Gap junctions sind für die Kommunikation der Zellen verantwortlich. Sie bestehen aus der Verbindung von zwei Protein-
komplexen. Ein solcher Komplex stellt das so genannte
Connexon dar, der wiederum aus sechs Untereinheiten, den
Connexinen, besteht.
Zwei gegenüberliegende Connexone bilden dann einen zylin-
drischen Tunnel zwischen zwei Zellen, durch den Stoffe wie
Salze, Zucker, Aminosäuren und sonstige kleinere Stoffe gelangen können.

Die wichtigsten Infos Zellkontakte

– Es gibt drei Arten von Zellinteraktionen: **Desmosomen, Tight junctions, Gap junctions**
– Desmosomen bilden Haftkontakte zwischen Zellen
– Der Baubestandteil der Desmosomen ist das Cadherin
– Hemidesmosomen verbinden Zellen mit dem Extrazellularraum und bestehen aus Integrin
  (anstatt Cadherin)
– Tight junctions bilden eine Abdichtung und bestehen aus Occludin und Claudin
– Die Stellen an denen Tight junctions vorkommen, nennt man **Zonulae occludentes**
– Gap junctions sind Tunnel zwischen Zellen über die die Zellen kommunizieren können
– Ihre Baueinheit ist das **Connexin**
– 6 Connexine 0 **Connexon**; 2 Connexone (eins von jeder Zelle) = Gap junction

Kapitel **4**   # Stofftransport in Zellen

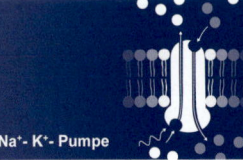

Na⁺- K⁺- Pumpe

Damit Zellen die Stoffe bekommen, die sie für ihre Funktionen brauchen, die meisten dieser Stoffe aber polar sind und damit nicht durch die lipophile Membran gelangen, musste die Natur eine Möglichkeit erfinden, zumindest selektiv, Proteine, Lipide oder sonstige Stoffe durch die Membran zu transportieren. Dazu dienen **Kanalproteine** und **Carrier-Proteine**. Ein Transport erfolgt, wenn er passiv ist, immer nach dem Konzentrationsgradienten.

4.1 Transport ohne Kanäle

Die eine Gruppe von Molekülen, die ohne einen Transporter die Zellwand passieren kann, beinhaltet sehr kleine Moleküle wie Wasser oder Kohlenstoffdioxid. Hier muss allerdings hinzugefügt werden, dass es für den Wassertransport sehr wohl auch Kanäle, die **Porine**, gibt.
Die zweite Gruppe beinhaltet alle fettlöslichen Stoffe, wie etwa fettlösliche Vitamine. Diese Stoffe können die Membran durchdringen, weil ja auch die Membran selbst fettlöslich ist.

4.2 Passiver Transport

Beim passiven Transport wandern Stoffe, wie etwa Aminosäuren, durch einen Kanal. Dabei brauchen sie keine Energie, da

Abbildung 24 Stofftransport in Zellen

A Carrier
B Porenprotein (Kanalprotein)
C "Pumpen"-Proteine

1 Kopplung des Transports eines Moleküls an ein Na⁺-Transport
2 Kopplung des Transports eines Ions and die Protonenpumpe

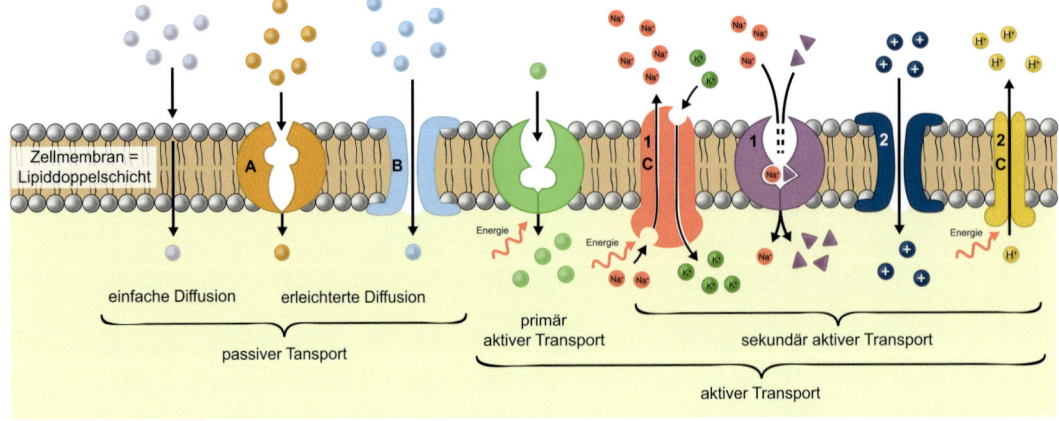

sie dem Konzentrationsgradienten folgen. Diese Kanäle sind selektiv und öffnen sich in der Regel erst, nachdem sie das Signal zum Öffnen bekommen haben. Ein Beispiel dafür wäre die Depolarisation in der Nervenzelle (siehe Das Nervensystem).

4.3 Gerichtete Diffusion

Dabei spielt ein so genanntes **Carrier-Protein** eine Rolle. Ein Stoff wird dabei durch einen Kanal transportiert, aber damit das passieren kann, muss er an dieses Protein gebunden werden. Man kann es sich hier so vorstellen, als würde das Carrier-Protein in der Mitte des Transporters stehen und den zu transportierenden Stoff auffangen und auf die andere Seite werfen. Dieser Transport kann entweder mit oder ohne ATP-Verbrauch, je nach Konzentrationsgradient einhergehen.

4.4 Aktiver Transport

Dieser Transport erfolgt wieder durch bestimmte Kanäle und erfordert Energie, da der Stoff entgegen des Konzentrationsgradienten transportiert wird. Diese Energie kann entweder durch Spaltung von ATP oder durch einen gleichzeitigen Transport eines anderen Stoffes, der dem Konzentrationsgradienten folgt, gewonnen werden. Ein Beispiel dafür wäre die Na^+-K^+-Pumpe, die das Ruhepotential der Nervenzelle aufrecht erhält. Diese pumpt Na^+ aus der Zelle hinaus und K^+ in die Zelle hinein. Sie wird in 14.2 Organsysteme genauer beschrieben.

Die wichtigsten Infos Stofftransport in Zellen

– **Transportmechanismen**: Diffusion ohne Transporter, Transportproteine, Carrier - Proteine
– **Transportarten:** Diffusion über Membran, Diffusion durch Transporter mit/ohne Carrier-Protein, aktiver Transport
– außerdem unterscheidet man **passiven** und **aktiven Transport** (= der Aktive braucht Energie)
– Die Energie kann aus Spaltung von ATP oder aus einem gekoppelten Transport resultieren
– **Transport ohne Kanäle**: sehr kleine Moleküle, fettlösliche Moleküle
– **Passiver Transport**: durch Kanal, in Richtung Konzentrationsgradient
– **Transport mit Carrier-Protein**: in Richtung oder gegen den Konzentrationsgradienten, der zu transportierende Stoff bindet dabei an das Carrier-Protein
– **Aktive Diffusion**: gegen Konzentrationsgradienten, mit Hilfe von ATP-Spaltung, Symport oder Antiport

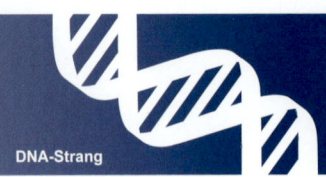

DNA-Strang

Die DNA (Desoxyribonukleinsäure) stellt eine doppelläufige Kette aus Nukleotiden (s.u.) dar und beinhaltet die gesamte Information aller unserer Gene, die uns zu dem machen, was wir sind. Sie befindet sich im Zellkern jeder Zelle unseres Körpers und liegt dort zusammen mit Proteinen (s.u.) vor. In dieser Formation wird sie als „Chromatin" bezeichnet.

Damit ein Gen auf der DNA zu einem bestimmten Phänotyp führt, muss es „exprimiert" werden. Das bedeutet, dass die Information abgelesen wird. Dazu wird eine weitere einzelsträngige Nukleotidkette, die RNA (Ribonukleinsäure), gebraucht (siehe 6. Die Proteinbiosynthese).
Es gibt in unserem Körper also zwei Arten von Nukleinsäuren: die Ribonukleinsäure (RNA) und die Desoxyribonukleinsäure (DNA). Der namensgebende Unterschied ist eine fehlende OH-Gruppe an der Ribose der DNA (daher desoxy-).

Bevor wir uns dem Aufbau von DNA und RNA widmen, besprechen wir noch den Unterschied zwischen dem Nukleotid und dem Nukleosid. Ein **Nukleotid** ist aus einer Base, einem Zucker (Pentose) und einem Phosphat aufgebaut. Der Zucker ist im Falle der DNA eine 2-Desoxyribose und im Falle der RNA eine Ribose. Das **Nukleosid** ist eine Base zusammen mit einer Desoxyribose oder Ribose wird als Nukleosid bezeichnet.

Abbildung 25
Die DNA-Doppelhelix befindet sich sich, aufgewickelt in Form von Chromosomen, im Zellkern jeder unserer Zellen.
Die rot-gelb und blau-grünen Stäbchen stellen die Basenverbindungen zwischen den Einzelsträngen dar (Adenin – Thymin; Guanin – Cytosin).

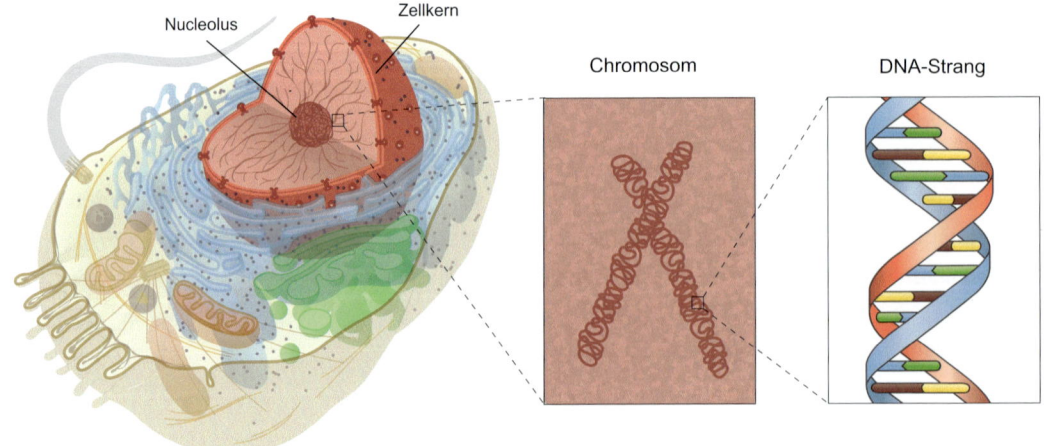

Nucleolus   Zellkern   Chromosom   DNA-Strang

5.1 Aufbau der DNA

Der DNA-Strang

Die DNA besteht aus einer Aneinanderreihung von Nukleotiden, die so miteinander in Wechselwirkung stehen, dass sie damit eine rechtsgängige α-Doppelhelix bilden. Man spricht bei der DNA von gewissen „Richtungen" (z.B. 3'-5'). Diese Zahlen beschreiben die Stellung der freien Gruppen (5'-Ende: Phosphat; 3'-Ende: OH-Gruppe) an den jeweiligen Enden des Strangs an der Ribose (siehe Schema). Der Phosphatrest eines Nukleotids bildet in 3'-5'-Stellung eine Bindung zur Desoxyribose des nächsten Nukleotids (=Phosphosäurediesterbindung) und so kommt eine Kette zustande, die aus zwei antiparallelen (= gegenläufigen) Strängen besteht und nur in eine bestimmte Richtung abgelesen werden kann. (Das wird später bei der Replikation und der Transkription von Bedeutung sein).

Es gibt 4 Basen: Adenin, Thymin, Cytosin und Guanin. Adenin und Guanin gehören zu den Purinen und Cytosin und Thymin zu den Pyrimdinen. Merke: Die zwei mit dem „y" im Namen gehören zu den Pyrimidinen. Die Basen stellen Wechselwirkungen zueinander über Wasserstoffbrückenbindungen her und zwar wie folgt: A zu T (2 Brücken), G zu C (3 Brücken). Durch diese Bindungen kann ein Doppelstrang entstehen, der eine antiparallele Eigenschaft besitzt. Das bedeutet, dass, wenn nur einer der beiden Stränge bekannt ist, man daraus den dazugehörigen komplementären Strang ableiten kann (Beispiel: Negativbild von einem Foto). So viel zum Strang.

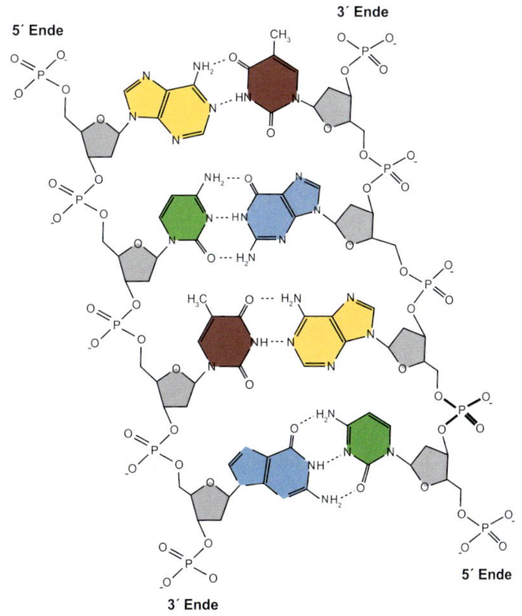

Abbildung 26 DNA-Strang
Von außen zur Mitte: Phosphat, Zucker, Base; Adenin und Thymin sind über zwei und Guanin und Cytosin über drei Wasserstoffbrückenbindungen miteinander verbunden. Oben und unten sieht man das 5'- bzw. 3'-Ende. Diese Enden beider Stränge sind gegenläufig.

Was ist ein Gen?

Gene bestimmen unser Äußeres und zu einem gewissen Teil unser Verhalten und sind damit der Grund wieso wir uns voneinander unterscheiden. Ein Gen ist eine Sequenz aus Nukleotiden und wird durch die unterschiedliche Reihenfolge der Basen bestimmt. So eine Sequenz kann tausend Nukleotide beinhalten.

Die Gesamtheit der DNA eines Organismus wird als Genom bezeichnet. Das Genom des Menschen besteht nach derzeitigen Erkenntnissen aus 3 Mrd. Basenpaaren und 30 000 Genen.

5.2 Das Chromatin

Die DNA liegt im Kern nicht einfach so lose herum, sondern ist an Proteine gekoppelt. Die Gesamtheit der DNA plus Proteine nennt man „Chromatin".

Die Proteine im Chromatin stellen die Histone dar. Das sind basische Proteine (H1, H2A, H2B, H3, H4). Diese Untereinheiten (alle bis auf H1) gehen paarweise zusammen und bilden damit als DNA-Histonen-Komplex die Nukleosomen. Diese bilden eine runde Form mit einer Rille in der Mitte – wie ein Jojo. Durch die positive Ladung der basischen Proteine und die negativen Phosphatgruppen kommt es zu einer Anziehung, die dazu führt, dass sich der DNA-Strang in die Rillen legt. Am Ende sind 140 Basenpaare der DNA in um je ein Histon gewickelt und 6 Basenpaare liegen frei zwischen den Nukleosomen. Diese werden als sogenannte „linker DNA" bezeichnet und werden vom „linker Histon" H1 gebunden. So bildet sich eine perlenkettenartige Struktur, die sich noch einmal zu einer Spirale wickelt und es entsteht die DNA-Superhelix.

Abbildung 27 DNA-Strang
Die DNA wickelt sich in die Nucleosomen ein, die eine perlenschnurartige Kette bilden und sich dann noch einmal spiralisieren (DNA-Superhelix). In dieser Form besteht die DNA in unseren Zellen

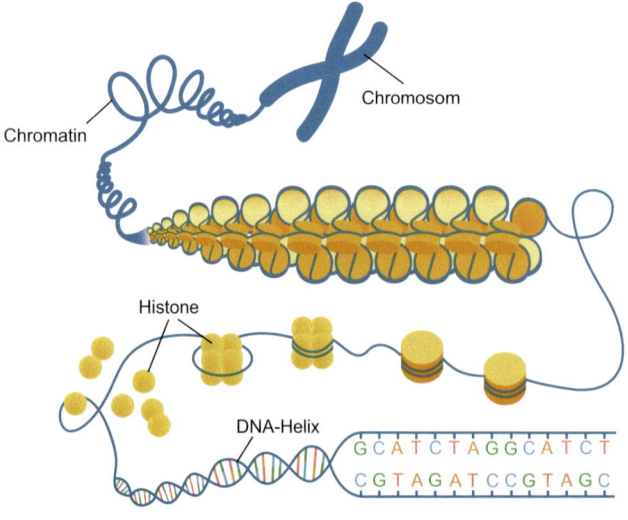

Chromosom

Chromatin

Histone

DNA-Helix

GCATCTAGGCATCT
CGTAGATCCGTAGC

Abbildung 28
Chromosomensatz eines gesunden
Mannes

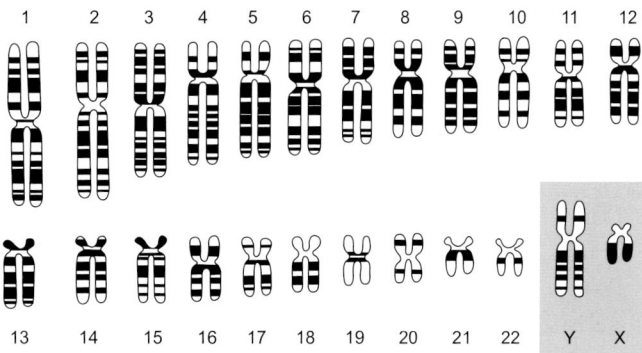

In der Interphase des Zellzyklus (siehe 6.1. Die Interphase) liegt das Chromatin ungeordnet vor. Erst wenn die Zelle in Teilung geht, kondensiert und verdichtet es sich, sodass auch mikroskopisch die typischen Chromosomenstrukturen erkennbar werden.

Die DNA liegt in sogenannten Chromosomen vor. Die Anzahl der Chromosomen entscheidet über die Art des Organismus (Katze – 38 Chromosomen, Hund – 78 Chromosomen) wobei die Anzahl der Chromosomen nichts über den Entwicklungsfortschritt einer Art aussagt.

Wir Menschen besitzen im Normalfall 46 Chromosomen, bzw. 22 Chromosomenpaare, die als **Autosomen** bezeichnet werden, plus 2 Geschlechtschromosomen, die **Gonosomen** genannt werden. Man spricht von Paaren, da bei der Verschmelzung von Samen- und Eizelle ein Chromosom von Papa (Samenzelle) und eins von der Mama (Eizelle) stammt. Die beiden Geschlechtschromosomen, X und Y, bestimmen das Geschlecht des Kindes, wobei die Samenzelle das entscheidende Chromosom beinhaltet, da nur sie eventuell ein Y-Chromosom beinhalten kann. Die Eizelle hat immer ein X-Chromosom. Die Keimzellen (Ei- und Samenzellen) unseres Körpers haben nur einen einfachen Chromosomensatz, also nur 22 Chromosomen plus ein X- ODER Y-Chromosom. In der Fachsprache spricht man auch vom **haploiden Chromosomensatz**. Alle anderen Zellen haben einen doppelten Chromosomensatz, also 44 plus XY/XX. Man spricht in diesem Fall von einem **diploiden Chromosomensatz**.

Innerhalb der DNA gibt es Abschnitte, deren Gene öfter transkribiert werden (siehe 6.2. Die Transkription) und Abschnitte, deren Gene weniger oder gar nicht transkribiert werden. Es soll hier zwischen Euchromatin und Heterochromatin unterschieden werden.

- *Euchromatin*

  Diese Form ist weniger dicht verpackt und stellt die „aktive" Form dar. Diese Gene codieren dann für Proteine, die für diese Zellart besonders wichtig sind.

- *Heterochromatin*

  Diese Form ist dichter verpackt und stellt die „inaktive" Form dar. Hierbei muss aber noch zwischen fakultativem und konstitutivem Heterochromatin unterschieden werden.

  Fakultatives Heterochromatin muss nicht immer inaktiv sein. Je nach Stoffwechsellage oder Ansprüche der Zelle wird dieser Abschnitt entwunden und transkribiert.

  Konstitutives Heterochromatin liegt in der Nähe der Zentromere und wird nicht transkribiert. Das hat den Grund, dass hier keine Gene, sondern nur repetitive DNA-Sequenzen liegen. Da aber das gesamte Genom in jeder Zelle vorkommt, werden natürlich auch diese Abschnitte bei der Zellteilung verdoppelt und an die Tochterzellen weitergegeben.

  Heterochromatin ist mikroskopisch etwas dunkler anzusehen. Während der Zellteilung nimmt der Anteil an dunklem Heterochromatin zu, weil zu diesem Zeitpunkt die Zelle mit der Replikation bzw. der Mitose beschäftigt ist und da ist ihr die Proteinproduktion ziemlich egal.

Während der Transkription von DNA-Abschnitten, die in Form von Nukleosomen vorliegen, können die Histone an ihrem Platz bleiben. Sie ändern einfach nur ihre Struktur und geben die benötigten DNA-Abschnitte für die RNA-Polymerase frei (siehe 6.2. Die Transkription).

5.3 Aufbau der RNA

Die RNA liegt in der Regel im Gegensatz zur DNA als Einzelstrang vor. Die Ribonukleinsäure besteht aus einer Kette von Nukleotiden, allerdings enthält sie als Zucker die Ribose und bei den Basen ersetzt das Uracil das Thymin. Sie spielt hauptsächlich eine Rolle in der Proteinbiosynthese (siehe 6. Die Proteinbiosynthese)

Es gibt mehrere Arten von RNA:

- *Prä-mRNA (auch hn-RNA)*

  RNA-Strang direkt nach der Transkription

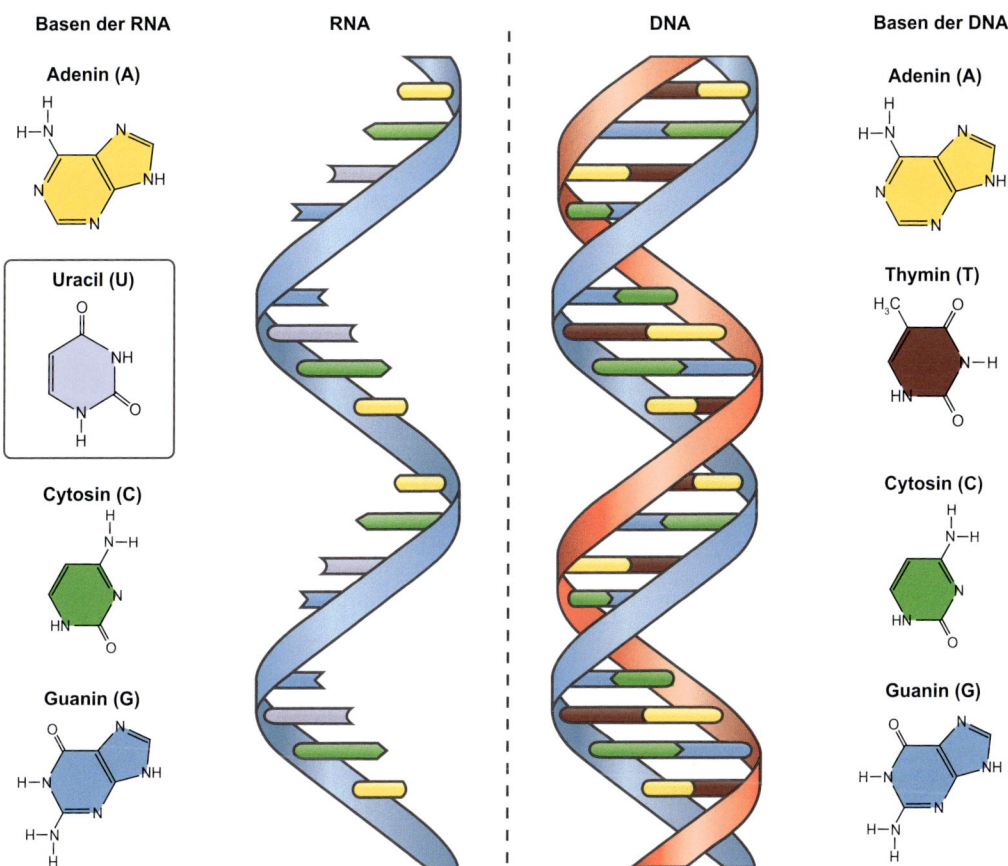

Basen der RNA **RNA** | **DNA** **Basen der DNA**

Adenin (A)

Uracil (U)

Cytosin (C)

Guanin (G)

Adenin (A)

Thymin (T)

Cytosin (C)

Guanin (G)

Abbildung 29
Vergleich zwischen RNA und DNA
Die Basen unterscheiden sich nur im
Thymin (DNA), das zum Uracil (RNA)
wird.

■ *mRNA (messenger RNA)*
RNA-Strang nach posttranskriptionellen Modifikationen

■ *tRNA (transfer RNA)*
RNA-Strang mit Aminosäurebindungsstelle, transportiert
die Aminosäuren für die Proteinbiosynthese

■ *rRNA (ribosomale RNA)*
Bestandteil der Ribosomen (siehe 2.4 Ribosomen)

Tabelle 3 Unterschied zwischen DNA und RNA	
DNA	**RNA**
2-Desoxyribose	Ribose
Thymin	Uracil
Doppelstrang	Einzelstrang
Träger des Genoms	Diverse Funktionen, hauptsächlich in der Proteinsynthese tätig

Die wichtigsten Infos Die DNA, Die RNA

– **DNA-Doppelstrang**: antiparalelle α-Doppelhelix

– Verbindung der beiden Stränge über Wasserstoffbrückenbindungen der Basen

– **Basen**: Adenin, Cytosin, Guanin, Thymin; wobei Adenin–Thymin und Cytosin–Guanin

– Thymin und Cytosin gehören zu den **Pyrimidinbasen**; Adenin und Guanin zu den **Purinbasen**

– **Nukleotid**: Baustein der DNA; besteht aus Phosphat + Zucker + Base

– **Nukleosid:** Zucker + Base

– Nukleotide sind über Phosphat-Zucker-Verbindungen aneinandergereiht

– Richtungen: **3'-Ende** → Phosphatrest hängt am Zucker; **5'-Ende** → OH-Rest hängt am Zucker

– Der Phosphatrest des 5'-Endes kann sich mit einem OH-Rest verbinden; so reihen sich Nukleotide aneinander

– **Gen**: bestimmte Sequenz (Abfolge) an Nukleotiden

– **Genom**: Gesamtheit aller Gene

– DNA + Proteine = **Chromatin**; Proteine im Chromatin = **Histone**; Histonpaar = **Nucleosom**

– DNA wickelt sich um Nucleosomen → Perlenkette → **DNA-Superhelix**

– **Interphase**: Chromatin unstrukturiert; Mitose: typische Chromosomenstruktur

– DNA in Chromosomen

– Chromosomenanzahl ist artspezifisch; Menschen haben 22 Autosomenpaare und 2 Geschlechtschromosomen

– 22 Autosomen + 1 Geschlechtschromosom kommen jeweils von Mama und Papa

– Samenzelle ist „geschlechtsentscheidend"

– **Keimzellen** = einfacher Chromosomensatz (22+1) → **haploid**

– Alle anderen Körperzellen = doppelter Chromosomensatz (44+2) → **diploid**

– **Euchromatin**: aktive Form der DNA, Gene hier werden oft transkribiert

– **Fakultatives Heterochromatin**: Gene hier werden normalerweise nicht transkribiert; bei Änderungen der Umwelt kann die Zelle dieses Chromatin allerdings aktivieren

– **Konstitutives Heterochromatin**: Gene hier werden nie transkribiert

– **RNA**: Einzelstrang; statt Thymin – Uracil; statt Desoxyribose – Ribose

– Arten: prä-mRNA (auch hn-RNA), mRNA, tRNA, rRNA

– Die RNA spielt eine wichtige Rolle bei der Proteinbiosynthese

5.4 Die DNA-Replikation

Damit sich eine Zelle in zwei Tochterzellen teilen kann, muss sie vorher ihre DNA verdoppeln. Das passiert bei der DNA-Replikation. Der DNA-Strang wird dabei wie ein Reißverschluss in 2 Einzelstränge aufgeteilt. Die beiden Einzelstränge dienen als Vorlage für die Anlagerung von komplementären

Nukleotiden (komplementär = sich jeweils entsprechend; Thymin ist komplementär zu Adenin, Guanin ist komplementär zu Cytosin) und dabei entstehen zwei neue Doppelstränge. Merke: Da die neuen Stränge jeweils zur Hälfte aus dem alten Strang bestehen, verläuft die DNA-Replikation „semikonservativ" (sozusagen halb-erhalten).

Der Ablauf beginnt an einem sogenannten **Origin**. Das ist eine gewisse Sequenz an der DNA und von hier aus trennt eine **Helikase** den Doppelstrang auf. Damit sie das tun kann, muss der Strang aber noch entspiralisiert werden. Das macht die **Topoisomerase**. Bei der Auftrennung der beiden Stränge entsteht die sogenannte Replikationsgabel. Da die DNA antiparallel verläuft, haben die beiden Stränge unterschiedliche Richtungen (antiparallel = wenn man einen DNA-Strang der Länge nach hinlegen würde und die rechte Seite eines Halbstranges ansieht, hat man dort das 3'-Ende, der andere Halbstrang hat dort das 5'-Ende; auf der linken Seite ist das umgekehrt; man kann sich also zwei Pfeile vorstellen, die in jeweils unterschiedliche Richtungen zeigen und eine Einheit darstellen) Man unterscheidet einen Leitstrang, der in 3'-5'-Richtung läuft und einen Folgestrang, der in 5'-3'-Richtung läuft. Das Enzym, welches die Nukleotide aneinander reiht, nennt man DNAPolymerase δ (poly = viel; merare = aneinanderreihen). Es werden bei Eukaryonten 5 Untergruppen unterschieden(α-ε), die unterschiedlichen Aufgaben nachkommen. Die letztendliche Anlagerung der neuen Nukleotide an die Matrize erfolgt durch Wasserstoffbrückenbindungen. Die Nukleotide liegen erst als Nukleosidtriphosphate vor (also wie ein Nukleotid nur statt mit einem mit drei Phosphatresten dran). Für den Einbau in die DNA werden zwei Phosphate abgespalten. Die Replikation startet, wenn das Enzym **Primase** einen sogenannten **Primer** an den Leitstrang setzt. Dieser Primer ist

Abbildung 30
Semikonservative Replikation
Eröffnung der Replikationsgabel und Beginn der semi-konservativen Replikation. Es entstehen zwei identische DNA-Stränge, von denen jeweils eine Hälfte vom ursprünglichen DNA-Strang stammt.

Abbildung 31 DNA-Replikation
A Die Topoisomerase entwindet den Doppelstrang während die Helikase diesen auftrennt - die Replikationsgabel entsteht. An den beiden Replikationsgabeln wird der komplementäre Strang durch die Polymerasen hinzugebaut und am Ende drehen sich die Stränge wieder in ihre Helixform (ganz links)
B Während der Replikation halten die einzelstrangbindenden Proteine die Gabel offen. Die RNA-Primer bilden die Okazaki-Fragmente, die von der Ligase an den Strang geheftet werden. Die Primase synthetisiert an den 3' Enden sogenannte Primer.

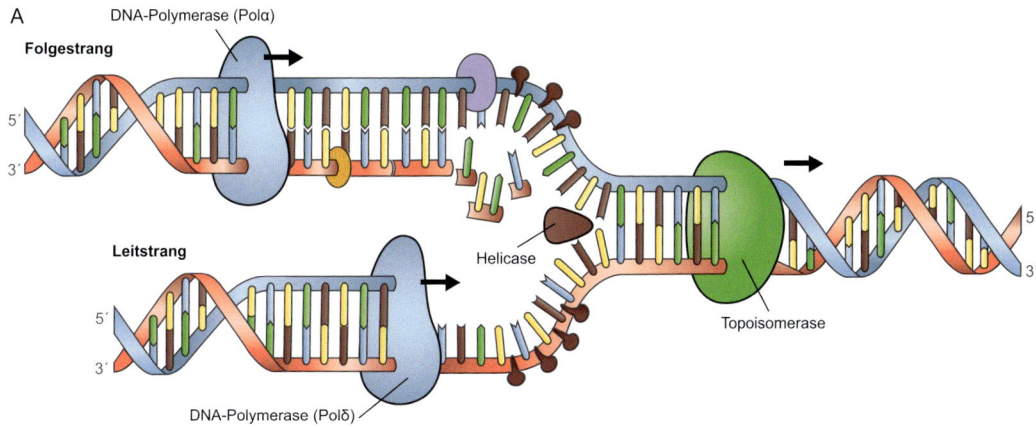

A DNA-Polymerase (Polα)
Folgestrang
5'
3'
Leitstrang
5'
3'
DNA-Polymerase (Polδ)
Helicase
Topoisomerase
5'
3'

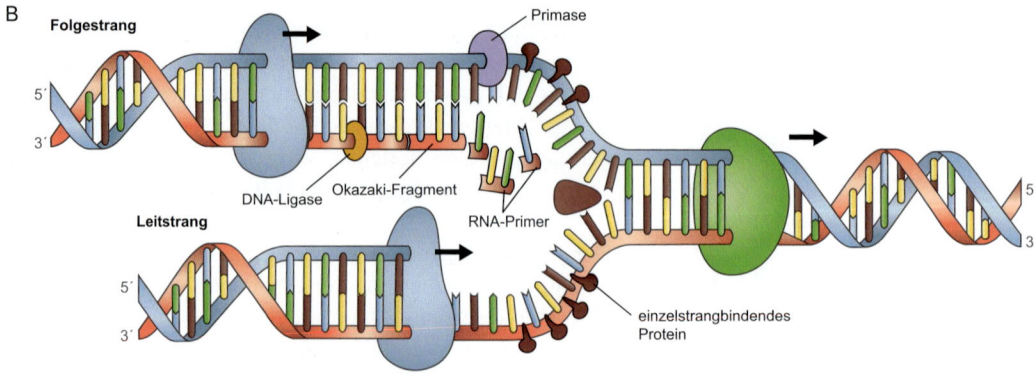

B

Folgestrang
Primase
5´
3´
DNA-Ligase   Okazaki-Fragment
Leitstrang   RNA-Primer
5´
3´
5´
3´
einzelstrangbindendes Protein

einige Nukleotidsequenzen lang und seine Nukleotide sind komplementär zu dem Stück, an das er sich setzt. Von ihm aus kann dann die DNA-Polymerase δ weitere komplementäre Nukleotide in 5'-3'-Richtung anfügen. Am Ende muss der Primer noch durch DNA-Sequenzen ersetzt werden. So läuft dieser Prozess am Leitstrang ab. Der Folgestrang verläuft in 5'-3'-Richtung, also müsste die Polymerase in 3'-5'Richtung arbeiten. Da dies nicht möglich ist, weil alle Polymerasen nur in 5'-3'-Richtung synthetisieren können, muss dieses Problem umgangen werden. Die Polymerase α kann die Aufgabe der Primase übernehmen und auch selbst Primer bilden. Dies müssen sie und die Primase aber entgegen der Öffnungsrichtung der DNA machen, also beginnt sie erst einmal an der aktuellen Aufgabelungsstelle von der sie dann etwa 1000-2000 Nukleotide in 5'-3'-Richtung anfügt. Diese Nukleotide nennt man **Okazaki-Fragmente**.

Inzwischen ist die DNA schon wieder ein Stück weiter aufgetrennt und die Polymerase startet wieder etwa 1000-2000 Nukleotide hinter dem letzten Okazaki-Fragment und baut eine neue Strecke bis zum Anfang des Fragments. Am Folgestrang muss die DNA also abschnittsweise synthetisiert werden. Auch hier werden die Primer am Ende durch DNA-Sequenzen ersetzt. Was hier noch neu dazukommt ist die **Ligase**. Sie verknüpft die Enden der Okazaki-Fragmente miteinander.

5.5 DNA-Reperaturmechanismen

Bei jeder Replikation treten auch fehlerhafte Nukleotidbindungen auf, die bestimmte Erkrankungen auslösen können. So wird zum Beispiel ein Adenin zu einem Cytosin gebunden und das Protein kann nicht richtig oder gar nicht mehr hergestellt werden (für die „Proteinherstellung" siehe 6 Die Proteinbiosynthese). Das führt je nach Proteinfunktion zu einem mehr oder weniger schlimmen Funktionsausfall. Wenn ein Protein, das die Zellteilung reguliert, betroffen ist, kann sich so Krebs entwickeln. Die Polymerasen γ, δ und ε haben selbst Korrekturlesefunktionen und können ein falsch eingebautes Nukleotid erkennen, herausschneiden und durch das richtige ersetzen.

Doch nicht nur während der Replikation treten Fehler auf. Es kann durch diverse schädliche Umwelteinflüsse (= Mutagene), wie etwa Strahlung oder Hitze, zu Schädigungen der DNA kommen. Die bedeutendsten Schäden sind:

■ *Einzelstrangbrüche*
Ein Teil von einem der beiden Stränge bricht heraus oder wird durch eine Exonuklease herausgeschnitten. Letzteres kann bei einem Bruch des Phosphodisäuresthers passieren, da dies eine Angriffstelle für Exonuklease bietet.

■ *Doppelstrangbruch*
Ein Teil der Doppelhelix bricht heraus.

■ *Veränderung der Nukleinbasen*
Basen werden falsch gepaart/eingebaut.

■ *Bildung von Thymin-Dimeren*
Zwei benachbarte Thymine wechselwirken miteinander und stören dadurch die DNA-Struktur. Thymin-Dimere werden besonders bei UV-Licht induziert

Tabelle 4 DNA-Mutagene	
Chemische Mutagene	**Physikalische Mutagene**
Chemische Substanzen/Gifte	UV-Strahlung
Thymin	Radioaktive Strahlung
Doppelstrang	Temperaturabweichung (Hitze/Kälte)

Damit dabei nichts Gröberes passiert, hat die Natur Reparaturmechanismen eingebaut.

Die Basenexzisionsreparatur

Hierbei ist es zu einer falschen Nukleinbasenpaarung gekommen, was zu einer Strukturänderung des Strangs führt, die von bestimmten Enzymen erkannt wird. Da aber keine einzelne Base allein eingebaut werden kann, muss der Rest des Nukleotids ausgebaut werden. An dieser Stelle ist somit ein „Loch" und ab da läuft alles wie schon bei der Replikation erwähnt. Die Polymerase baut das richtige Nukleotid ein und eine Ligase verbindet es mit seinem Nachbarnukleotid in 5'-3'-Richtung.

Die Nukleotidexzisionsreparatur

Die Nukleotidexzisionreparatur ist bei großräumigeren DNA-Schäden von Bedeutung. Dabei entwindet die Helikase den fehlerhaften Abschnitt und Endonukleasen schneiden ihn heraus. Daraufhin baut die Polymerase wieder die richtigen Nukleotide ein und die Ligase verbindet sie mit dem Nachbarnukleotid in 5'-3'-Richtung.

DNA-Mismatch Reparatur

Manche Polymerasen haben zwar eine Korrekturlesefunktion, aber es gibt zusätzlich noch spezielle DNA-Mismatch Reparaturproteine, die alles noch einmal nachkontrollieren. Ohne sie gäbe es 1000mal öfter falsche Basenpaarungen.

Doppelstrangbrüche und ihre Reparatur

Wenn es zu einem Bruch beider Nukleotidketten gekommen ist, kann man noch zwischen homologer und nicht-homologer Reparatur unterscheiden. Erstere benutzt das Schwesterchromosom um den Bruch zu reparieren und die nicht-homologe Reparatur läuft eben ohne das Schwesterchromatid ab, weswegen nicht immer die ursprüngliche Sequenz wieder eingebaut wird. Letztere findet man in höheren Mehrzellern/Säugetieren.

Die wichtigsten Infos Die DNA, Die RNA

– **DNA-Replikation**: Verdopplung von DNA, verläuft semikonservativ

– Beginn der Synthese am **Origin** (= gewisse Nukleotidsequenz)

– **Topoisomerase**: Entwindung der DNA

– **Helikase**: Auftrennung des Stranges → 2 Replikationsgabeln

– **Primase**: bastelt Primer

– **Primer**: kurze Nukloetidsequenz, von der aus die Polymerase startet, wird am Ende der Replikation durch DNA-Sequenzen ersetzt

– **Leitstrang**: in 3'-5'-Richtung; Polymerase δ synthetisiert den neuen Strang problemlos an den Leitstrang

– **Folgestrang**: 5'-3'- Richtung; Primer wird hier immer an der grade aktuellen Aufspaltung gebildet; Synthese macht die Polymerase α;

– **Okazaki-Fragmente**: Fragmente, die durch die abschnittsweise Synthese am Folgestrang entstehen

– **Ligase**: Verknüpfung der Okazaki-Fragmente

– Fehler in der Replikation können zu einem Proteinausfall führen – Beispiel dafür ist Krebs

– Die Polymerasen γ, δ und ε haben Korrekturlesefunktionen

– **Sonstige Brüche**: Einzelstrangbruch, Doppelstrangbruch, Bildung vom Thymindimeren

– **Reparaturmechanismen**: Basenexzisions-, Nucleotidexzisionsreparatur, Mismatch-Repair

– **Basenexzision**: Endonukleasen entfernen falsches Nukleotid, Polymerase baut das richtige ein und die Ligase verbindet es mit den Nachbarnukleotiden

– **Nukleotidexzision**: Hier sind mehrere Nukeotide falsch eingebaut; ansonsten analog zur Basenexzision

– **Mismatch-Repair**: Bestimmte Proteine unterstützen die Korrekturlesefunktion der Polymerasen bei der Replikation

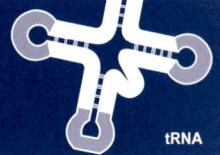

Die Proteinbiosynthese   6 Kapitel

6.1 Grundlagen

Wir alle haben bestimmte Merkmale in unserem Aussehen und Verhalten mit denen wir uns voneinander unterscheiden. Das können Augen- oder Haarfarben sein oder auch bestimmte Krankheiten, die in verschiedenen Familien häufiger vorkommen als in anderen. Diese Merkmale treten aufgrund unserer Gene in Erscheinung und sie machen uns zu unverwechselbaren Individuen.

Damit ein Merkmal (z. B. blaue Augen) aufscheinen kann, muss das Gen in ein Protein (= Kette aus Aminosäuren) übersetzt werden. Die Natur umgeht das, indem sie je eine Abfolge aus drei Basen für eine Aminosäure codiert. So ein Basentriplett wird Codon genannt und bei 4 Basen gibt das 4³ Möglichkeiten unterschiedliche Tripletts zu bilden. Es gibt nun viel mehr Tripletts als Aminosäuren, weswegen 1 Triplett nur für 1 Aminosäure codiert, aber 1 Aminosäure durch mehrere

Abbildung 32 Code-Sonne
Von innen nach außen gelesen erhält man das Basentriplett, was für die außenstehende Aminosäure codiert. Wie hier ersichtlich, kann eine Aminosäure durch mehrere Tripletts codiert werden.

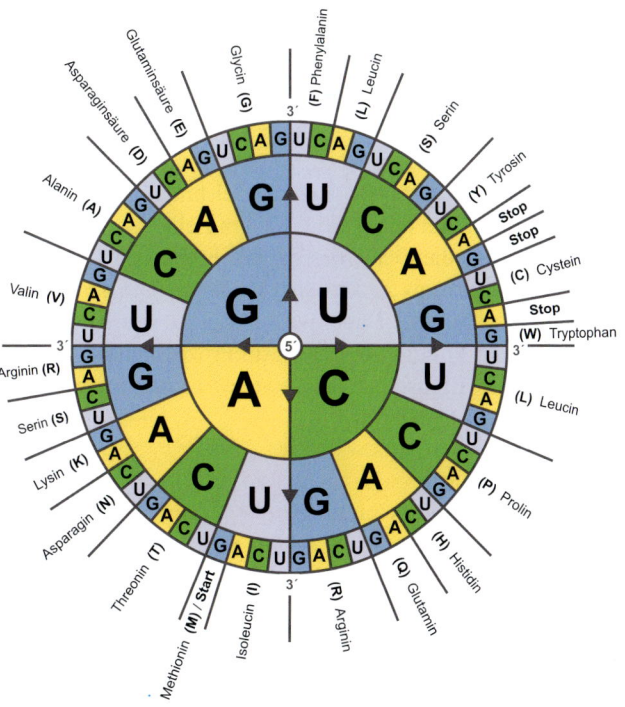

Tripletts verschlüsselt sein kann. Merke: Diese/r Gen-Code/ Code-Sonne ist universell gültig! Die erste Aminosäure ist immer Methionin, mit AUG als Code.

Wenn also beispielsweise die Aminosäure Glycin an der DNA codiert ist, so kann die Sequenz aus folgenden Tripletts bestehen: GGG, GGA, GGC, GGU.

Ein Gen besteht weiterhin aus Abschnitten, die als Introns und Exons bezeichnet werden. Die Exons sind diejenigen Abschnitte, die die relevante Geninformation beinhalten. Die Introns haben diese nicht, werden nach der Transkription hinausgeschnitten (siehe 1.1) und können als Puffer angesehen werden, um Mutationen zu verhindern. Der Anteil der Introns im Gen beträgt 95% (nur 5% stellen die Exons dar), also wäre es sehr viel wahrscheinlicher, dass eine Mutation solch ein Intron befällt. Eine Mutation in einem Abschnitt, der herausgespliced wird, richtet keinen Schaden an, also kann man Introns als Schutzmechanismen betrachten. Außerdem dienen sie der Kombination neuer Exonsequenzen, was die Evolution vorantreiben kann.

6.2 Vom Gen zum Merkmal

Die Proteinbiosynthese besteht aus 2 Abschnitten:

- Transkription

- Translation

Die Transkription findet im Zellkern statt. Dabei wird die DNA aufgetrennt und in RNA umgeschrieben, welche dann den Zellkern verlässt. Der Platzwechsel findet statt, weil die DNA zu groß ist, um durch die Poren im Zellkern zu gelangen und weil so nur die Gene, die gebraucht werden zur Translationsmaschinerie ins Zytoplasma gelangen. Die Translation passiert im Zellplasma. Dabei wird mit Hilfe von Ribosomen die RNA in ein Protein übersetzt. Am Prozess sind die DNA, mRNA, tRNA, Ribosomen und einige Enzyme (z. B. RNA-Polymerase, s. u.) beteiligt.

Die Transkription
Bei der Transkription (transkribere = abschreiben) wird die DNA in RNA umgeschrieben. Dieser Schritt passiert im Zellkern. Dabei wird die DNA Doppelhelix aufgetrennt, damit eine sogenannte RNA-Polymerase nun Schritt für Schritt eine Gensequenz vom **codogenen Strang** der DNA abzeichnen und auf diese Weise einen RNA-Strang herstellen kann. Es werden

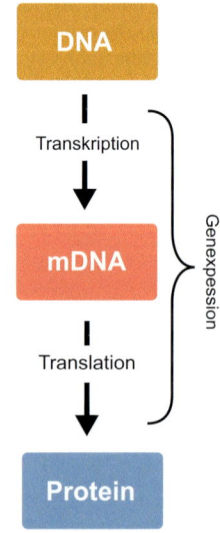

Abbildung 33
Die Schritte der Proteinbiosynthese

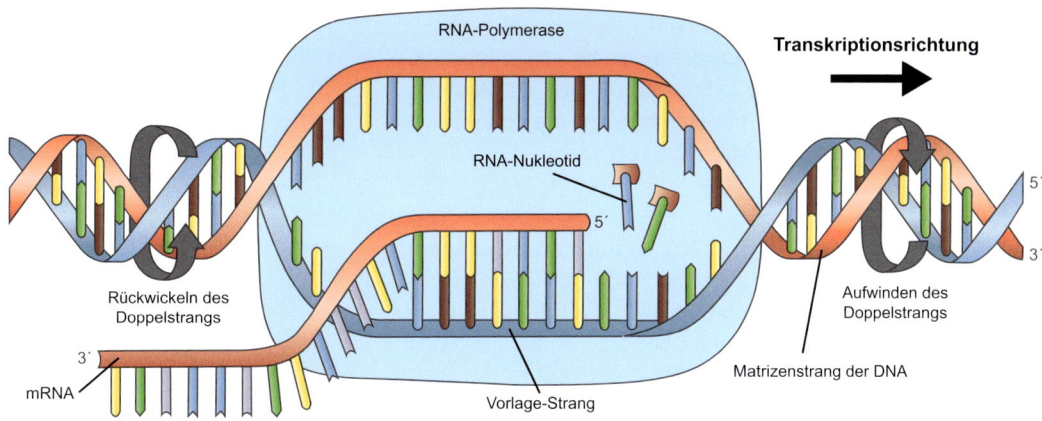

Abbildung 34 Transkription
Die RNA-Polymerase liest den codogenen Strang (unten) ab und baut einen komplementären RNA-Strang

Exon Intron Poly(A)-Schwanz

Cap

Splicing

Cap

Abbildung 35 Splicing
Herausschneiden der Intronsequenzen, sodass ein „Exon-Strang" übrig bleibt, Anfügen von Adeninnukleotiden (rechts) und einer Nukleotid-Kappe (links)

dabei die jeweils komplementären Basen verwendet. Die Polymerase liest in 3′-5′-Richtung und beginnt an einer Stelle der DNA, die eine bestimmte Erkennungssequenz hat. Diese Sequenz nennt man **Promotor** und sie fungiert als Startsignal für die Polymerase. Daraufhin wird ein RNA-Strang in 5'-3'-Richtung (gegenläufig zur Matrize) gebastelt bis die Polymerase zu einer Stelle kommt, die ihr vermittelt, dass hier das Gen endet. Diese Sequenz nennt man **Terminator**. Der RNA-Strang, der dabei entsteht heißt prä-mRNA (oder hn-RNA) und beinhaltet sowohl Exon- als auch Intron-Sequenzen. Da aber nur die Exons für die Proteinproduktion benötigt werden, werden die Introns herausgeschnitten. Diesen Vorgang nennt man „Splicing" und er gehört zu den posttrans-kriptionellen Modifikationen (s.u.). Erst wenn dies vollendet ist, redet man von der mRNA.Merke: „m" steht für „messenger" also „Bote". Der Name macht Sinn, da diese RNA als Überträger des Gen-Codes aus dem Zellkern ins Zellplasma fungiert. Wenn eine DNA-Sequenz beispielsweise vom 5'- bis zum 3'-Ende CAGTA beinhaltet, so wird ein RNAStrang vom 3'- zum 5'- Ende mit der Sequenz GUCAU hergestellt.
Posttranskriptionelle Modifikationen:

■ *Das Splicen* – Intronsequenzen werden entfernt

■ *Die Polyadenylierung*
  Ans 3′-Ende der prä-mRNA werden bis zu 200 Adeninnucleotide angehängt (auch Poly-A-Schwanz genannt); sie dient dem Schutz vor Abbau und als Stabilität

■ *Das Capping*
  Ans 5′-Ende der prä-mRNA wird eine Nucleotidsequenz angehängt, welches noch einen Methylrest erhält; als Signal zum Verlassen des Kerns und zum Schutz

Die Translation

Die Translation (*translare* = übersetzen) passiert im Zellplasma. Hierbei wird der genetische Code in Form von mRNA in ein Protein übersetzt. Für diesen Vorgang benötigt die Zelle einige Bestandteile, die hier kurz erklärt werden:

- *Ribosomen*
  Zellorganellen, an die sich tRNA und mRNA binden und somit miteinander interagieren können (siehe 2.4 Ribosomen).Sie bestehen aus einer großen und kleinen Untereinheit. Die kleine Untereinheit besitzt 3 Bindungsstellen für die tRNA („A", „P" und „E").

- *die tRNA*
  ein kleeblattförmiger RNA-Strang, ausgestattet mit einer Aminosäurebindungsstelle und einem sogenannten Anticodon. An die Bindungsstelle bindet sich die zum Anticodon passende Aminosäure. Merke: Für jede Aminosäure existiert eine eigene tRNA mit spezifischem Anticodon.

Die ganze Geschichte der Translation kann in drei Phasen eingeteilt werden:

1. Die Initialphase
2. Die Elongationsphase
3. Die Termination

- *Die Initialphase*
  Die mRNA kommt aus dem Zellkern und bindet an eine kleine Untereinheit der Ribosomen. Diese wandert den RNA-Strang entlang, bis sie das Start-Codon AUG gefunden hat. Gleichzeitig bindet die mit Methionin behaftete tRNA mit dem Anticodon CAU ans Start-Codon. Diese Verbindung zwischen tRNA und mRNA wird als „Initiationskomplex" bezeichnet.

- *Die Elongationsphase*
  Nun lagert sich auch die große Untereinheit an. Mittlerweile ist die „Methionin-tRNA" an der P-Bindungsstelle, sodass sich an der A-Bindungsstelle die nächste passende tRNA anlagern kann. Nun wird Methionin von der ersten tRNA abgespalten und an die Aminosäure der tRNA angehaftet, die an der A-Bindungsstelle ist. Diese hält nun ein Dipeptid (= 2 Proteine, die aneinanderhängen). Danach wandert der Komplex ein Triplett weiter, die Methionin-tRNA verlässt das Geschehen, die tRNA mit dem Dipeptid wandert zur P-Bindungsstelle und das nächste Codon folgt, woran sich wieder eine passende tRNA mit einer bestimmten Aminosäure bindet. Das Dipeptid wird

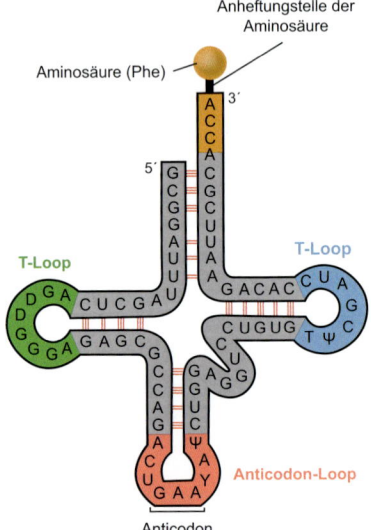

Abbildung 36 tRNA
Die Sequenz des Anticodons (unten) ist spezifisch für eine Aminosäure (oben), das Anticodon wird sich ans passende Codon an der mRNA anheften und die Aminosäure wird ins Protein eingebaut.

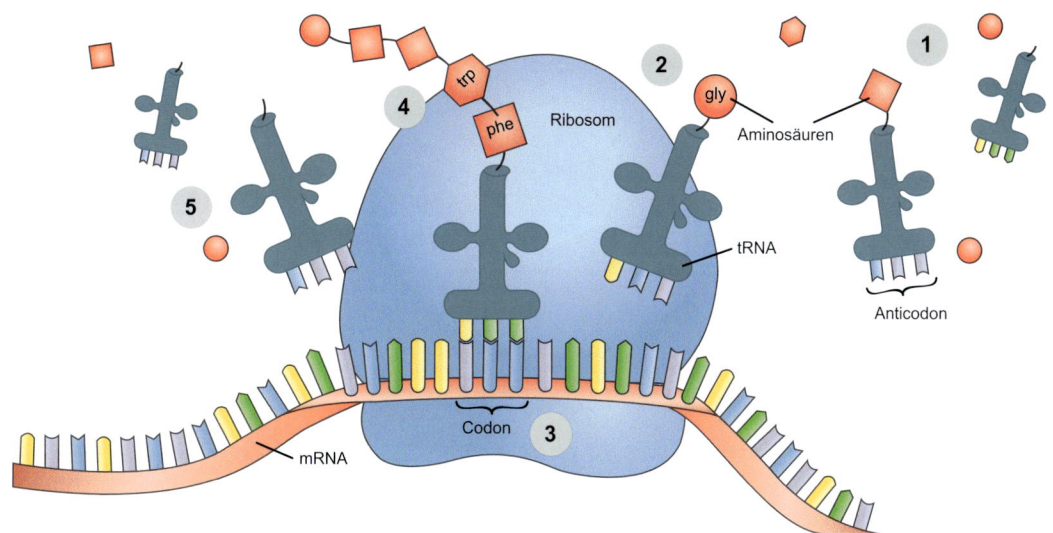

Abbildung 37 Translation
1 Die tRNA bindet an die passende Aminosäure
2 Die tRNA mit dazugehörender Aminosäure bereitet sich vor an das passende Codon anzudocken
3 Das Anticodon der tRNA dockt an das Codon der mRNA an und bindet sich so an die bereits bestehende Aminosäurenkette
4 Das Protein baut sich auf durch ständiges Anlagern weiterer Aminosäuren
5 Die bereits abgelesnen tRNAs entfernen sich wieder vom Ribosom

dann erneut an die Aminosäure der dritten tRNA an der A-Bindungsstelle gebunden – danach wandert der ganze Komplex wieder weiter und so geht es fort bis zum Stopp-Codon.

■ *Die Termination*
Irgendwann kommen die Ribosomen zum Stopp-Codon, für das es keine komplementäre tRNA mehr gibt. Daraufhin lösen sich die beiden Ribosomen wieder voneinander und der Komplex verschwindet.
Es entsteht also eine Kette von Aminosäuren, die aber noch einige Schritte vor sich hat, ehe sie zum fertigen Protein wird.
Diese Schritte beinhalten einige Strukturänderungen und Transformationen, die hier beschrieben werden sollen:

Die Primärstruktur
Die einfache Aminosäurenkette (auch Polypeptidkette), die wir eben schon genannt haben, liegt in dieser Form vor.

Die Sekundärstruktur
Sie wird durch Wasserstoffbrückenbindungen und hydrophobe Wechselwirkungen gebildet und welche Sekundärstruktur sich genau ausbildet, hängt von der Sequenz der Aminosäuren in der Primärstruktur ab. Es werden 2 regelmäßige Sekundärstrukturen unterschieden: a, die α-Helix und b, das β-Faltblatt.
Die α-Helix entsteht dadurch, dass die CO-Gruppe einer Aminosäure mit der NH-Gruppe der viertnächsten Aminosäure eine Wechselwirkung über Wasserstoffbrückenbindungen eingeht. Obwohl auch eine linksgängige Helix möglich

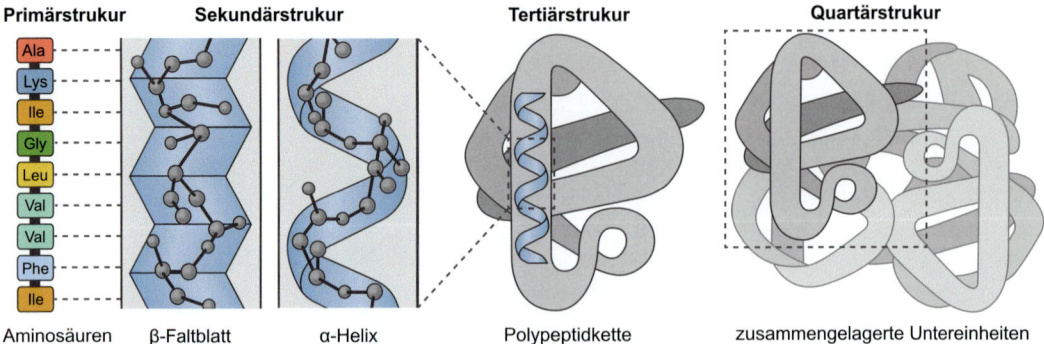

Primärstrukur **Sekundärstrukur**   **Tertiärstruktur**   **Quartärstruktur**

Aminosäuren   β-Faltblatt   α-Helix   Polypeptidkette   zusammengelagerte Untereinheiten

wäre, wird sie in den Proteinen unseres Körpers nur rechts-gängig gefunden. Beim β-Faltblatt lagern sich die Amino-säureketten nebeneinander an und sind über Wasserstoff-brückenbindungen den benachbarten CO- und NH-Gruppen verbunden. Es entsteht dadurch ein Zickzackmuster.

Die Tertiärstruktur

Wenn zwischen den Aminosäuren der Primär- oder Sekun-därstruktur Wechselwirkungen verschiedenster Art auftreten, so windet oder knäult sich die Kette, sodass ein scheinbar wirres Gebilde entsteht. Solche Wechselwirkungen können sein: Wasserstoff- oder Disulfidbrücken, elektrostatische Anziehungen, hydrophobe/hydrophile oder ionische Wech-selwirkungen oder Bildung von Chelatkomplexen.

Innerhalb einer Tertiärstruktur können Abschnitte mit α-Helix oder β-Faltblattstruktur auftreten, solche Abschnitte werden dann „Domäne" genannt.

Die Tertiärstruktur ist sehr stark vom Umgebungsmilieu abhängig. Sollten irgendwelche Veränderungen in der Umgebung auftreten, wie etwa eine Temperaturerhöhung, so werden die verschiedenen Bindungen gestört und das Protein denaturiert (z. B. beim Eierkochen).

Die Tertiärstruktur stellt bereits ein fertiges Protein dar, zur Vollständigkeit soll aber hier noch die Quartärstruktur beschrieben werden. Sie setzt sich aus mehreren Protein-verbindungen zusammen und dient als größere Funktions-einheit. Das Hämoglobin beispielsweise besteht aus 4 Proteinuntereinheiten und den Hämgruppen.

Der Vorgang der Translation findet im Zellplasma statt. Allerdings kann es sein, dass er im Plasma nur beginnt und sich dann in das endoplasmatische Reticulum verlagert. Proteine, die später aus der Zelle ausgeschieden werden (z. B. Peptidhormone) nehmen den Weg übers ER.

Abbildung 38 Proteinstrukturen
Die Aminosäurenkette transformiert nach der Translation. Es faltet sich zu einem Protein - erst dann kann es seine Funktion übernehmen. Es werden vier Strukturen unterschieden

Die wichtigsten Infos Die Proteinbiosynthese

– **Gen**: DNA-Sequenz

– Ein Gen bildet den Bauplan für ein Protein

– **DNA-Sequenz**: unterschiedliche Reihenfolge an Basen

– **Basen**: Adenin, Thymin; Guanin, Cytosin ; **Nucleotid**: Zucker + Phosphat + Base

– 1 Aminosäure wird durch 3 Basen (**Basentriplett**) codiert. Dieser Code ist universell gültig!

– Ein Gen besteht aus Exons und Introns; genetische Information beinhalten nur die Exons

– Das **Startcodon** ist immer **AUG** (Methionin)

– **Proteinbiosynthese**: Transkription (Zellkern), posttranskriptionelle Modifikation (Zellkern) Translation (Zellplasma)

– Am Prozess beteiligt: DNA, mRNA, tRNA, Ribosomen, einige Enzyme

– **Codogener Strang**: der Strang der DNA, der als Matrize für die Polymerase dient und von dem sie in 3'-5'-Richtung abschreibt

– Die Polymerase beginnt an der Initiationsstelle und endet beim Terminator

– RNA direkt nach Transkription = hn-RNA → posttranskriptionelle Modifikation → mRNA

– **Posttranskriptionelle Modifikationen**: Capping, Splicing, Polyadenylierung

– **Splicing**: Herausschneiden von Intronsequenzen

– mRNA wandert durch Poren im Zellkern ins Zellplasma

– An der Translation beteiligt sind die tRNA mit Aminosäuren, mRNA, Ribosomen

– **tRNA** beinhaltet Aminosäurebindestelle und Anticodon

– Nur eine zum Anticodon passende Aminosäure kann an die tRNA binden

– Die **Translation** gliedert sich in 3 Phasen: **Initial-, Elogations-** und **Terminalphase**

– **Initialphase**: mRNA bindet an Ribosom, Methionin-tRNA sucht das Start-Codon

– **Elongationsphase**: Weitere tRNA-Stränge mit ihren Aminosäuren kommen und bilden eine Aminosäurenkette (ausgehend vom Methionin)

– **Termination**: Für das Stopp-Codon gibt es kein passendes Anticodon → Ende der Translation

– **Translation** → 1. Weg: Zellplasma (Proteine, die ihre Funktion in der Zelle ausführen)
2. Weg: Zellplasma, danach ER (Proteine, die aus der Zelle sezerniert werden

– **Posttranslationale Modifikationen**: Primärstruktur → Sekundärstruktur → Tertiärstruktur

– **Primärstruktur**: Aminosäurenkette am Ende der Translation

– **Sekundärstruktur**: Ausbildung von α-Helix- oder β-Faltblatt-Strukturen

– **Tertärstruktur**: Protein ist jetzt ein wirres Knäuel; = „fertiges" Protein

– **Quartärstruktur**: Zusammenschluss von mehreren Proteinen in Tertiärstruktur (z. B. Hämoglobin)

– Wechselwirkungen, die die posttranslationale Modifikation ermöglichen: Wasserstoff- und Disulfidbrückenbindungen, hydrophile/hydrophobe Wechselwirkungen, elektrostatische Anziehung, Bildung von Chelatkomplexen

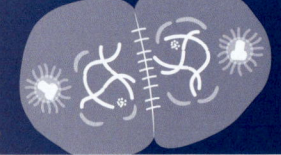

| Kapitel | 7 | **Der Zellzyklus** |

Cytokinese

Damit ein Organismus wachsen kann, müssen sich Zellen teilen und damit er überleben kann, muss die Zelle Proteine herstellen, um ihrem Stoffwechsel nachzukommen. Dies sind die wichtigsten Aufgaben einer Zelle und sie alle laufen in bestimmten Phasen ab – den Phasen des Zellzyklus.

Man teilt den Zyklus grob in 2 Phasen ein, die ihrerseits weiter unterteilt werden können in die Interphase und in die Zellteilung.

7.1 Die Interphase

Die Interphase ist die Phase zwischen zwei Zellteilungen (=Mitosen) und besteht wiederum aus der G1-Phase, der S-Phase und der G2-Phase. Sie macht außerdem den zeitlich größten Teil des Zyklus aus.
Im Mikroskop lässt sich hier das Heterochromatin gut darstellen und das Euchromatin liegt in lockerer Struktur vor (es ist dekondensiert).

Die G_1-Phase (postmitotische Phase)
Diese Phase stellt die Alltagsarbeit der Zelle dar. Hier wächst sie, stellt Proteine her (Proteinbiosynthese) und bereitet sich auf die bevorstehende S-Phase (S = Synthese, DNA-Synthese) vor. Dabei kommt es ganz auf die Art der Zelle/des Gewebes und die Umgebungsbedingungen an, welche Aufgaben genau vollzogen werden und wie lange diese Phase dauert. Die Mindestzeit beträgt bis zu 12h.

Die S-Phase
Wenn alle Vorbereitungen für die Zellteilung getroffen wurden, beginnt die S-Phase (Synthese-Phase) und die DNA wird für die bevorstehende Zellteilung verdoppelt (Siehe Punkt 5.3 DNA-Replikation). Diese Phase dauert ziemlich konstant 8h und läuft im Zellkern ab.

Zu Beginn enthalten die Chromosomen ein Chromatid, die Zelle ist damit diploid (2n). Nach der Verdopplung der DNA finden wir 2 Chromatiden pro Chromosom, die Menge an DNA hat sich verdoppelt (2n4c).

Abbildung 39 Der Zellzyklus
Die meiste Zeit befindet sich die Zelle
in der Interphase (G1, S und G2), in
der sie ihren spezifischen Aufgaben
nachgeht und sich auf die Teilung
vorbereitet. Die Mitose selbst dauert
nur kurz und am Ende sind 2 identische
Zellen entstanden, die wieder jeweils in
die G1-Phase treten.

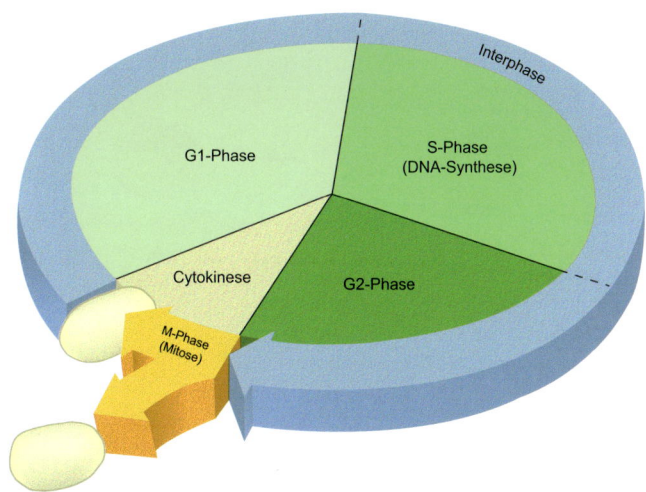

Die G_2-Phase

In dieser Phase wird die replizierte DNA noch auf Fehler überprüft. Sie dauert etwa 2-5h. Am Ende ist die Zelle bereit für
die Zellteilung, die Mitose. Die Zelle bereitet sich hier auf
die Mitose vor, indem sie z.B. ihre Zellkontakte löst und sich
damit abrundet.

Die G_0-Phase

Die G_0-Phase ist nicht wirklich Teil des Zellzyklus. Sie stellt
lediglich eine Ruhephase dar und betreibt nur den für die Zelle
wichtigen Stoffwechsel. Es werden also keine Vorbereitungen
zur Zellteilung mehr getroffen.
Eine Zelle im G_0-Stadium kann wieder in das G_1-Stadium
treten, wenn Bedarf besteht, allerdings gibt es auch hoch
differenzierte Zellen, bei denen das nicht mehr möglich ist
(z.B. Nervenzellen).

7.2 Die Mitose

Die Mitose stellt die Zellteilung von einer Zelle in zwei
Tochterzellen dar und dauert etwa 1h. Sie wird in 5 Abschnitte
eingeteilt. Diese sind die Prophase, die Prometaphase, die
Metaphase, die Anaphase und die Telophase. Sie werden durch
die Zytokinese beendet.

Zu Beginn ist der Zellkern noch mit seiner Membran gegenüber dem Zytoplasma abgegrenzt und um den Kern herum
liegen 2 Zentrosomen, die aus jeweils 2 Zentriolen bestehen
(siehe 2.9 Die Mikrotubuli).

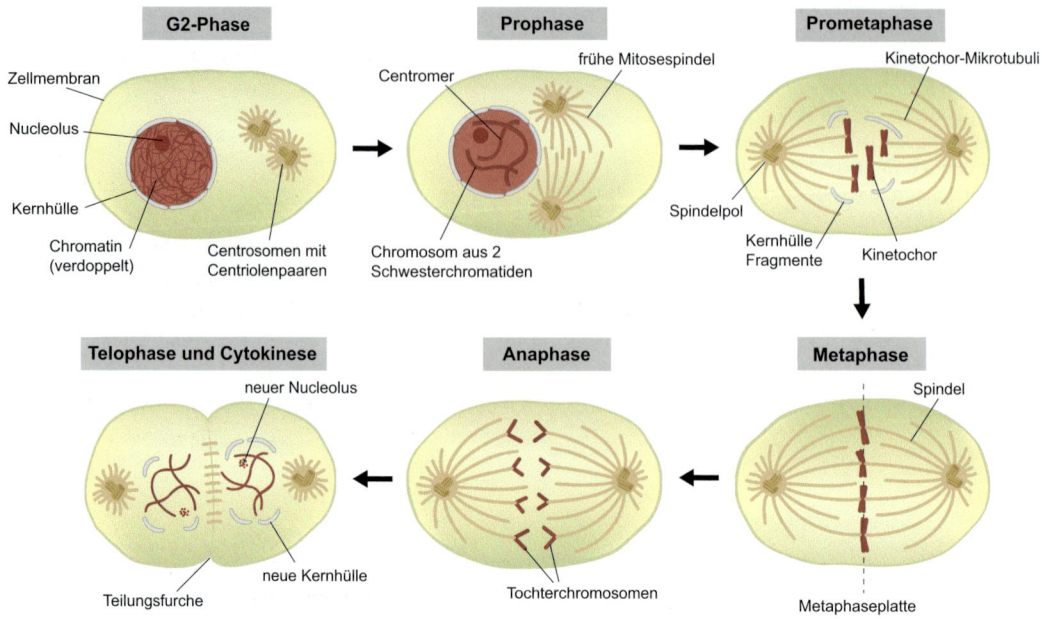

Die Prophase

Diese Phase steht am Beginn der Zellteilung. Das Chromatin verdichtet sich hier, man sagt „es kondensiert" und wird in die „Transportform" gebracht. Dabei wird im Mikroskop die typische Chromosomenstruktur sichtbar. Die Chromosomen bestehen jetzt aus 2 Chromatiden, die in der Mitte, dem **Zentromer**, verbunden sind. Außerhalb des Zellkerns wandern die Zentrosomen an die Zellpole und gleichzeitig bilden sich zwischen ihnen die Mikrotubuli aus (siehe 2.9 Mikrotubuli). Dabei wird die Teilungsrichtung bestimmt. Am Ende dieser Phase löst sich die Membran des Zellkerns auf. Das leitet den Übergang zur Metaphase ein.

Die Prometaphase

Hier beginnt der Zellkern sich aufzulösen. Dieser Vorgang ist notwendig, da ja das Genom sich normalerweise im Zellkern befindet und sich jetzt aber aufteilen muss. Des Weiteren bildet sich der sogenannte **Spindelapparat** aus. Das bedeutet, dass sich von den Zentrosomen, genauer gesagt von den Zentriolen, Spindelmikrotubuli (=Spindelfasern) in Richtung Mitte ausbreiten. Es muss an dieser Stelle zwischen zwei Arten von Spindelfasern unterschieden werden: 1. Die **Kinetochor-Mikrotubuli,** die an die Zentromere binden (s. u.), und 2. die **Pol-Mikrotubuli**, die von beiden Zentrosomen ausgehen und sich in der Äquatorialebene treffen. Der ganze Spindelapparat wird nun in seiner Gestalt **Mitosespindel** genannt.

Abbildung 40 Mitose

Das Genom hat sich verdoppelt und die Zelle rundet sich ab. Danach kondensiert das Chromatin, die Zentrosomen wandern an die Pole, der Zellkern hat sich aufgelöst und die Mitosespindel ist gebildet. Die Chromosomen sind in der Äquatorialebene, die Kinetochor-Mikrotubuli haben ans Zentromer gebunden, welches sich beginnt aufzulösen. Die Mikrotubuli ziehen die Chromatiden einerseits auf die jeweiligen Seiten, andererseits verlängern sich die Pol-Mikrotubuli, um die Zelle in die Länge zu ziehen. Die Chromosomen befinden sich an den Zellpolen, wo sich jetzt wieder ein Zellkern bildet, in dem das Genom dekondensiert, das Zentrosom verbleibt in der Nähe des Kerns und bildet Mikrotubulifilamente (Teil des Zytoskeletts) aus. Zum Abschluss bildet sich die Teilungsfurche, die schließlich die beiden Zellen voneinander trennt.

Die Metaphase

In dieser Phase bildet sich die Äquatorialebene. Dabei wandern die Chromosomen in die Zellmitte. Man kann sich das Geschehen wie einen Erdball vorstellen: Am Nord- und Südpol sitzen die Zentrosomen, von denen sich die Spindelfasern wie Meridiane zum Äquator ausbreiten, wo die Chromosomen sitzen. Die Mikrotubuli heften sich nun an sogenannte **Kinetochore**. Diese sind Strukturen aus DNA-Abschnitten und Proteinen, die sich an den Zentromeren der einzelnen Chromatiden gebildet haben. Am Ende stehen alle Chromatidenpaare auf gleicher Ebene.

Die Metaphase endet damit, dass sich die Zentromere lösen, sodass die beiden Chromatiden in entgegengesetzte Richtungen gezogen werden können.

Die Anaphase

Nach der Trennung der Zentromere können die Chromatiden als eigenständige Chromosomen betrachtet werden. Die Spindelfasern depolymerisieren und werden somit kürzer, sodass die Chromatiden in Richtung der Zellpole gezogen werden. Die Pol-Mikrotubuli verlängern sich hingegen. Dadurch werden die beiden Pole auseinander gedrückt. Am Ende dieser Phase ist die Zelle in die Länge gezogen und die Chromosomen befinden sich in der Nahe des jeweiligen Pols.

Die Telophase

Jetzt bilden sich an den Polen Zellkerne und die Chromosomen dekondensieren darin wieder. Dabei wird das Chromatin wieder gelockert, da es nur in diesem Zustand für die darauffolgende G1-Phase zu gebrauchen ist. Der Spindelapparat bildet sich zurück und die Zentrosomen verbleiben in der Nähe des Zellkerns.

Die Zytokinese

Die Zytokinese schließt die Zellteilung ab. Sie beginnt jedoch schon während der Telophase. Dabei werden die restlichen Zellorganellen, das Zytoskelett und die Bestandteile im Plasma auf die Tochterzellen verteilt. Dieser Vorgang wird „Furchung" genannt. Dabei bilden sich Aktin- und Myosinfilamente in der Höhe der Zellmembran, wo früher die Äquatorialebene war. Diese kontrahieren dann in Richtung Zentrum und es entsteht die **Teilungsfurche** um die Zelle herum. Diese wird immer enger, bis die beiden Plasmamembranen fusionieren. Damit sind zwei Zellen entstanden. Am Ende bilden sich vom Zentrosom Mikrotubulifilamente aus, die mit den anderen Bestandteilen das Zytoskelett in der Interphase bilden.

7.3 Kontrollpunkte im Zyklus

Damit eine eventuelle falsche DNA-Replikation oder sonstige Fehler in den Chromosomen nicht an die Tochterzellen weitergegeben werden können, hat die Natur gewisse Kontrollpunkte in den Zyklus eingebaut. Dabei wird untersucht, ob alles so passt, wie es sein soll, und erst dann geht der Zyklus weiter. Wenn das nicht der Fall ist, begeht die Zelle Apoptose. Das bedeutet, dass sie den programmierten Zelltod einleitet und "absichtlich" zugrunde geht.

G_1-Kontrollpunkt

Er findet am Ende der G_1-Phase statt. Nach dieser langen Phase ist die Wahrscheinlichkeit, im Gegensatz zu den anderen Phasen, am größten, dass es zu DNA-Schäden gekommen ist. Nur wenn alles in Ordnung ist, geht die Zelle in die anschließende S-Phase über. Sollte dem nicht so sein, geht sie ins G_0-Stadium.

G_2-Kontrollpunkt

Er steht am Ende der G_2-Phase und es wird hier verhindert, dass Fehler, die bei der DNA-Replikation gemacht wurden, an die Tochterzellen weitergegeben werden. Sollten sich Fehler eingeschlichen haben, werden sie, wenn möglich, repariert und erst dann geht der Zyklus weiter. Sollte eine Reparatur nicht mehr möglich sein, begeht die Zelle Selbstmord.

Metaphasenkontrollpunkt

Hier wird überprüft, ob alle Chromosomen und Chromatidenpaare richtig ausgerichtet sind und ob die Kinetochormikrotubuli an die richtigen Stellen greifen. Sollte dem nicht so sein, könnten zwei Schwesterchromatiden in dieselbe Richtung gezogen werden, und damit das nicht passiert, wird die Metaphase hier solange angehalten, bis die Fehler behoben wurden.

7.4 Mutationen

Von Mutationen spricht man, wenn sich die Nukleotidsequenz innerhalb eines Gens ändert. Das hat meistens zur Folge, dass das Protein, für das das Gen codiert, seiner Aufgabe nicht mehr richtig nachgehen kann oder eine andere Funktion erhält. Mutationen können wichtige Faktoren für die Evolution aller Lebewesen sein, sind also keinesfalls schlecht. Allerdings gibt es eben durch mutierte Gene nicht nur Vorteile, sondern auch Nachteile, wie beispielsweise Krebs. Vereinfacht gesagt kommt dabei eine Mutation in irgendeinem Gen auf, das die Zellteilung reguliert. Normalerweise hört eine Zelle aufgrund eines solchen Gens irgendwann auf sich zu teilen, bei Krebs ist dieses Gen funktionsuntüchtig. Diese Funktionsunfähigkeit von Genen bzw. Proteinen ist das Problem bei Mutationen, denn unser Körper kann nur funktionieren, wenn Proteine ihren Aufgaben regelrecht nachgehen. Man muss dabei zwischen **somatischen Mutationen** und **Keimzellmutationen** unterscheiden. Somatische Mutationen betreffen Körperzellen in einem Individuum. Dabei finden sich dann normale Zellen und mutierte Zellen nebeneinander – man spricht von einem **Mosaik**. Diese Art der Mutation kann nicht weitervererbt werden. Dahingegen betreffen Keimzellmutationen, wie ihr Name schon sagt, die Keimzellen (Ei- oder Samenzellen) und alle Zellen des Individuums, das aus diesen Keimzellen entsteht, enthalten die Mutation. Diese Mutation- en können von betroffenen Individuen weitervererbt werden, sofern eine Reproduktion möglich ist.

In den folgenden Punkten beschäftigen wir uns damit, welche Arten von Mutationen es gibt und wie sie entstehen können.

Auslöser für Mutationen

Viele Mutationen entstehen rein zufällig durch Fehler in der DNA-Replikation, die nicht repariert werden. Es gibt allerdings auch Faktoren, die die Wahrscheinlichkeit einer Mutation begünstigen, man nennt sie **Mutagene**. Beispiele dafür sind Strahlung (ionisierend, UV), chemische Substanzen oder ein Fehler bei der Zellteilung (fehlerhafte Bindung der Mitosespindel), aber auch starke Temperaturschwankungen.

Tabelle 5 Variation der Mutationen			
Name	**Genmutation**	**Chromosomenmutation**	**Genommutation**
Schema			
Unterkategorie	Punktmutation	Deletion Translokation Duplikation Inversion Insertion	Aneuploidie Euploidie
Beispiele	Sichelzellenanämie Rot-Grün-Sehschwäche	Eine Form der Leukämie (Philadelphia-Chromosom) Katzenschrei-Syndrom	Down Syndrom Turner Syndrom

Die Genom-Mutationen

Das normale Genom eines Menschen beinhaltet 22 Auto-somenpaare plus 2 Geschlechts-chromosomen (also 46 Chromosomen) und man spricht von Genom-Mutationen, wenn eine Zelle eben nicht 46, sondern beispielsweise 47 Chromosomen hat oder wenn eine Zelle einen mehrfachen Chromosomensatz besitzt (etwa 3 x 23 Chromosomen), wobei Letzteres durchaus normal sein kann (beispielsweise in Leberzellen). Eine Zelle mit einigen Chromosomen mehr oder weniger nennt man **aneuploid**, wobei hier zwischen einer **Trisomie** (Chromosom in 3facher Ausgabe) und einer **Monosomie** (Chromosom in einfacher Ausgabe) unterschieden wird; eine Zelle mit einem mehrfachen Chromosomensatz ist **polyploid**. Letzteres kann beispielsweise im Falle von Leberzellen durchaus normal sein. Die Ursache für eine Aneuploidie ist eine Fehlverteilung in der Meiose (siehe 8.1 Die Meiose). Dabei passiert es, dass die fertige Eizelle anstatt von jedem Chromosom ein Exemplar eben zwei oder kein Exemplar hat. Wenn sie sich mit einer normalen Samenzelle vereint, hat das Kind später von einem Chromosom eine Ausgabe zu viel oder zu wenig. Das berühmteste Beispiel hierfür ist die Trisomie 21, bei der das 21. Chromosom dreimal in jeder Zelle vorkommt.

Genom- und Chromosomenmutationen (Letztere, wenn sie groß genug sind) können im Karyogramm (Möglichkeit, Chromosomen darzustellen) gesehen werden. Gen-Mutationen sind dagegen nicht sichtbar.

Chromosomen-Mutationen

Hier passiert es, dass Chromosomen brechen und die Bruchenden fehlerhaft wieder „angenäht" werden, wodurch sich die Struktur des Chromosoms verändert. Das Ausmaß an Schäden, die diese Mutationen machen, reicht von völliger Symptomfreiheit bis hin zu Abbruch der Schwangerschaft aufgrund der enormen Schäden. Man unterscheidet mehrere Untergruppen:

- *Die Deletion*
  Bei der Deletion geht ein Chromosomenstück verloren. Wenn ein Chromosomenende abbricht und das Chromosom nicht wieder verbunden wird, kann es vorkommen, dass das gesamte Chromosom abgebaut wird. Wenn allerdings zwei Brüche innerhalb eines Chromosoms vorkommen, kann es passieren, dass das Mittelstück verloren geht und nur die Enden wieder aneinander gebaut werden (siehe Schema).
  Ein Beispiel für eine Krankheit, die auf einer Deletion beruht, wäre das Cri-du-chat Syndrom, bei dem ein Stück des Chromosoms 5 fehlt. Es hat seinen Namen daher, dass der Schrei der Kinder wie der einer Katze klingt.

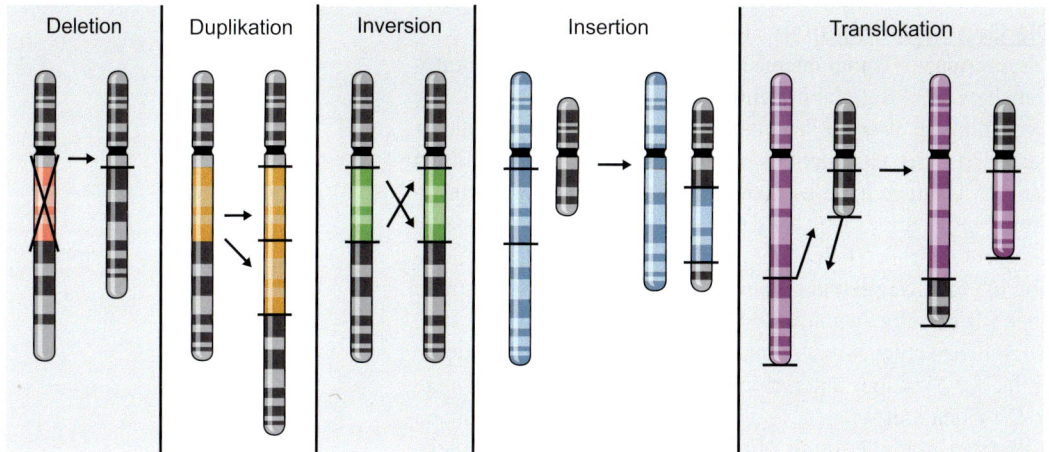

Abbildung 41
Chromosomen-Mutationen
Deletion - ein Abschnitt im Genom verschwindet; **Duplikation** - ein Abschnitt
im Genom ist in 2facher Ausführung
vorhanden; **Inversion** - ein Abschnitt im
Genom dreht sich um 180°; **Insertion**
- ein Abschnitt des Genoms wird aus
einem Chromosom herausgebrochen
und in ein anderes wieder eingefügt;
Translokation - zwei Chromosomen
tauschen Abschnitte aus

■ *Die Duplikation*
Hierbei ist es passiert, dass ein Genabschnitt auf einem
Chromosom zweimal hintereinander vorliegt. Zu solchen
Chromosomenmutationen kommt es, wenn es Probleme
beim Crossing-Over (siehe 8.1 Die 1. Reifeteilung) gibt oder
wenn der homologe Abschnitt vom zweiten Chromosom
hinüberwandert.
Diese Mutation muss nicht immer etwas Negatives sein. Ob
sie gut oder schlecht ist, hängt von den Genen, die nun in
doppelter Form vorliegen, ab.

■ *Die Inversion*
Hier ist es zuvor zu einem 2fachen Chromosomenbruch gekommen. Dabei wird das mittlere Bruchstück verkehrt herum eingebaut und so kommt es zur Inversion. Diese kann
sowohl das Zentromer betreffen, also auch außerhalb des
Zentromers auftreten.

■ *Die Insertion*
Während es bisher nur um einzelne oder homologe Chromosomen ging, betreffen diese und die folgende Mutation zwei nicht-homologe Chromosomen. Bei der Insertion
bricht ein Stück aus einem Chromosom heraus und dieses
Stück wird in ein anderes Chromosom wieder eingebaut.

■ *Die Translokation*
Dabei sind 2 Stücke aus verschiedenen, nicht-homologen
Chromosomen herausgebrochen und werden in weiterer
Folge vertauscht wieder eingebaut. Eine solche Mutation
kann eine akute lymphatische Leukämie auslösen.

Die Gen-Mutationen

Diese Arten von Mutationen betreffen punktuell ein bestimmtes Gen bzw. die Basenabfolge eines Gens. Dabei werden die Genprodukte, also die Proteine, in ihrer Aminosäurensequenz verändert, was zu einer fehlerhaften Proteinfunktion führen kann. Allerdings kann es vorkommen, dass es keinen Unterschied gibt, entweder weil die Veränderung der Aminosäure keinen sehr großen Effekt hat oder weil es zu einer Punktmutation in einem Triplett kam, bei der das Triplett nachher immer noch für dieselbe Aminosäure codiert (s.u.).

Auch hier werden wieder mehrere Unterarten unterschieden:

- *Die Punktmutation*

  Hierbei verändert sich nur eine Base im Gen. Beispielsweise wird Adenin durch Cytosin ersetzt. Dabei kann es zu einem völligen Proteinausfall kommen, etwa wenn statt einer Aminosäure ein Stopp-Codon codiert wird (statt UAU → UAA; UAU = Tyr, UAA = Stopp). Allerdings kann es auch vorkommen, dass es keinen Unterschied macht, etwa wenn sich GGC zu GGA ändert, denn beide codieren für Aminosäure Glycin.

  Ein Beispiel für eine Punktmutation ist die Sichelzellanämie. Dabei sind die Erythrozyten nicht so schön platt geformt, sondern haben eine Sichelform. Individuen, die diese Mutation haben, sind immun gegen Malaria (weshalb sich die Mutation durchgesetzt haben dürfte), allerdings haben sie auch Störungen in der Bluversorgung, was zu Organschäden führen kann, sowie einen Blutmangel, da die Zellen eine kürzere Lebensdauer haben.

- *Weitere Genmutationen*

  Die **Deletion** beschreibt eine Mutation bei der ein oder mehrere Nukleotide herausgelöscht werden. Bei der **Insertion** wird die Genfrequenz um eine oder mehrere Basen verlängert. Die **Duplikation** hier entspricht der Duplikation in den Chromosomen-Mutationen, allerdings geht es hier nur um die Verdoppelung eines Genabschnittes. Eine Duplikation im kleineren Stil also.

Abbildung 42 Punktmutation
Die Folgen der Punktmutationen auf einen Blick: Wenn die Aminosäure die gleiche bleibt, passiert nichts (silent), wenn die Aminosäure sich ändert, funktioniert das Protein fehlerhaft (missense), wenn anstatt einer Aminosäure ein Stopp-Codon auftritt, ist nur ein Teil des Proteins vorhanden und es ist daher meist funktionsunfähig (nonsense), wenn statt dem Stopp-Codon eine Aminosäure auftritt, wird weiterge-lesen bis zum nächsten Stopp-Codon, das Protein ist meist ebenso funktionsunfähig (readthrough).

Bei der Sichelzellanämie führt eine missense Mutation im b-Globin-Gen zu einem leicht veränderten Protein das bei geringer Sauerstoffsättigung zu einer Aggregation führt.

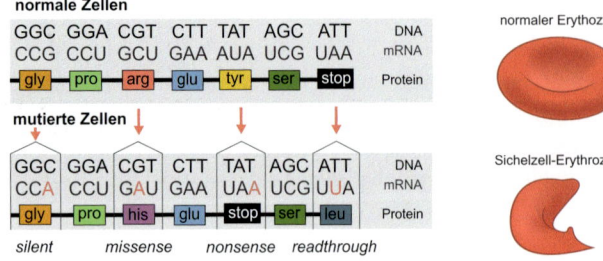

Die wichtigsten Infos Der Zellzyklus

– **Phasen des Zellzyklus**: Interphase, Mitose

– Die **Interphase** setzt sich zusammen aus: G1-Phase, S-Phase, G2-Phase

– **G1-Phase**: „Alltagsarbeit" der Zelle (Proteinbiosynthese), **S-Phase**: DNA-Replikation; am
  Ende liegt eine tetraploide Zelle vor, **G2-Phase**: Fehlerprüfung, **G0-Phase**: Es findet sich
  nur mehr ein Basisstoffwechsel der Zelle; eine solche Zelle bereitet sich nicht mehr auf eine
  Zellteilung vor

– **Mitose** = Zellteilung; setzt sich zusammen aus: Prophase, Metaphase, Anaphase, Telophase
  und Zytokinese

– **Prophase**: Chromatin kondensiert, Chromatiden am Zentrosom verbunden, Zentrosomen
  wandern an Zellpole, die Zellkernmembran löst sich auf, **Prometa-**, **Metaphase**: Ausbildung
  des Spindelapparats, Chromosomen an Äquatorialebene, Mikrotubuli binden an Kinetochre,
  Chromatiden trennen sich, **Anaphase**: Chromatiden werden zu den Zellpolen gezogen,
  Telophase: Chromosomen dekondensieren, Zellkerne bilden sich, **Zytokinese**: Abschluss der
  Zellteilung, Aufteilung von Organellen und Zytoskelettbestandteilen, Bildung der Teilungsfurche

– **Kontrollpunkte**: G1-Phase, G2-Phase, Metaphase

– **Mutation**: Funktionsänderung eines Proteins

– **Somatische Mutation**: Mutation in irgendeiner Körperzelle → Mosaik

– **Keimzellmutation**: gesamtes Individuum betroffen, dieses Individuum kann Mutation
  gegebenenfalls weitervererben

– **Mutagene**: Strahlung, chemische Substanzen, zufällige Fehler bei Zellteilung, starke
  Temperaturschwankungen

– **Genommutationen**: aneuploid (einzelne Chromosomen zu viel/zu wenig); polyploid
  (mehrfacher Chromosomensatz)

– **Aneuploidie**: Trisomie (ein Chromosom kommt dreimal vor); Monosomie (ein Chromosom
  kommt nur einmal vor), **Polyploidie**: Alle Chromosomen kommen beispielsweise dreimal vor;
  durchaus normal in Leberzellen

– **Chromosomen-Mutationen**: Chromosomen brechen; mehrere Gene betroffen

– **Deletion**: Ein Stück vom Chromosom geht verloren, **Duplikation**: Genabschnitt liegt
  doppelt vor, **Inversion**: Genabschnitt bricht heraus und wird verdreht wieder eingebaut,
  Insertion: Stück von einem Chromosom wird in ein anderes eingebaut, **Translokation**: Zwei
  nicht-homologe Chromosomen tauschen Chromosomenabschnitte aus

– **Gen-Mutationen**: Mutation innerhalb eines Gens

– **Punkt-Mutation**: Eine Base ist falsch, Folgen der Punkt-Mutation: kein Problem (← neues
  Codon codiert für gleiche Aminosäure); Totalausfall (← neues Codon ist ein Stopp-Codon
  mitten in Gensequenz)

– **Deletion im Gen**: Eine oder mehrere Basen fehlen, **Insertion**: Eine oder mehrere Basen sind
  zusätzlich eingebaut, **Duplikation**: Ein Genabschnitt kommt doppelt hintereinander vor

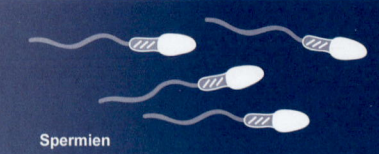

Spermien

Kapitel 8 — Die Reproduktion

Bevor wir uns in diesem Kapitel der Vererbung und den Mendel'schen Regeln widmen, wollen wir noch einen Blick auf die Produktion von haploiden Keimzellen aus diploiden Zellen werfen. Die Art der Zellteilung beinhaltet eine Reduktion des doppelten (diploiden) Chromosomensatzes auf einen einfachen (haploiden) Chromosomensatz. Sie kann in 2 Phasen (1. und 2. Reifeteilung) eingeteilt werden, die ihrerseits weitere Unterteilungen beinhalten. Aus einer diploiden Zelle werden dabei 4 haploide Zellen. Weiterhin werden dabei analoge DNA-Abschnitte zwischen homologen Chromosomen vertauscht. Das garantiert eine Rekombination des Genoms und ist der Grund, wieso wir uns alle voneinander unterscheiden und wieso es niemals 2 Menschen mit derselben DNA geben wird (von Zwillingen abgesehen).

8.1 Die Meiose

Alles beginnt wie bei der Mitose. Eine diploide Zelle durchläuft die S-Phase und beinhaltet an deren Ende 46 Chromosomen mit jeweils 2 Chromatiden, man schreibt 2n4C (n → Chromosomensatz; C → Chromatiden). In der ersten Reifeteilung entstehen 2 Zellen mit 1n2C, also haben sich die Chromosomen schon aufgeteilt, nur die Chromatiden pro Chromosom hängen noch zusammen. In der 2. Reifeteilung teilen sich auch die Chromatiden und es entstehen vier Zellen mit 1n1C. Diese Zellen können Samen oder Eizellen darstellen.

Die Phasen der Meiose sind ähnlich der der Mitose. Wir wollen sie nun unter die Lupe nehmen.

Die 1. Reifeteilung
Die Prophase ist die längste bei der Meiose und kann von mehreren Wochen (Samenzellen) bis hinzu Jahrzehnten (Eizellen) dauern. Sie lässt sich in weitere fünf Abschnitte unterteilen.
Leptotän (*leptos*=zart; *taenia*=Band): Die Chromosomen kondensieren und bereiten sich auf die Rekombination der DNA-Abschnitte vor. Damit dies ablaufen kann, entstehen kleine Doppelstrangbrüche in der DNA. Zygotän (Wortstamm „*zyg-*" = vereinen): Hierbei nähern sich die homologen

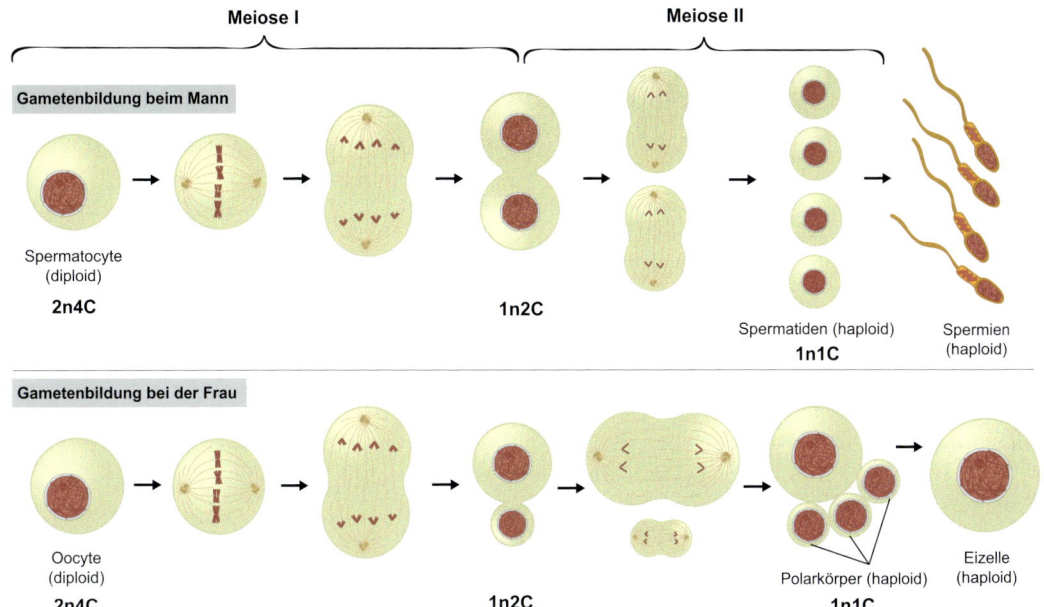

Meiose I   Meiose II

Gametenbildung beim Mann

Spermatocyte
(diploid)
2n4C

1n2C

Spermatiden (haploid)
1n1C

Spermien
(haploid)

Gametenbildung bei der Frau

Oocyte
(diploid)
2n4C

1n2C

Polarkörper (haploid)
1n1C

Eizelle
(haploid)

Abbildung 43 Meiose
Bildung von 4 haploiden Spermien aus
einem diploiden Spermatozyten (oben),
Bildung einer haploiden Eizelle (mit 3
haploiden Polkörperchen) aus einem
diploiden Oozyten (unten).
Die Ploidie (n) und die Chromatiden-
zahl (C) sind an der passenden Stelle
angeben.

Chromosomenpaare und legen sich so aneinander, dass die
analogen Genabschnitte benachbart sind. Damit sich diese
später austauschen können, muss eine leiterartige Struktur
zwischen den Chromosomen gebildet werden. Diese nennt
man **synaptonemalen Komplex**.

Pachytän (*pachys*=dick): Jetzt kommt es zur Rekombination
von DNA-Abschnitten. Diese nennt man das **Crossing-Over.**
Es liegen nun die beiden homologen Chromosomen mit ihren
Chromatiden dicht aneinander und sind durch den synaptonemalen Komplex verbunden. Jetzt werden die DNA-Doppel-
strangbrüche repariert und dabei kommt es zum Austausch von
analogen Segmenten zwischen den benachbarten Abschnitten
des Vater- und Mutter-Chromosoms (bzw. deren Chromatiden).
Das passiert in **immer** in **jedem** Chromosom an **mindestens**
einer Stelle.

Diplotän (*diploos*=doppelt): Die beiden Chromosomen lockern
sich wieder voneinander, allerdings sind sie an den Austausch-
stellen noch miteinander verbunden. Die Stellen nennt man
Chiasmata. Sonst sind nur noch die Schwesterchromatiden
am Zentromer miteinander verbunden

*Die weiblichen Keimzellen treten nach dieser Phase in ihr
Ruhestadium, das Dictyotän, ein.*

Diakinese: Diese Phase geht nahtlos in die Metaphase der
Teilung über. Es löst sich hier der Zellkern auf, die Zentrosomen wandern an die Pole und die Chromosomenpaare
wandern in die Äquatorialebene (wie wir es schon aus der

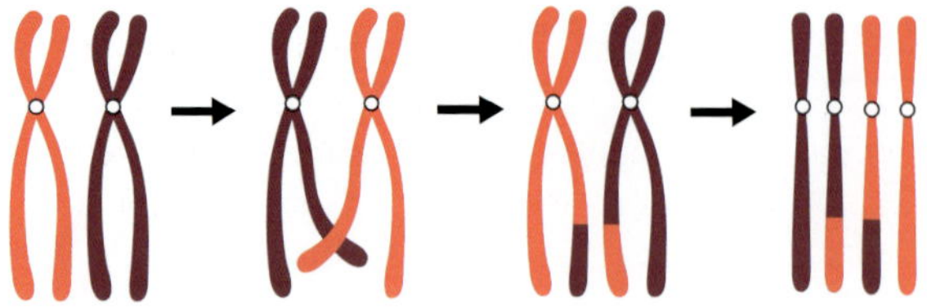

homologe
Chromosomen

crossing-over

Chromosomen nach
dem Austausch

Chromosomen in
vier Gameten

Abbildung 44 Crossing-over
homologe Chromosomen legen sich
aneinander und tauschen Genmaterial
aus.

Mitose kennen). Daraufhin bildet sich der Spindelapparat, der in diesem Fall **Meiose-Spindel** genannt wird. Im Gegensatz zur Mitose trennen sich hier nicht die Chromatiden, sondern die Chromosomenpaare. Deswegen müssen die Mikrotubuli von einer Seite an die Chromatiden des gleichen Chromosoms greifen (sonst würden ja die Schwesterchromatiden getrennt werden). Jetzt verschwinden die Chiasmata und die Chromosomen werden auf 2 Zellen aufgeteilt (welches Chromosom in welche Richtung wandert ist zufällig). Die Chromatiden sind zu diesem Zeitpunkt immer noch am Zentromer verbunden. Es folgen Anaphase und Telophase wie wir es aus der Mitose kennen.

Die 2. Reifeteilung
Jetzt liegen 2 Zellen mit einfachem Chromosomensatz vor und jedes dieser Chromosomen enthält zwei Chromatiden (1n2C). Was nun folgt gleicht einer mitotischen Teilung und ist nicht weiter kompliziert: Der Zellkern löst sich auf, der Spindelapparat baut sich auf, die Mikrotubuli greifen an die Kinetochore am Zentromer und teilen damit die beiden Schwesterchromatiden voneinander. Am Ende sind somit vier haploide Zellen mit 23 Chromosomen, aus einer diploiden Zelle entstanden.

8.2 Genetische Vielfalt

Hier ein kleiner mathematischer Exkurs, der beschreibt wieso wir alle einzigartige Individuen sind:

Wir haben Chromosomenpaare, die in der Anaphase zufällig in die eine oder andere Richtung wandern. Dadurch ergeben sich schon einmal 2^{23} Kombinationen. Jedes Chromosomenpaar bildet im Durchschnitt 3 Chiasmata, also ergeben sich pro Chromosom wiederum Kombinationsmöglichkeiten. Das ergibt 8, also rechnen wir 8^{23} Kombinationsmöglichkeiten.
Diese Rechnung beschreibt eine Keimzelle. Bei der Verschmelzung von zwei Keimzellen müssen wir die 8^{23} mit den zweiten 8^{23} Möglichkeiten multiplizieren. Das ergibt 8^{46}

Genomvarianten – also sehr sehr viele. Die Zahlen hier sind nicht wichtig, es soll nur dargestellt werden, dass aus einer Ei- und einer Samenzelle viel, viel mehr Möglichkeiten hervorgehen können, als es Menschen auf der Welt gibt.

8.3 Fehler in der Teilung

Wenn bei der Aufteilung der Chromosomen irgendetwas schiefläuft, also wenn zum Beispiel in der 2. Reifeteilung die Schwesterchromatiden in die gleiche Richtung gezogen werden, dann entstehen haploide Keimzellen, die entweder ein Chromosom zu viel oder zu wenig haben. Man nennt diese Art der Fehlverteilung „numerische Chromosomenmutation" oder Genom-Mutationen (Aneuploidie) (siehe 7.4. Die Genom-Mutationen).

Wenn nun ein Chromosom in einer ansonsten haploiden Zelle doppelt vorkommt und diese Zelle sich dann mit einer normalen Keimzelle vermischt, so kommt dieses Chromosom in der entstandenen diploiden Zelle dreimal vor (zweimal von der fehlerhaften haploiden Zelle, einmal von der normalen haploiden Zelle). Es ist somit eine **Trisomie** entstanden.

Wenn eine haploide Keimzelle, die ein Chromosom zu wenig hat, sich mit einer normalen Keimzelle vermischt, entsteht eine **Monosomie**.

Die meisten Chromosomenmutationen sind nicht lebensfähig und sterben schon vor der Geburt ab. Eine Ausnahme ist die bekannte Trisomie 21, bei der das 21. Chromosom dreifach vorkommt (siehe Schema).

Die Trisomie 21 (auch Down-Syndrom genannt) zeichnet sich durch eine geistige Retardierung, Herzfehler, Augenfalten am Unterlied oder eine Muskelschwäche aus. Individuen mit dieser Störung haben heutzutage aber keine schlechte Lebenserwartung mehr.

Abbildung 45 Fehler bei der Meiose
Es gibt 2 Möglichkeiten, wo Fehler in der meiotischen Teilung entstehen können. Einmal in der 1. Reifeteilung (links), einmal in der 2. Reifeteilung (rechts). Nur in letzterem Fall können noch normale Keimzellen entstehen. In beiden Fällen entstehen Zellen, die ein Chromosom zu viel oder zu wenig haben.

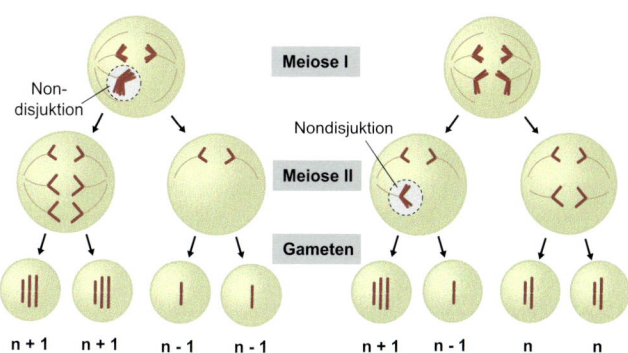

Non-disjunktion

Meiose I

Nondisjuktion

Meiose II

Gameten

n + 1   n + 1   n - 1   n - 1   n + 1   n - 1   n   n

8.4 Die Mendel´schen Regeln

Im 19. Jahrhundert hat der Augustinermönch Gregor Mendel die Mendel'schen Regeln aufgeschrieben. Dabei handelt es sich um Regeln, die beschreiben, wie ein Merkmal, etwa die Augenfarbe, von den Eltern an die Nachkommen weitervererbt wird. Sie bedienen sich dazu, unter anderem, an statistischen Gesetzen und sind bis heute eine wichtige Grundlage in der Genetik. Damit die Regeln auch gelten, muss es eine Spezies sein, die diploide Zellen und haploide Keimzellen aufweist, und das Merkmal darf nur von einem Genlocus abhängig sein. Multifaktorielle Merkmale, also Merkmale, deren Ausprägung von mehreren Genen abhängt, fallen daher nicht unter den Begriff der Mendel'schen Regeln. Gregor Mendel hat beobachtet, dass die Farbe von Erbsenblüten nach einem ganz bestimmten Muster weitervererbt wird und hat daraufhin gezielte Experimente gemacht, aus denen er drei Gesetze ableiten konnte (s. u.). Er hat die Pflanzen beobachtet und gesehen, dass das Merkmal „Blütenfarbe" nach einem Muster vererbt wird. Er nannte die 1. Generation die **Parenteralgeneration (P)**, worauf die 2. und 3. **Filialgenerationen (F1, F2)** folgen. Bevor wir uns nun seinen Regeln zuwenden, müssen noch einige Begriffe erklärt werden. Jedes Gen kommt zweimal in unseren Chromosomen vor (einmal am Mutter-Chromosom, einmal am Vater-Chromosom). Die beiden Loci nennt man **Allele**.

- *Homozygotie*
  Ein Organismus ist homozygot, wenn die Information eines Merkmals im Gen auf beiden Allelen dieselbe ist, Z.B. wenn die Information „blaue Augen" auf beiden Chromosomen vorhanden ist → der Organismus hat dann blaue Augen.

- *Heterozygotie*
  Ein Organismus ist heterozygot, wenn die Informationen eines Merkmals im Gen auf den Allelen unterschiedlich sind ist, z.B, wenn auf einem Allel die Information „blaue Augen" und am anderen Allel die Information „braune Augen" steht → der Organismus hat dann braune Augen, da „braun" dominant gegenüber „Blau" ist (s.u.).

- *Intermediärer Erbgang*
  Bei Heterozygotie steht keines der beiden Allele im Vordergrund. Im Falle einer Blütenfarbe würde das bedeuten, dass, wenn ein Allel „weiße Farbe" und das andere Allel „rote Farbe" beinhaltet, die Blüten rosa werden.

- *Dominant/rezessiver Erbgang*
  Bei Heterozygotie setzt sich ein Allel in seiner Merkmalsausprägung   durch, z.B: Blütenfarbe - ein Allel „weiße

Tipp

Zum besseren Verständnis nehmen wir hier an, dass die Augenfarbe nur von einem Gen abhängig ist, obwohl sie in der Realität von mehreren Genen gesteuert wird.

Farbe" und das andere Allel „rote Farbe" beinhaltet (bei weiß=rezessiv; rot=dominant), die Blüten rot werden.

■ *Genotyp* - beschreibt die Merkmale in den Allelen.

■ *Phänotyp* - beschreibt die Merkmale in ihrer Ausprägung.

Mendel hat nun von seinen Beobachtungen drei Gesetze ableiten können. Diese Gesetze sind die Mendel'schen Regeln und dienen der Medizin heute noch als Hilfsmittel bei Beratungen von Patienten, die beispielsweise an einer vererbbaren Erkrankung leiden, aber trotzdem Kinder bekommen wollen und nun wissen möchten, wie hoch das Vererbungsrisiko ist.

Uniformitätsgesetz

Bei einer homozygoten Elterngeneration P haben alle Individuen der Tochtergeneration F1 dieselbe Merkmalsausprägung, sie sind uniform.

■ *Dominant-rezessiver Erbgang*
Rot beschreibt hier die dominate Farbe, die Blüten der Tochtergeneration sind rot.

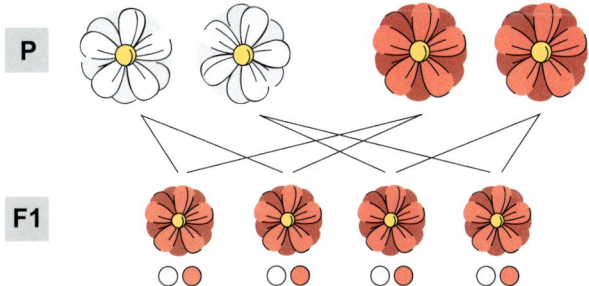

■ *Intermediärer Erbgang*
Beide Farben (Weiß und Rot) sind gleich stark ausgeprägt, die Blüten der Tochtergeneration sind rosa.

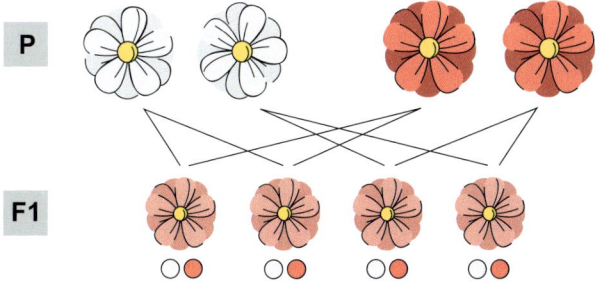

Spaltungsgesetz

Wenn die heterozygoten Individuen der F1-Generation untereinander gekreuzt werden, entsteht eine F2-Generation, in der sich die Merkmale nach statistischen Gesetzen in einem bestimmten Verhältnis zeigen.

- *Dominant-rezessiver Erbgang*

Das Verhältnis der Merkmale ist 3:1. Im Falle der Blütenfarben wäre das 3x rot : 1x weiß.

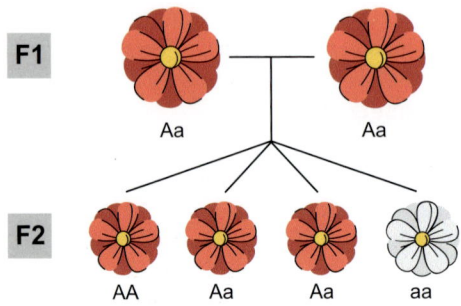

A = rot; a = weiß; Die rote Farbe A sei in diesem Fall ein dominantes Merkmal gegenüber a, also sind die 3 Blüten, die das A beinhalten, rot. Die weiße Blüte hat nur die Information „weiße Blütenfarbe".

- *Intermediärer Erbgang*

Das Verhältnis der Merkmale ist 1:2:1. Im Falle der Blütenfarben wäre das 1x weiß : 2x rosa : 1x rot.

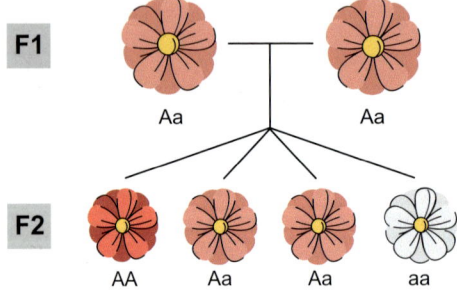

Linke, rote Blüte hat beide AA Allele; Rechte weiße Blüte hat beide aa Allele; Die beiden mittleren Blüten haben sowohl ein A als auch ein a und da keines dieser beiden Merkmale dominant ist, prägt sich die rosa Farbe aus.

Unabhängigkeitsgesetz

Wenn Individuen, die sich in mehr als einem Merkmal unterscheiden, gekreuzt werden, so wird jedes der Merkmale unabhängig von den anderen nach dem Spaltungsgesetz vererbt

Hierbei werden 2 Merkmale, die unabhängig voneinander vererbt werden im Verhältnis 9:3:3:1 weitergegeben. Diese Regel gilt für Gene, die auf unterschiedlichen Chromosomen oder auf denselben Chromosomen weit weg voneinander sitzen.

(Beispiel siehe S. 65)
Die F1-Generation ist uniform, die F2-Generation kann sich bei Kombination von 2 Katzen der F1-Generation wie auf der folgenden Seite gezeigt ist, zusammensetzen: 9 Katzen: braunes Fell, kurzer Schwanz; 3 Katzen: braunes Fell, langer Schwanz; 3 Katzen: graues Fell, kurzer Schwanz; 1 Katze: graues Fell, langer Schwanz

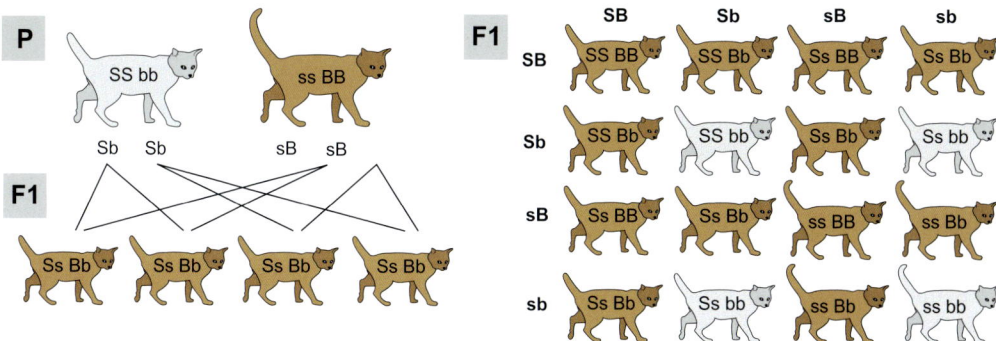

S = kurzer Schwanz, dominant; B = braune Farbe, dominant, s = langer Schwanz, rezessiv; b = graue Farbe, rezessiv

Gene, die nämlich eng beieinander sind, können durchs Crossing-Over teilweise nur gekoppelt vererbt werden.

8.5 Autosomaler Erbgang

Der autosomale Erbgang beschreibt einen Erbgang, der die Gene der Chromosomen 1-22 betrifft (also alle, außer den Geschlechtschromosomen). Dabei wird zwischen autosomal-dominant und autosomal-rezessiv unterschieden.

Beim autosomal dominanten Erbgang genügt bei den Nachkommen bereits ein Allel, damit es zu einem bestimmten Phänotyp kommt. Beim Beispiel der Erbkrankheiten müssen wir nun einige Fälle unterscheiden:

■ Beide Eltern sind homozygot betroffen: 100% der Nachkommen werden betroffen sein. Jedes der Kinder ist homozygot betroffen.

■ 1. Elternteil ist homozygot betroffen, 2. Elternteil ist heterozygot betroffen: 100% der Nachkommen werden betroffen sein. 50% der Kinder sind heterozygote Träger; 50% sind homozygote Träger.

■ Beide Elternteile sind heterozygot betroffen: 75% der Kinder sind betroffen. 25% sind homozygote Träger; 50% sind heterozygote Träger.

■ 1. Elternteil nicht betroffen, 2. Elternteil homozygot betroffen: 100% der Nachkommen werden betroffen sein. 100% sind heterozygote Träger.

■ 1. Elternteil nicht betroffen, 2. Elternteil heterozygot betroffen: 50% der Kinder werden betroffen sein. 50% sind heterozygote Träger.

Beim autosomal rezessiven Erbgang hingegen braucht das Individuum beide Allele mit dem Merkmal, damit es zur Ausprägung kommt.

- Beide Eltern sind homozygot betroffen: 100% der Nachkommen werden betroffen sein. Jedes der Kinder ist homozygot betroffen.

- 1. Elternteil ist homozygot betroffen, 2. Elternteil ist heterozygoter Träger: 50% der Kinder werden betroffen sein. 50% sind homozygote Träger, 50% heterozygote Träger.

- Beide Elternteile sind heterozygote Träger: 25% der Kinder werden betroffen sein. 25% sind nicht betroffen (d. h. haben keines der Allele, die das Merkmal beinhalten) 50% sind heterozygote Träger.

- 1. Elternteil nicht betroffen, 2. Elternteil homozygot betroffen: 0% der Kinder werden betroffen sein. 100% sind heterozygote Träger.

- 1. Elternteil nicht betroffen, 2. Elternteil heterozygoter Träger: 0% der Kinder werden betroffen sein. 50% sind heterozygote Träger.

8.6 Weitere Erbgangsformen

Es gibt noch den Xchromosomalen Erbgang und den mitochondrialen Erbgang zu erwähnen. Auch von ihnen ihnen gibt es wieder eine dominante und rezessive Komponente.

Beim Xchromosomal rezessiven Erbgang sind Mädchen nur erkrankt, wenn beide XChromosomen betroffen sind. Daher können sie, wenn nur ein X-Chromosom betroffen ist, auch nur Konduktoren sein ohne das Merkmal selbst aufzuweisen. Ein Konduktor ist ein Individuum, das eine Erbanlage hat, aber das Merkmal nicht ausprägt (im Falle eines rezessiven Merkmals). Männer sind hingegen immer betroffen, da sie ja nur ein XChromosom besitzen. Beim Xchromosomal dominanten Erbgang sind sind alle träger des betroffenen Gens krank, unabhängig von ihrem Geschlecht und der Rein- bzw. Mischerbigkeit.

Der mitochondriale Erbgang ist als besonders zu erwähnen, da die Mitochondrien nur von der Mutter vererbt werden. Ein betroffener Vater kann seine Krankheit also nicht an seine Kinder weitergeben.

Die wichtigsten Infos Der Zellzyklus

– **Meiose**: 1 diploide Zelle → 4 haploiden Keimzellen

– nach der S-Phase: 2n4C → 1n2C → 1n1C

– **2 Reifeteilungen**: 1. Reifeteilung, kann von Wochen (Samenzellen) bis zu Jahrzehnten (Eizellen) dauern; 2. Reifeteilung: ähnlich der Mitose, Teilung der Schwesterchromatiden

– **1. Reifeteilung** hat die gleichen Phasen wie Mitose (Pro-, Meta, Ana- und Telophase),

– Die Prophase der 1. Reifeteilung lässt sich unterteilen: Leptotän, Zygotän, Pachytän, Diplotän, Diakinese

– Im Zygotän bildet sich der **synaptonemale Komplex,** im Pachytän kommt es zum Crossing-Over, das Dictyotän ist eine spezielle Ruhephase der Oozyten und folgt dem Diplotän, der Diakinese folgt die Metaphase (sowie Ana- und Telophase)

– Unterschiede in der Metaphase zur Mitose: Trennung der Chromosomenpaare, Bildung von Meiose-Spindel

– Fehler in der meiotischen Teilung → Genom-Mutationen (**Aneuploidien**); Bsp.: Trisomie 21

– Die **Mendel'schen Regeln** sind Vererbungsregeln

– **3 Generationen**: Parentalgeneration (P), 1. und 2. Tochtergeneration (F1 und F2)

– **Allel**: Ausprägung eines bestimmten Gens; kommt auch am homologen Chromosom vor – wir haben von jedem Gen 2 Allele

– **Homozygotie**: Beide Allele führen zum gleichen Merkmal, **Heterozygotie**: Allele führen zu unterschiedlichen Merkmalen

– **Intermediärer Erbgang**: Beide Allele sind gleich stark

– **Dominant-rezessiver Erbgang**: Eines der beiden Allele ist stärker als das andere

– **Genotyp**: Merkmale in den Allelen

– **Phänotyp**: Merkmale in ihrer letztendlichen Ausprägung

– **Uniformitätsgesetz:** homozygote Eltern → uniforme F1-Generation

– **Spaltungsgesetz**: heterozygote F1-Generation → bestimmtes Verhältnis der Merkmale in der F2-Generation; intermediärer Erbgang: 1:2:1; dom.-rez. Erbgang: 3:1

– **Unabhängigkeitsgesetz**: Individuen, die sich in mehr als einem Merkmal unterscheiden vererben ihre Merkmale unabhängig voneinander nach dem Spaltungsgesetz; bei zwei Merkmalen → 9:3:3:1

– Der autosomale Erbgang betrifft die Chromosomen 1-22

– Man unterscheidet den **dominanten Erbgang** und den **rezessiven Erbgang**
    - dominant: 1 Allel reicht für Merkmal aus
    - rezessiv: Merkmalsausprägung braucht 2 Allele

– Weitere Erbgangsformen: X-chromosomal, mitochondrial

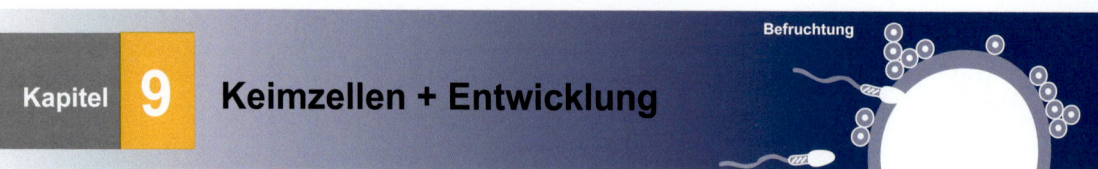

Kapitel 9 — Keimzellen + Entwicklung

9.1 Die Eizelle

Die Eizellen der Frau sind etwa 0,1mm große (mit freiem Auge sichtbar), haploide Zellen. Ihr Chromosomensatz kommt also durch Meiose zustande (siehe 8.1 Die Meiose). Sie reifen in den Eierstöcken (Ovarien) in sogenannten Follikeln heran. Der Großteil dieser Follikel verkümmert im Laufe der Entwicklung – es gibt zu Beginn bis zu mehrere Millionen davon, zum Zeitpunkt der Geburt sind es noch knapp 2 Millionen und bis zur Pubertät ist diese Zahl auf einige 100.000 geschrumpft, wovon ca. 500 letztendlich zum Eisprung kommen (siehe 12 Der weibliche Zyklus).

Entwicklung und Reifung der Eizelle
Die Geschichte beginnt schon beim Fetus in der Gebärmutter. Nachdem sich die Eierstöcke gebildet haben, teilen sich sogenannte Primordialkeimzellen. Das sind die Zellen, aus denen sich die spätere Eizelle entwickelt. Wenig später werden diese Zellen **Oogonien** genannt und vollziehen folgend die Meiose, bleiben allerdings in der Prophase der 1. Reifeteilung stehen. Man nennt dieses Stadium „Dictyotän" (siehe 8.1 Die Meiose) und zu diesem Zeitpunkt werden sie **primäre Oozyten** genannt. Diese Zellen beschlagnahmen dann aus ihrer Umgebung Epithelzellen, die daraufhin eine Schicht um die einzelnen primären Oozyten bilden. Diese Formationen sammeln sich dann in der Eierstockrinde an und man nennt sie **Primordialfollikel**. Bis zur Pubertät bleiben die primären Oozyten in ihren Follikeln im Ruhestadium. Erst wenn FSH zu Beginn der Pubertät ausgeschüttet wird, beginnen sich Primärfollikel zu bilden. Die Primärfollikel vollziehen zwei Entwicklungsstufen (zum Sekundär- bzw. Tertiärfollikel), bis eine davon letztendlich zum Graaf'schen Follikel wird (siehe 12.2 Die Follikelphase).Diese Entwicklung vollzieht sich innerhalb von 2 Wochen (FSH-Ausschüttung bis Eisprung).

Aufbau der Eizelle
Da die Eizelle 2 meiotische Reifeteilungen, die inäqual sind, vollzieht, besteht die Formation am Ende aus einer großen Eizelle mit dem (beinahe) gesamten Zytoplasma plus drei Polkörperchen (siehe Schema), die quasi nur aus Zellkern und genetischem Material bestehen und später degenerieren.

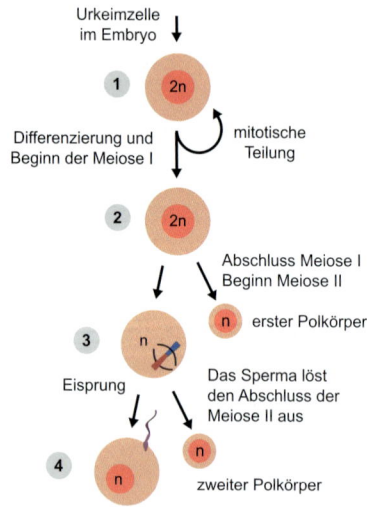

Urkeimzelle im Embryo

1 — 2n

mitotische Teilung

Differenzierung und Beginn der Meiose I

2 — 2n

Abschluss Meiose I Beginn Meiose II

n — erster Polkörper

3 — n — Eisprung

Das Sperma löst den Abschluss der Meiose II aus

4 — n — n — zweiter Polkörper

Abbildung 46 Entwicklung der Eizelle
Entwicklung einer haploiden Eizelle aus einer diploiden Oogonie

1 Oogomium
2 Oozyte 1
3 Oozyte 2
4 Eizelle

Abbildung 47 Die Eizelle
Nach außen hin durch die Zona pellucida geschützt, wird sie zusätzlich von zahlreichen Follikelzellen umgeben.

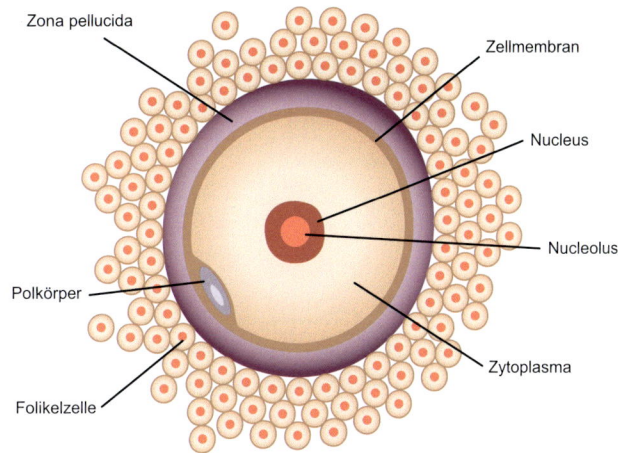

Die äußerste Schicht der Eizelle ist die sogenannte Zona pellucida. Sie besteht aus Epithelzellen die noch vom Graaf'schen Follikel stammen und die die Ernährung der Eizelle gewährleisten. Sie spielt auch eine wichtige Rolle bei der Verschmelzung des Spermiums mit der Eizelle (siehe 9.3.Die Befruchtung). Zwischen Zona pellucida und Zellmembran der Eizelle befinden sich die Polkörperchen. Im Inneren der Eizelle findet man viel Zytoplasma und den Zellkern mit haploidem Chromosomensatz.

9.2 Die Samenzelle

Entwicklung und Reifung der Samenzelle
Bis zur Pubertät werden die Vorläufer für die reifen Samenzellen, die sogenannten Spermatogonien, im Hoden angelegt. Diese entstehen, wie auch die Oogonien, aus Primordialkeimzellen. Männliche Individuen produzieren ihr ganzes Leben lang Spermien. Das funktioniert, indem eine Spermatogonie sich mitotisch teilt. Eine Zelle davon tritt in die Meiose ein und entwickelt sich später zur reifen Samenzelle, die andere Zelle bleibt als Spermatogonie, die sich wieder mitotisch teilen kann, zurück. So bleibt immer ein gewisser Pool an Spermatogonien übrig.
Die Reifung von Spermatogonien zu Samenzellen (Spermatozyten) erfolgt analog zur Reifung der Oozyten, allerdings passiert das erst ab der Pubertät. Die Spermatogonie tritt in die 1. Reifeteilung der Meiose ein und wird infolgedessen „primäre Spermatozyte" genannt. Wenn die Meiose vollzogen ist, wird die Zelle zur „sekundären Spermatozyte". Direkt danach folgt die 2. Reifeteilung, die eine „Spermatide" als Ergebnis hat. Das alles passiert im Epithel der Samenkanälchen des Hodens.

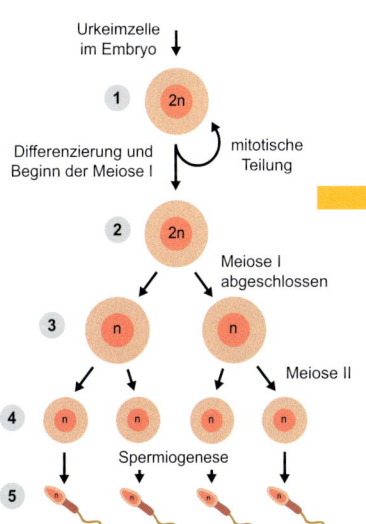

Abbildung 48
Entwicklung der Samenzelle
Entwicklung eines haploiden Spermiums aus einer diploiden Spermatogonie

1 Spermatogonie
2 Spermatocyte 1
3 Spermatocyte 2
4 frühe Spermatiden
5 Spermien (Spermatozoen)

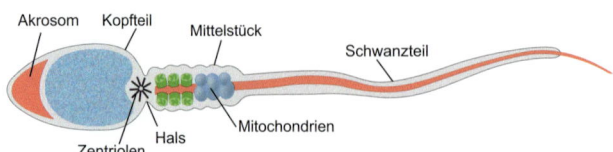

Abbildung 49 Sperma
Ein Spermium besitzt einen Kopf, ein
Mittelstück und einen Schwanz.

Die Spermatiden werden dann im Epithel noch ein wenig
modifiziert (Form wird verändert), bis sie sich durch die
Samenkanälchen auf den Weg zum Nebenhoden machen.
Dort erlangen sie ihre volle Mobilität und Befruchtbarkeit.

Aufbau der Samenzelle

Ein normales Spermium ist in 3 Abschnitte gegliedert: Kopf,
Mittelstück und Schwanz. Der Kopf beinhaltet an der Spitze
das „Akrosom" und im Zytoplasma den haploiden Chromosomensatz. Das Akrosom kann mit einer Kappe verglichen
werden und es trägt Protein in sich, die ihm erlauben die
Zona pellucida der Eizelle zu durchdringen. Das Mittelstück
ist voller Mitochondrien, die die Energie für die aktiven
Bewegungen bereitstellen. Der Schwanz, der einem Flagellum mit 9x2-Struktur an Mikrotubuli entspricht, ist für die
aktiven Vorwärtsbewegungen (z. B. gegen den Schlag des
Flimmerepithels im Eileiter) unerlässlich.

9.3 Die Befruchtung

Bei der Befruchtung verschmelzen Samenzelle und Eizelle.
Dadurch dass beide Zellen einen haploiden Chromosomensatz besitzen, entsteht eine neue diploide Zelle – die Zygote.

Die Eizelle wird irgendwann auf ihrem Weg durch den Eileiter
befruchtet. Sie braucht dafür etwa 8-12 Stunden. Zum Zeitpunkt des Eisprungs ist der Schleim im Gebärmutterhals
weniger dickflüssig, sodass die Spermien leichter hindurchwandern können.

Wenn sich die Samenzellen auf den Weg zur Eizelle machen,
so wissen sie in welche Richtung sie schwimmen müssen. Man
vermutet, dass die Eizelle dafür Lockstoffe aussendet. Die
schnellste Samenzelle kann nun die Eizelle befruchten. Dabei
muss sie die Zona pellucida durchdringen. Es kommt hier
durch den Kontakt zwischen Samenzelle und Zona pellucida
zur sogenannten **Akrosomenreaktion**. Das bedeutet, dass
die Enzyme im Akrosom ausgeschüttet werden und die Zona
pellucida dadurch aufgelöst wird. Jetzt ist die Samenzelle vor

Abbildung 50 Befruchtung
Ein Spermium bahnt sich seinen Weg in die Eizelle: Bindung an die Zona pellucida, was die Akrosomenreaktion auslöst (1 + 2), Enzyme von der Samenzelle lösen die Zona pellucida auf und es kann hindurchtreten (3), Ei- und Samenzellmembranen verschmelzen (4) und Zellkern und Geißel werden aufgenommen (5).

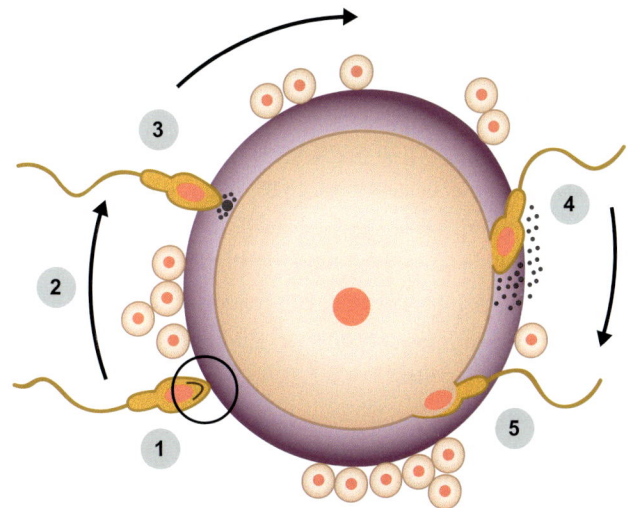

der Eizellmembran. Durch bestimmte Proteine an der Spermiumoberfläche, die auf Rezeptoren an der Membran binden, kann die Samenzelle jetzt mit der Eizelle verschmelzen. Dabei werden der Zellkern und die Geißel aufgenommen, nicht aber die Mitochondrien. Merke: Die Mitochondrien werden NUR mütterlicherseits vererbt, daher können genetische Erbkrankheiten, die die mitochondriale DNA betreffen, nur von der Mutter kommen. Damit keine weiteren Spermien eindringen können, wird die Zellmembran sofort polarisiert.

Sollte es doch passieren, spricht man von Polyploidien, also hat die Zygote zum Beispiel den 3-fachen Chromosomensatz. Solche Fälle werden (wenn überhaupt) mit schwersten Behinderungen geboren.

Die Eizelle hat ihre 2. Reifeteilung vor dem Eisprung begonnen und wieder arretiert. Wenn Samenzelle und Eizelle fusionierten, beendet die Eizelle die 2. Reifeteilung (siehe 12.2 Die Follikelphase). Damit bestehen erst einmal zwei Kerne mit jeweils haploiden Chromosomensätzen und einfachen Chromatiden. Dann verschmelzen die Zellkerne. Das Endergebnis ist eine diploide Zelle mit zwei Chromatiden pro Chromosom (siehe 8.1 Die Meiose).

Die wichtigsten Infos Die Keimzellen und ihre Entwicklung

– **Keimzellen** (Ei- und Samenzelle) sind haploide Zellen

– **Die Eizelle** entwickelt sich im Eierstock in Follikel

– Entwicklung beginnt schon im Fetus: Primordialkeimzellen → Oogonien → primäre Oozyte → Dictyotän (jetzt liegt sie ruhend bis zur Pubertät im Primordialfollikel vor)

– Eizelle vollzieht zwei inäquale Teilungen, was zu 3 Polkörperchen führt

– Die äußerste Schicht bildet die Zona pellucida (aus Epithelzellen), welche die Samenzelle durchdringen muss

– **Samenzellen** entwickeln sich im Hoden

– Primordialfollikel → Spermatogonien → Spermatozyten (dieser Schritt in Pubertät) → primärer Spermatozyt → sekundärer Spermatozyt → Spermatid

– Spermatiden wandern in Hoden, wo sie ihre volle Befruchtbarkeit und Motilität erlangen

– **Spermium**: Kopf (Akrosom, Zellkern), Mittelstück (Mitochondrien), Schwanz (Fortbewegung)

– Samenzelle + Eizelle = **Zygote**

– Bei Befruchtung durchdringt die Samenzelle die Zona pellucida mit Hilfe der Akrosomenreaktion

– **Akrosomenreaktion**: Enzyme im Akrosom lösen Zona pellucida auf

– Samenzelle bindet an Rezeptoren der Eizelle und verschmilzt mit ihr

– Eizelle nimmt Zellkern und Geißel auf, nicht aber Mitochondrien

– Erst nach der Verschmelzung beendet die Eizelle die 2. Reifeteilung

– Nach der Verschmelzung von 2 haploiden Zellen → 1 diploide Zelle

Die männlichen Geschlechtsorgane   **10** Kapitel

Die männlichen Geschlechtsorgane werden in die äußeren und inneren Geschlechtsorgane gegliedert. Zusätzlich findet man noch die akzessorischen Geschlechtsdrüsen. Zu den äußeren Organen zählen der Penis und der Hodensack. Zu den inneren Organen zählen die Hoden, die Nebenhoden und der Samenleiter. Es gibt einige kleine akzessorische Geschlechtsdrüsen, die hauptsächlich für die Produktion der Samenflüssigkeit verantwortlich sind. Eine große Drüse hier stellt die Prostata dar.

10.1 Die äußeren Geschlechtsorgane

Der Penis und der Hodensack
Als wichtige Strukturen am Penis sind die Eichel (an der Spitze) und die Vorhaut zu nennen. Außerdem ist er mit Schwellkörpern, die mit Bindegewebe und Hohlräumen durchsetzt sind, ausgestattet. Er umschließt die Harnröhre und dient ihr somit als Verlängerung. Der Penis beinhaltet die Harnröhre, durch die auch gleichzeitig das Ejakulat nach außen dringt. Der Schwellkörper besteht aus Hohlräumen, die sich bei der Erektion mit Blut füllen.

Der Hodensack befindet sich hinter dem Penis und hält die Hoden und den Samenleiter. Er dient der Stabilisation und als Temperaturschutz für Hoden und Samenleiter.

10.2 Die inneren Geschlechtsorgane

Der Hoden
Der Hoden ist zwar von außen zu sehen, er zählt aber zu den inneren Geschlechtsorganen, da er sich in der Bauchhöhle entwickelt und erst vor der Geburt nach unten wandert. Es ist ein paariges Organ und entspricht dem Eierstock der Frau.

Das Organ ist von einer Bindegewebskapsel umhüllt. Das Bindegewebe zieht strangförmig in den Hoden hinein und teilt ihn dabei in Septen, die jeweils 2-4 Samenkanälchen beinhalten. In diesen Septen befinden sich die Leydig-Zellen, die das Testosteron produzieren. Die Samenkanälchen besitzen ein Epithel, das aus den Keimzellen, die sich zu den Spermien

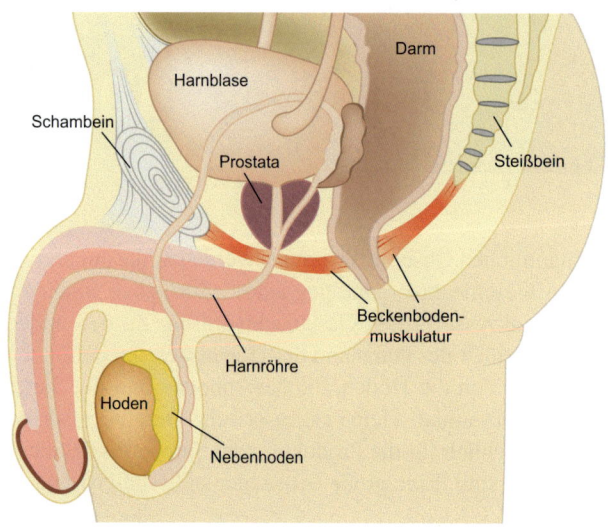

Abbildung 51
Männliche Geschlechtsorgane und die ableitenden Harnwege

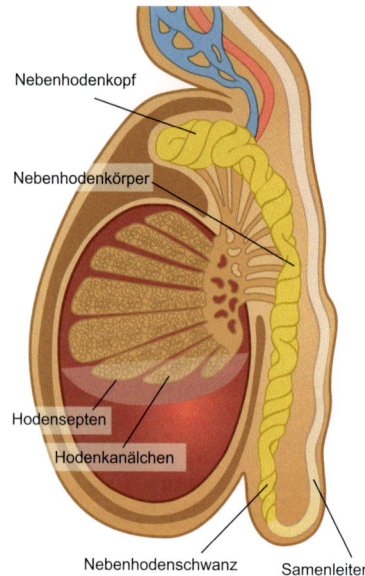

entwickeln, und aus Sertoli-Zellen besteht. Die Sertoli-Zellen stützen und ernähren hier die Keimzellen. Weiterhin bilden sie die Blut-Hoden-Schranke und unterstützen unter Testosteron- und FSH-Einfluss die Reifung der unreifen Samenzellen im Epithel.

Der Hoden dient der Testosteron- und Spermaproduktion. Für die Testosteronproduktion und -ausschüttung sind die Leydig-Zellen zuständig und der Vorgang wird durch LH aus der Hirnanhangdrüse (siehe 12 Der weibliche Zyklus) induziert. Das Testosteron ist dann indirekt über Sertoli-Zellen für die Spermatogenese zuständig. Weiterhin sorgt Testosteron für die Ausbildung des männlichen Phänotyps (Haarwachstum, breite Schultern, Muskelaufbau…) Die Spermatogenese wird in 9.2 Entwicklung und Reifung der Samenzellen näher erläutert.
Die unreifen Samenzellen vollziehen im Epithel der Samen-kanälchen also ihre Reifung. Wenn sie (fast) reif sind, werden sie ins Lumen abgegeben und wandern daraufhin in den Nebenhoden, in dem sie ihre Motilität erlangen und damit die vollständige Reife erreichen.

Abbildung 51 Hoden
Im Hoden werden die Samenzellen gebildet und reifen heran, ehe sie ihren Weg über die Hodenkanälchen in die Nebenhoden und durch den Samenleiter nehmen.

Tabelle 6 Hormone und ihre Funktionen und Herkunft		
Hormon	**Funktion**	**Herkunft**
FSH	wirkt auf Sertoli-Zellen → Unterstützung der Keimzellenreifung	Hirnanhangsdrüse
LH	wirkt auf Leydig-Zellen → Testosteronproduktion	Hirnanhangsdrüse
Testosteron	Entwicklung der männlcihen Phänotyps, wirkt auf Sertoli-Zellen → Entwicklung der Keimzellen	Leydig-Zellen

Tabelle 7 Zelltypen und ihre funktion und Lokalisation		
Zelltyp	**Funktion**	**Lokalisation**
Leydig-Zellen	Testosteronproduktion	Bindegewebssepten
Sertoli-Zellen	Unterstützung der Keimzellen, Ernährung, Stütze und Reifung	Samenkanälchen

Tipp

Merkspruch zur **Spermatogenese**:

LH → Leydig Zellen →
Testosteronproduktion

FSH→Sertoli Zellen →
Spermatogenese

LH (Hirnanhangsdrüse) → Testosteron (Leydig-Zellen) → Aktivierung der Sertoli-Zellen → Spermatozytenreifung (Epithel der Samenkanälchen)

Der Nebenhoden und die Samenleiter

Der Nebenhoden liegt dem Hoden an und lässt sich grob in 3 Abschnitte teilen (Kopf, Körper, Schwanz). Er ist am Kopfende mit dem Hoden verbunden und der Schwanz geht in dem Samenleiter über. In diesen münden danach noch einige Sekrete aus kleineren Drüsen, woraufhin der Kanal „Spritzkanälchen" genannt wird. Dieses Kanälchen verläuft innerhalb der Prostata und mündet noch hier in die Harnröhre. Achtung: Da wir 2 Hoden haben, gibt es von allen diesen Leitern und Kanälen zwei Stück, bis sie in die Harnröhre gelangen.

In Kopf und Körper des Nebenhodens reifen die Samenzellen zu den Spermien heran. Der Schwanz dient als Speicher und befördert außerdem die Spermien mit Muskelkontraktionen in den Samenleiter. Hier wird das Sperma mit Muskelkontraktionen weiter in die Harnröhre transportiert.

10.3 Die Prostata

Die Prostata, auf Deutsch Vorsteherdrüse, ist eine der akzessorischen Drüsen. Da die restlichen Drüsen hier zu sehr in Detail gehen würden, wird die Prostata als einzige Drüse behandelt.

Die Prostata liegt unterhalb der Harnblase, ist etwa kastaniengroß und ihre Ausführungsgänge münden in die Harnröhre. Sie umschließt die Harnröhre auf einer gewissen Länge, dadurch kann es bei einer krankhaften Vergrößerung der Prostata zu einem Harnstau kommen.

Die Prostata bildet ein Sekret für das Ejakulat. Dieses Sekret setzt einerseits den pH-Wert auf 6,4, was im sauren Milieu der Scheide von Vorteil für das Überleben der Spermien ist und andererseits ist im Sekret ein Anteil, das die Beweglichkeit der Spermien fördert. Sie trägt also, wie auch die anderen akzessorischen Drüsen, einen wichtigen Teil zur Samenflüssigkeit bei.

Die wichtigsten Infos Die männlichen Geschlechtsorgane

– Männliche Geschlechtsorgane bestehen aus den äußeren und den inneren Geschlechtsorganen und den akzessorischen Geschlechtsdrüsen

– **Der Penis** umschließt die Harnröhre und beinhaltet den Schwellkörper, der sich bei der Erektion mit Blut füllt

– **Der Hodensack** hält den Hoden und die Samenleiter und dient zur Stabilisation und zum Temperaturschutz

– **Der Hoden** ist paarig angelegt und entspricht den Eierstöcken; er dient der Testosteron- und Spermaproduktion

– Die wichtigsten Strukturen sind die **Septen** (Leydig-Zellen) und die **Samenkanälchen** (Keim- und Sertoli-Zellen)

– **Leydig-Zellen** produzieren Testosteron

– **Sertoli-Zellen** ernähren und unterstützen Keimzellen in ihrer Reifung und bilden die Blut-Hoden-Schranke

– **Testosteron**: Spermatozytenreifung, Entwicklung des männlichen Phänotyps

– LH → Leydig-Zelle → Testosteron → Sertoli-Zelle → Spermatozytenreifung

– Im Nebenhoden erlangen Samenzellen ihre vollständige Reife

– **Nebenhoden**: Kopf + Körper (Reifung der Spermatozyten zu Spermien), Schwanz (Speicher)

– **Weg der Spermien**: Nebenhoden → Samenleiter → Harnröhre

– In den Samenleiter münden Sekrete aus den akzessorischen Geschlechtsdrüsen

– **Prostata**: größte akzessorische Drüse; liegt unterhalb der Harnblase

– Die Ausführungsgänge der Prostata münden in die Harnröhre

– **Prostata-Sekret**: senkt pH-Wert des Ejakulats, fördert Beweglichkeit der Spermien

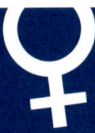

Die weiblichen Geschlechtsorgane 11 Kapitel

Die weiblichen Geschlechtsorgane dienen der Fortpflanzung und werden in innere und äußere Anteile gegliedert. Die inneren bestehen aus den Eierstöcken (Ovarien), der Gebärmutter (Uterus) mit dem Gebärmutterhals (Cervix) und der Scheide (Vagina). Die äußeren werden in ihrer Gesamtheit als „Vulva" bezeichnet und stellen die äußeren und inneren Schamlippen, den Scheidenvorhof und die Klitoris dar. Der Scheidenvorhof ist mit der Vagina verbunden, die den Übergang von den äußeren zu den inneren Geschlechtsorganen bildet.

Da die äußeren Geschlechtsorgane für den Aufnahmetest nicht von großer Relevanz sind, wollen wir uns gleich den inneren Organen widmen.

11.1 Die inneren Geschlechtsorgane

Die Aufgabe der inneren Organe beinhaltet weitgehend die Produktion, Befruchtung, Reifung und Entwicklung der Eizelle bzw. des Kindes.

Der Eierstock

Die Eierstöcke gehören zu den primären weiblichen Geschlechtsorganen, sind das weibliche Analogon zu den Hoden und paarig angelegt. Eine Bindegewebskapsel umhüllt das Organ, welches aus einer Rinde außen herum und einem inneren Mark besteht. Die Rinde beinhaltet die Follikel, in denen die Eizellen reifen (siehe 12.1 1. Menstruation). Die Gelbkörper, die verfallen, wenn die Eizelle nicht befruchtet wurde, vernarben. Deshalb sieht die Oberfläche des Eierstocks bei Frauen in der Menopause etwas uneben aus, wohingegen sie bei jungen Mädchen noch glatt ist. Das Mark besteht hauptsächlich aus Bindegewebe, Nerven, Blut- und Lymphgefäßen.

Die Hauptaufgaben der Eierstöcke sind erstens die Ausbildung von Eizellen bzw. deren Ausschüttung beim Eisprung und zweitens die Produktion von Hormonen (Östrogen, Progesteron). In jedem Zyklus reift genau eine Eizelle heran, die reif für den Eisprung ist. Diese Eizelle verbleibt bis zu diesem Zeitpunkt in ihrem Follikel, der sich „Graaf'scher Follikel" nennt (siehe

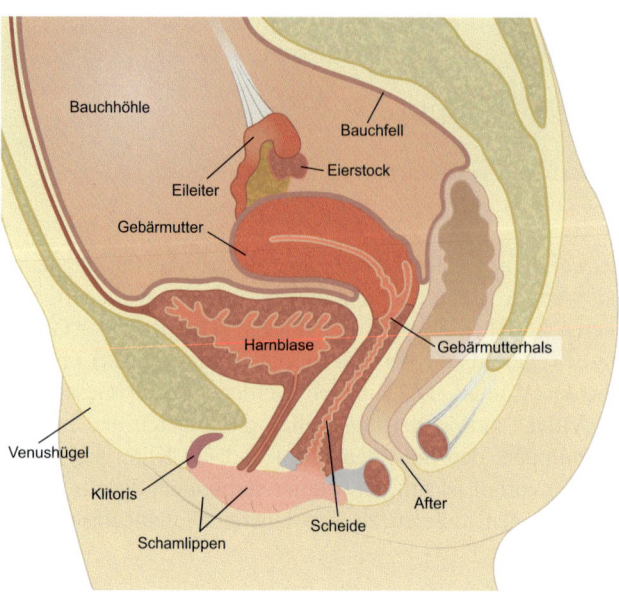

Abbildung 52
Weibliche Geschlechtsorgane
und ableitenden Harnwege

auch Punkt 9.1 Entwicklung und Reifung der Eizelle). Von den Epithelzellen der Follikel werden Hormone ausgeschüttet – bis zum Eisprung ist es das Östrogen. Nach dem Eisprung wandelt sich der Graaf'sche Follikel zum Gelbkörper und produziert Progesteron. Beim Eisprung bricht der Graaf'sche Follikel auf und die Eizelle wird in Richtung Eileiter herausgespült.

Der Eileiter

Der Eileiter ist ein Hohlorgan und verbindet den Eierstock mit der Gebärmutter. Hier wird die Eizelle in der Regel befruchtet.

An dem Ende des Eileiters, das zum Eierstock zeigt, befinden sich wimpernähnliche Ausläufer (= Fimbrien), die sich beim Eisprung an den Eierstock heften. Damit fangen sie die Eizelle auf und verhindern, dass sie in den Bauchraum verloren geht.

Innerhalb des Eileiters zeigt sich ein Flimmerepithel, das die Eizelle in Richtung Gebärmutter transportiert. Das wird noch durch die Muskelkontraktion der Eileiterwand unterstützt. Merke: Die Eizelle kann sich nicht selbst fortbewegen, daher braucht sie diese Unterstützung. Die Spermien müssen aber gegen den Strom schwimmen, um die Eizelle befruchten zu können, sie sind dafür mit der Geißel ausgestattet, die ihnen die Beweglichkeit liefert.

Die Gebärmutter

Die Gebärmutter ist ein Hohlorgan mit einem Durchmesser von ca. 5-10cm (Erwachsenenalter) und einer starken Muskulatur.

Abbildung 53
Gebärmutter und Anhänge
Die Verbindung zwischen den Eierstöcken und der Gebärmutter bildet
der Eileiter. Die Gebärmutter ist über
den Gebärmutterhals mit der Scheide
verbunden, während diese die Verbindung zwischen äußeren und inneren
Geschlechtsorganen darstellt.

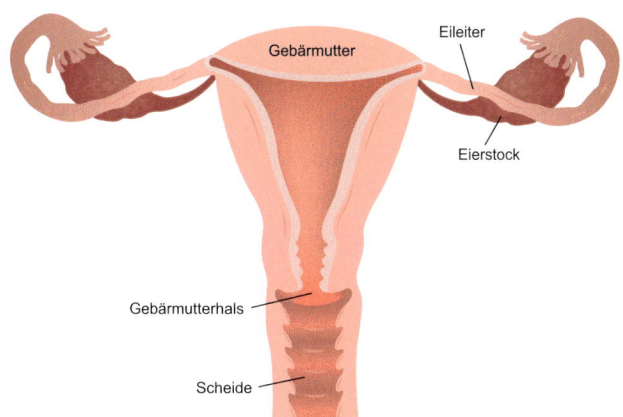

Diese ist wichtig beispielsweise bei den Geburtswehen. Rechts und links oben münden die Eileiter hinein. Nach unten setzt sie sich in den Gebärmutterhals und in weiterer Folge in die Scheide fort. Während einer Schwangerschaft dehnt sie sich sehr stark aus, sie kann dabei bis über den Bauchnabel reichen. Funktionell wichtig ist die Schleimhaut, die die innere Höhle auskleidet. Sie wird zyklusbedingt monatlich auf- und wieder abgebaut (siehe 12 Der weibliche Zyklus).

Die Gebärmutterhöhle bietet Platz für die befruchtete Eizelle bzw. in weiterer Folge für den Embryo/Fetus. Man nennt das Kind einen „Fetus" sobald die inneren Organe entwickelt sind, das passiert etwa in der 11. Schwangerschaftswoche.
Nach einer erfolgreichen Einnistung der Zygote wächst die Schleimhaut weiter und es wird die Plazenta gebildet. Sie versorgt das Kind über das mütterliche Blut mit Nährstoffen.

Die Scheide
Die Gebärmutter ist über den Gebärmutterhals mit der Scheide verbunden. Die Scheide bildet die Verbindung zu den äußeren Geschlechtsorganen und ist etwa 10cm lang. Ihre Schleimhaut hat ein saures Milieu, was zur Keimabtötung dient. Die Bauchhöhle hat über die Eileiter eine direkte, offene Verbindung nach außen, weshalb es theoretisch möglich wäre, dass Keime über die Scheide, die Gebärmutter und den Eileiter in die Bauchhöhle gelangen. Deswegen ist hier ein großer Schutz vonnöten.

Die wichtigsten Infos Die weiblichen Geschlechtsorgane

– Innere Geschlechtsorgane: **Eierstöcke**, **Gebärmutter**, **Scheide**

– Äußere Geschlechtsorgane (= **Vulva**): **Schamlippen**, **Scheidenvorhof**, **Klitoris**

– Aufgaben der inneren Organe: Produktion, Befruchtung, Reifung, Entwicklung der Eizelle/ des Kindes

– **Eierstöcke** sind das Analogon zu den Hoden; bestehen aus Rinde und Mark
  - **Rinde** → Follikel/Gelbkörper
  - **Mark** → Bindegewebe, Nerven, Gefäße

– Aufgaben der Eierstöcke: Ausbildung der Eizellen, Hormonproduktion
  - **Graaf'scher Follikel** → Östrogen
  - **Gelbkörper** → Progesteron

– Die **Eileiter** verbinden die Eierstöcke mit der Gebärmutter

– Flimmerepithel und Muskelkontraktionen im Eileiter sorgen für den Transport der Eizelle

– Die Eileiter münden oben von beiden Seiten in die Gebärmutter

– Die **Gebärmutter** kann sich in der Schwangerschaft stark ausdehnen und besitzt eine starke Wandmuskulatur; sie bietet den Platz für den Embryo/Fetus

– Die Schleimhaut baut sich monatlich auf und wieder ab

– Die Gebärmutter ist über den Gebärmutterhals mit der Scheide verbunden

– Die **Scheide** ist die Verbindung zwischen äußeren und inneren Geschlechtsorganen

– In der Scheide herrscht ein saures Milieu zur Keimabtötung

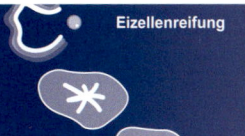

Eizellenreifung

Der weibliche Zyklus   **12** Kapitel

Unter dem weiblichen Zyklus versteht man die periodischen Veränderungen der Gebärmutterschleimhaut und die synchron verlaufende Heranreifung einer Eizelle im Ovar (Eierstock). Der normale weibliche Zyklus dauert zwischen 23 und 35 Tagen und wird hauptsächlich durch eine pulsatile Freisetzung bestimmter Hormone geregelt. Der Zyklus beginnt definitionsgemäß am 1. Tag der Regelblutung und lässt sich in 4 Phasen einteilen:

1. Follikelphase (auch Desquamations-/Proliferationsphase)

2. Eisprung

3. Lutealphase (auch Sekretions-/Gelbkörperphase)

4. Menstruation

Er reicht vom 1. Eisprung (= Menarche), bis zur letzten Menstruation (= Menopause).

12.1 Die 1. Menstruation

Die Anlagen für die Eizellen werden schon vor der Geburt gebildet. Dabei gehen sogenannte Primordialkeimzellen in Teilung. Sobald sie ihre Meiose vollziehen, werden diese Zellen Oogonien genannt. In weiterer Folge entwickeln sich diese zu den „primären Oozyten", die in ihrer 1. Reifeteilung stehen bleiben. Sie werden nun auch mit einer Epithelschicht überkleidet und diese Formation nennt sich „Primordialfollikel". Diese Follikel verweilen in dem Stadium bis zur Pubertät bis das follikelstimulierende Hormon, FSH, ausgeschüttet wird – und der Zyklus beginnt. Für eine genaue Erläuterung der Eizellreifung siehe Punkt 9.1 Die Eizelle.

12.2 Die Phasen des Zyklus

Die Follikelphase
Diese Phase ist gekennzeichnet durch einen Anstieg an FSH im Blut. Aber gehen wir erst einen Schritt zurück. Der Kreislauf

beginnt in einem Abschnitt im Zwischenhirn, dem Hypothalamus. Hier werden gonadotrope Releasing-Hormone ausgeschüttet, die auf die Hirnanhangdrüse (= Hypophyse) wirken. Dort induzieren sie die Ausschüttung von FSH, welches seine Wirkung am Ovar entfaltet, indem es die Reifung der Eizelle in Gang setzt.

Wir erinnern uns, dass die primäre Oozyte von Granulosazellen umgeben im Primordialfollikel im Dictyotän verweilt – und jetzt geht die Geschichte weiter. Angeregt durch FSH entwickeln sich nun mehrere (ca. 50) Primordialfollikel zu Primärfollikeln. Die Oozyte setzt die 1. Reifeteilung fort und wächst. Aus den Primärfollikeln werden folgend Sekundärfollikel und daraus letztendlich Tertiärfollikel, welche durch Teilung von Granulosazellen noch weiter wachsen.
Bis dahin hat die Eizelle die 1. Reifeteilung vollzogen, ist in die 2. Reifeteilung übergegangen und wird nun „sekundäre Oozyte" genannt. Merke: Diese Teilung ist inäqual! Das bedeutet, dass ein kleineres, zytoplasmaarmes Polkörperchen übrig bleibt.

Während dieses Prozesses verkümmern immer mehr Oozyten, sodass am Ende der Follikelphase nur ein Follikel mit einer sekundären Oozyte (arretiert in der Metaphase II) übrigbleibt. Dieser nennt sich Graaf'scher Follikel und ist derjenige, der zum Eisprung kommt.

Nun wollen wir einen Blick auf die Rolle der Hormone in dieser Phase werfen. FSH ist der Initiator dieser Phase und regt einerseits die Entwicklung der Eizelle an, andererseits sorgt es in den Granulosazellen für eine Freisetzung von Östrogen. Dieses Hormon baut die Uterusschleimhaut auf und fördert wiederum die Freisetzung von FSH (= positive Rückkopplung). Dadurch steigt der Östrogenspiegel weiter

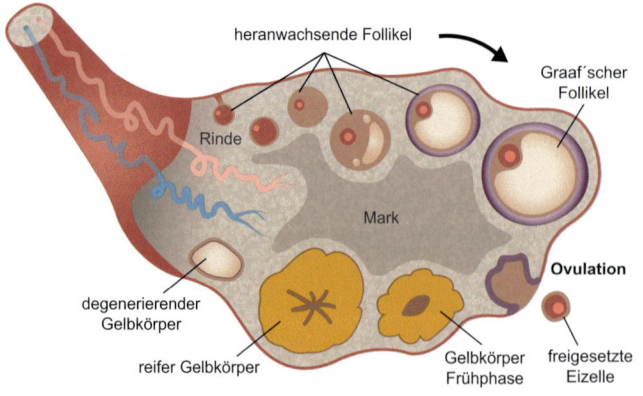

heranwachsende Follikel

Graaf'scher Follikel

Rinde

Mark

Ovulation

degenerierender Gelbkörper

reifer Gelbkörper

Gelbkörper Frühphase

freigesetzte Eizelle

Abbildung 54 Der Eierstock
Angeregt durch FSH werden aus den Primordialfollikeln Primärfollikel, die Granulosazellen vermehren sich und der Follikel wird zum Sekundär- und schließlich zum Tertiärfollikel (= Graaf'scher Follikel), die Eizelle im Graaf- Follikel entspringt beim Eisprung und der Follikel selbst wandelt sich zum Gelbkörper um und produziert Progesteron, bis er letztendlich narbig degeneriert (Corpus albicans).

bis er am Ende der 2. Zykluswoche seinen Höhepunkt erreicht hat, sodass er schließlich die Ausschüttung eines weiteren Hormons aus der Hirnanhangdrüse induziert – das luteinisierende Hormon, LH. Dieses ist letztendlich für den Eisprung verantwortlich.

Der Eisprung

Durch den massiven Anstieg an LH wird der Eisprung ausgelöst. Dabei reißt die Follikelwand und die Eizelle wird mithilfe der Follikelflüssigkeit in Richtung Eileiter geschwemmt. Dort sorgen Fransen an der Schleimhaut des Eileiters wie ein Trichter dafür, dass die Eizelle auch wirklich ihren Weg in den Eileiter findet und nicht verloren geht.

Hormonell gesehen ist hier ein Peak von LH prominent und es tritt ein Temperaturanstieg von einem halben Grad auf.

Die Lutealphase

Diese Phase ist in ihrer Dauer konstant. Das Ei hat den Follikel verlassen und wandert durch den Eileiter, wo es eventuell befruchtet wird.

Im Eierstock bleibt der leere Follikel übrig, der unter Einfluss von LH zum Gelbkörper (Corpus luteum) wird. Dieses Corpus luteum produziert daraufhin – auch unter dem Einfluss von LH – das Hormon Progesteron, welches die Uterusschleimhaut auf eine (eventuell) bevorstehende Einnistung der befruchteten

Abbildung 55 1-Monats Zyklus
Die Oozyten-Reifung in der ersten Hälfte und die Gelbkörperbildung und Rückbildung desselben in der 2. Hälfte. Zum Zeitpunkt des Eisprungs steigt die Körpertemperatur um ein halbes Grad, des Weiteren kann man einen LH- und FSH-Peak beobachten. Die Uterusschleimhaut wird bei der Menstruation abgestoßen und danach wieder kontinuierlich aufgebaut.

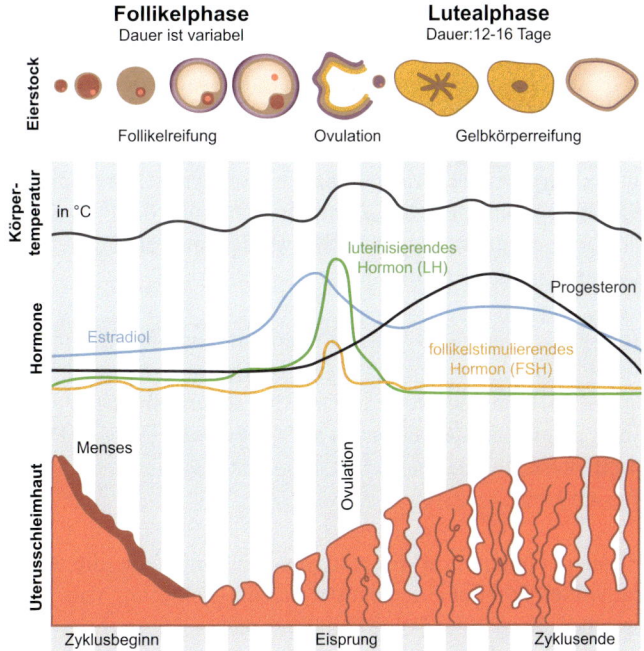

Eizelle vorbereitet (Ausbau der Gefäßversorgung, Bereitstellung von Nährstoffen). Weiterhin hemmt es die Releasing-Hormone, dadurch indirekt FSH und LH (damit sinkt auch der Östrogenspiegel), sodass es im Falle einer Befruchtung zu keinem weiteren Eisprung kommen kann.

Erste Option: *Es kam zur Befruchtung*

Wenn die Oozyte durch ein haploides Spermium befruchtet wurde, setzt sie erstmal ihre 2. Reifeteilung fort (die wurde ja in der Metaphase II arretiert). Dabei entsteht ein weiteres Polkörperchen und wenn dieses abgeschnürt wurde, verschmilzt das haploide Genom der Oozyte mit dem haploiden Genom des Spermiums und fertig ist eine diploide Zelle – die Zygote. Diese nistet sich, wenn sie im Uterus angelangt ist, in die Schleimhaut (die durch Östrogen und Progesteron soweit aufgebaut und vorbereitet wurde) ein und gibt ein Hormon (β-hCG, humanes Choriogonadotropin) ab, das ähnlich wie LH agiert und die Progesteronproduktion weiter anregt. So wird die Uterusschleimhaut nicht mehr abgestoßen.

Zweite Option: *Es kam nicht zur Befruchtung*

Wenn die Eizelle nicht befruchtet wurde, verkümmert der Gelbkörper. Dadurch fällt der Progesteronspiegel ab und durch diesen „Hormonentzug" verfällt die Uterusschleimhaut und wird in Form der Regelblutung abgestoßen.

Die Menstruation

In dieser Phase sind keine der genannten Hormone prominent vertreten. Es kommt hier zur Blutung, weil die Uterusschleimhaut abgetragen wird und dabei die Gefäße, die sie bis dahin versorgt haben, reißen. Jetzt, wo der Progesteronspiegel wieder abgesunken ist und damit die Hemmung der Releasing-Hormone wegfällt, beginnt FSH wieder zu steigen und der Zyklus beginnt von vorne.

Schwangerschaftstests funktionieren mit dem oben genannten β-hCG. Dieses Hormon ist zuerst im Blut und ein paar Tage später im Urin nachweisbar. Da Blut abzunehmen für einen Schwangerschaftstest etwas zu aufwändig wäre, gibt es Harnstreifentest, mit denen man die Konzentration jenes Hormons messen kann.

Hormonpräparate zur Empfängnisverhütung, wie die Antibabypille, funktionieren, indem sie die Sekretion von FSH hemmen. In weiterer Folge kommt es nicht zu einer Eireifung, bzw. wird der Eisprung verhindert.

Hormon	Funktion	Dominate Phase	Indikator
Tabelle 8 Hormone und ihre Funktion, dominante Phase und ihr Indikator			
FSH	Reifung der Oozyte, Proliferation der Granulosazellen	Follikelphase	Progesteronabfall, Releasing-Hormone, Östrogen
LH	Eisprung, Entwicklung des Gelbkörpers	Eisprung	HoherÖstrogenspiegel
Östrogen	Aufbau der Uterusschleimhaut	Follikelphase	FSH
Progesteron	Vorbereitung/Erhalt der Uterusschleimhaut für die Einnistung der Zygote	Luatealphase	LH

FSH und LH werden aus der Hirnanhangdrüse ausgeschieden, Östrogen aus den Epithelzellen der Follikel und Progesteron aus dem Gelbkörper.

Regelkreise:
Es gibt im Allgemeinen einen hormonellen Regelkreis im Körper, der in erster Instanz aus dem Hypothalamus besteht. Dieser kann 2 Hormone selbst in den Blutkreislauf sezernieren (siehe 14.2 Das Hormonsystem) oder die zweite Instanz, die Hirnanhangsdrüse, regulieren.

Die Hypophyse kann also durch den Hypothalamus beeinflusst werden. Sie schüttet dabei entweder Hormone aus, die ihre Wirkung direkt an den verschiedenen Zielorganen entfalten oder sie sezerniert Hormone, die an den Zielorganen für eine weitere Hormonproduktion sorgen. Im Falle des weiblichen Zyklus gibt es die folgenden Stufen:

1. Hypothalamus – gonadotrope Releasing-Hormone

2. Hirnanhangdrüse – FSH, LH

3. Zielorgan (Ovar) – Östrogen, Progesteron

Abbildung 56
Hormonelle Steuerung des Zyklus
FSH (follikelstimulierendes Hormon) lässt im Eierstock ein Ei (Follikel) reifen. Der Follikel produziert Östrogene. Hohe Östrogenkonzentrationen im Blut bewirken die Ausschüttung von LH (luteinisierendes Hormon). Stark erhöhte Konzentration von LH im Blut löst den Eisprung aus. Aus der Follikel-hülle entwickelt sich der Gelbkörper, der Progesteron in die Blutbahn abgibt. Progesteron bereitet die Gebärmut-terschleimhaut für die Aufnahme des befruch-teten Eis vor. Das Ei wandert durch den Eileiter zur Gebärmutter (bis zu fünf Tage).

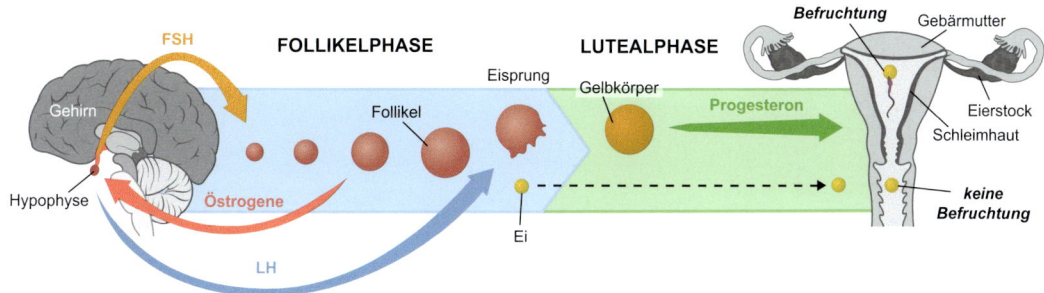

Die wichtigsten Infos Der weibliche Zyklus

– **Zyklus**: 1. Menstruation; 2. Follikelphase (Dauer variabel); 3. Eisprung; 4. Lutealphase (Dauer konstant)

– Primordialfollikel → Primärfollikel → Sekundärfollikel → Tertiärfollikel → Graaf'scher Follikel

– Es gibt pro Zyklus nur einen Graaf'schen Follikel und dieser geht in den Eisprung

– **FSH** (Hypophyse) fördert die Reifung des Follikels

– **Östrogen** (Ovar bzw. Follikel) führt am Ende der 2. Woche zur Ausschüttung von LH

– **LH** ist für den Eisprung und die Ausbildung des Gelbkörpers verantwortlich

– Der **Gelbkörper** produziert Progesteron

– **Progesteron** bereitet die Uterusschleimhaut auf die Einnistung vor

– Die **Eizelle** wird in der Regel im **Eileiter** befruchtet

– Eizelle befruchtet → Progesteronspiegel bleibt hoch, Uterusschleimhaut bleibt erhalten

– Eizelle nicht befruchtet → Gelbkörper wird abgebaut, Progesteronspiegel sinkt, Uterus schleimhaut wird abgestoßen

– Mittels **β-hCG im Urin** wird eine Schwangerschaft nachgewiesen

– Die Antibabypille verhindert die Eireifung/den Eisprung

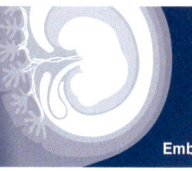

Von der Keimzelle zur Geburt 13 Kapitel

Embryo

In Kapitel „9. Keimzellen und ihre Entwicklung" haben wir die Verschmelzung von Samen- und Eizelle besprochen. Daran wollen wir nun anknüpfen.

▬ 13.1 Befruchtung und Einnistung

Alles beginnt bei der diploiden Zygote, die durch die Verschmelzung der haploiden Samen- und Eizelle entstanden ist. Diese Befruchtung findet im Eileiter statt.
Die diploide Zelle macht sich nun auf den Weg in Richtung Gebärmutter, wo sie sich in der Schleimhaut einnisten wird. Auf dem Weg bis dahin durchläuft sie mehrere Teilungen und wird in unterschiedliche Stadien geteilt. Am Anfang steht die Zygote.

Die Zygote
Die Eizelle hat nun die 2. Reifeteilung beendet und die 23 Chromosomen, die dadurch nun in der Zelle übrig geblieben sind befinden sich im sogenannten **mütterlichen Vorkern.** Der männliche Kern wird bei der Verschmelzung aufgelöst und erhält in der Eizelle einen neuen **väterlichen Vorkern**.

Abbildung 57 Blastozysten-Bildung
Die Blastozyste teilt sich weiter, bis ca. 16 Zellen entstanden sind → Morula. In der Morula entwickeln sich in weiterer Folge der Trophoblast und der Embryoblast, nach ein paar Tagen nistet sich das Gebilde, das nun Blastozyste genannt wird, in die Gebärmutterschleimhaut ein.

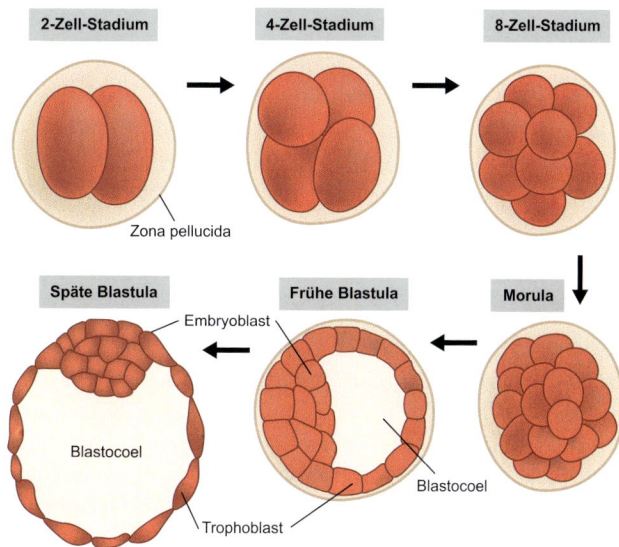

Zuerst verdoppelt sich die DNA der beiden 23 Chromosomen. Danach folgt eine normale Mitose. Die beiden Zellkerne
lösen sich auf, die Zentrosomen (von der Samenzelle mitge-
bracht) wandern an die Zellpole, die Chromosomen wandern
an die Äquatorialebene usw. bis 2 diploide Zelle entstanden
sind. Diese Zellen nennt man **Blastomere** und sie sind **totipotent**. Das bedeutet, dass sie sich in jede beliebige Zelle
entwickeln können. Die Blastomere durchlaufen weitere mitotische Teilungen auf ihrem Weg durch den Eileiter bis sie das
so genannte **Morula-Stadium** erreicht haben. Dieses zeichnet
sich dadurch aus, dass sich die Zellen bereits soweit differenziert haben, dass nicht mehr jede Zelle sich beliebig differenzieren kann, sie sind daher nur mehr **pluripotent**.

Die Morula
Jetzt hat der Zellhaufen das „Maulbeer"-Stadium erreicht und
es liegen ca. 16 Zellen vor. In diesem Stadium entwickeln sich
2 Zelltypen (Trophoblast und Embryoblast). Der Embryoblast besteht aus den Zellen, aus denen sich der Embryo selbst
entwickelt. Der Trophoblast wird sich zur Verbindung zwischen Embryo/Fetus und Mutter entwickeln und für die Blutversorgung und Ernährung des Kindes sorgen.
Zwischen diesen beiden Zelltypen bildet sich nun ein flüssigkeitsgefüllter Hohlraum und damit entsteht die **Blastozyste**.

Die Blastozyste
Mittlerweile sind ca. 4 Tage vergangen und der Zellhaufen
befindet sich nun am Eingang zur Gebärmutter. Am 6. Tag
bildet der Trophoblast die erste Verbindung zur Gebärmutterschleimhaut und später zum mütterlichen Blut. In den nächsten
Tagen wird das Gebilde vollständig in die Gebärmutterschleimhaut aufgenommen.
Nun ist das Gebilde aus Embryoblast und Trophoblast in
die Gebärmutterschleimhaut aufgenommen worden und entwickelt sich dort weiter. Der Trophoblast baut weiter an der
Kommunikation zwischen Mutter und Embryo, was aber noch
viel interessanter ist, ist die Entwicklung des Embryoblasten.
Dieser teilt sich hier in weitere zwei Zelltypen und wird zur
zweischichtigen Keimscheibe. Diese besteht aus **Hypoblast**
und **Epiblast**.

In der 3. Woche bildet der Hypoblast zusammen mit dem
Trophoblasten die Plazenta mit der Nabelschnur. Aus dem
Epiblasten gehen zu diesem Zeitpunkt die drei **Keimblätter**
hervor: **Ektoderm**, **Mesoderm** und **Entoderm**. Aus ihnen
entwickeln sich alle Gewebearten und Organe in unserem
Körper. Was davon zu welcher Gewebeart wird sei in Tabelle
9 zusammengefasst.

Tabelle 9 Derivate der Keimblätter	
Entoderm	Verdauungstrakt, Leber, Pankreas, Schilddrüse, Thymus, Atmungstrakt, Harnblase, Harnröhre
Mesoderm	Knochen, Skelettmuskulatur, Bindegewebe, glatte Muskulatur der Eingeweide, Herz, Blutgefäße, Blutkörperchen, Milz, Lymühknoten, Lymphgefäße, Nebennierenrinde, Nieren, Keimdrüsen, innere Geschlechtsorgane, Mikroglia
Ektoderm	Haut, Nervensystem, Sinnesorgane

*Diese Tabelle wird beim Aufnahmetest nicht in dieser Genauigkeit geprüft, sie soll lediglich einen kurzen Überblick geben.

Die Urkeimzellen, aus denen die späteren Keimzellen werden, stammen allerdings nicht von einem dieser drei Keimblätter ab. Sie stammen direkt vom Epiblasten.

Weitere nennenswerte Strukturen des Embryos

Der flüssigkeitsgefüllte Hohlraum, den wir vorhin angesprochen haben, wird zur sogenannten **Chorionhöhle** und ist von der äußeren Eihaut ausgekleidet. Die äußere Eihaut, auch Zottenhaut genannt, enstammt den Zellen an der äußeren Wand der Blastozyste. Damit der Epiblast seine Verbindung zum Trophoblasten behält, bildet sich der sogenannte **Haftstiel** aus, der das Grundgerüst für die Nabelschnur darstellt.

Die **Amnionhöhle** ist von der inneren Eihaut ausgekleidet, die von Zellen des Epiblasten gebildet wird, und ist mit

Abbildung 58
Der Weg der Zygote durch den Eileiter zur Gebärmutterschleimhaut
Die Zygote teilt sich fortwährend und wird zur Blastomere, Morula und Blastozyste. Letztere besteht aus Thropho- und Embryoblast und nistet sich ein.

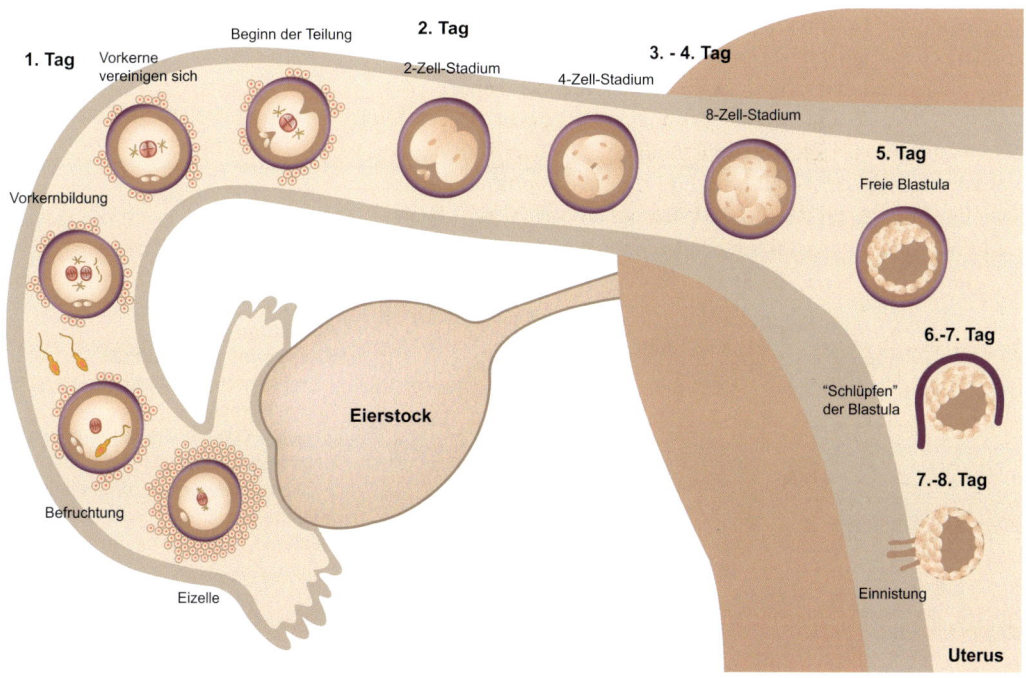

Fruchtwasser gefüllt, in dem sich der Embryo/Fetus entwickelt. Die Verschmelzung von äußerer und innerer Eihaut wird zur Fruchtblase.

Nabelschnur und Plazenta

Die Nabelschnur verbindet den Embryo/Fetus (über die Plazenta) mit der Mutter und bietet einen Blutkreislauf zwischen beiden, damit das Kind mit Sauerstoff und Nährstoffen versorgt werden kann und umgekehrt Abfallstoffe (wie etwa Kohlendioxid) abtransportiert werden können. Sie beinhaltet 2 Arterien, die Abfallprodukte vom Kind weg transportieren und eine Vene, die das Kind mit Nährstoffen versorgt (also umgekehrt als wir es kennen, weil es aus der Sicht der Mutter beschrieben wird).

Die Plazenta wird aus dem Trophoblasten, teils aus dem Hypoblasten und aus der Gebärmutterschleimhaut nach der Einnistung der Blastozyste gebildet.

Neben der Versorgung des Kindes übernimmt die Plazenta auch hormonelle Aufgaben (Bildung von β-hCG und ab dem 4. Monat Progesteron) sowie die Unterstützung des Immunsystems der Mutter. Es gibt weiterhin das Immunglobulin E (siehe 14.2 Die Antikörper), das durch die Plazentaschranke durchwandern kann. Es bietet dem Embryo/Fetus somit als Einziges eine Art Immunsystem, was wichtig ist, weil das Kind ja selbst noch keines hat.

Eine weitere Funktion/Struktur der Plazenta ist die Plazentaschranke. Sie verhindert den direkten Austausch zwischen mütterlichem und kindlichem Blut. Dieser Austausch erfolgt also anders und zwar durch Diffusion, aktiven Transport usw.

Wenn mütterliches Blut mit dem kindlichen Blut in Verbindung kommt (was bei der Geburt der Fall ist), ist das normalerweise ungefährlich, es sei denn die Mutter ist Rhesusfaktor negativ und das Kind Rhesusfaktor positiv. Das mütterliche Immun-

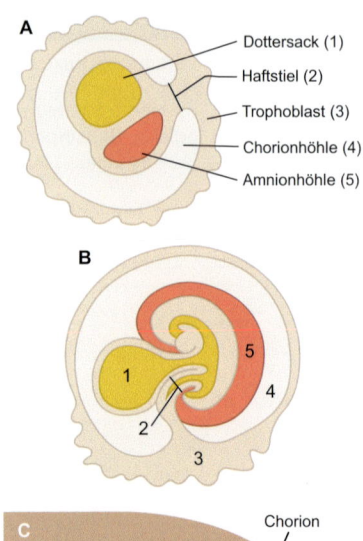

A
- Dottersack (1)
- Haftstiel (2)
- Trophoblast (3)
- Chorionhöhle (4)
- Amnionhöhle (5)

B

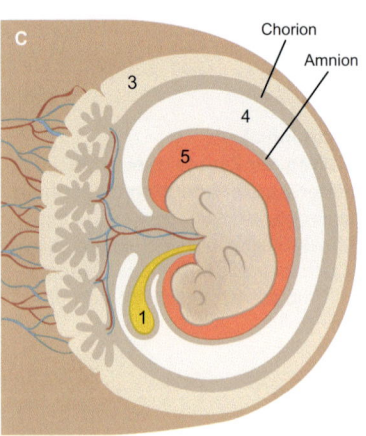

C
- Chorion
- Amnion

Abbildung 59 Embryo-Entwicklung
A Beginn des Embryos - Alter: 2 Wochen
B Strukturen des Embryos sind erkennbar - Alter: 4 Wochen
C Blutversorgung des Embryos über die Nabelschnur bzw Plazenta

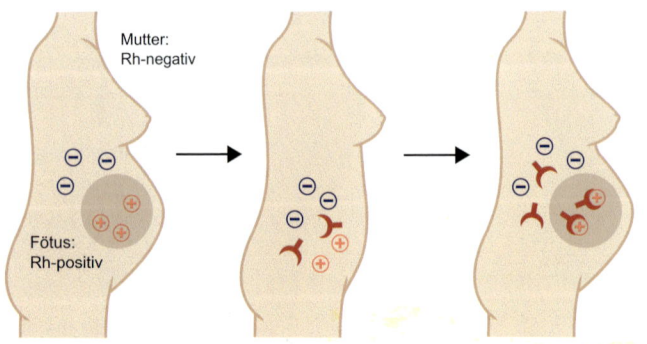

Mutter: Rh-negativ

Fötus: Rh-positiv

Abbildung 60
Rhesus-Inkompatibilität
1 Erstschwangerschaft: ohne Komplikationen
2 bei der Geburt: Die Mutter bildet Antikörper gegen RH+
3 Zweitschwangerschaft: Antikörper gelangen in den Kreislauf des Fötus, Reaktion; Reaktion mit den fetalen Erythrozyten

system kennt den Rhesusfaktor nicht und bildet daher Antikörper gegen diesen Faktor. Die Antikörper, die dabei gebildet werden, können durch die Plazentaschranke hindurchwandern. Es kommt infolgedessen bei einer zweiten Schwangerschaft mit einem rhesuspositiven Kind zu Problemen (siehe Schema), deswegen muss in so einem Fall eine Rhesusprophylaxe direkt nach der Geburt durchgeführt werden. Dabei versucht man die Blutzellen mit dem Rhesusantigen abzufangen. Wie das genau funktioniert, kommt dann im Studium.

13.2 Schwangerschaft

Der Zeitraum der Schwangerschaft umfasst die Befruchtung der Eizelle bis zur Geburt des Kindes und dauert unter normalen Umständen 40 Wochen (40 Wochen ab dem Tag der letzten Menstruation, also eigentlich nur 38 Wochen, da es in der Regel 2 Wochen nach der Menstruation zum neuen Eisprung kommt). Sie wird in drei Abschnitte (1., 2., 3 Trimenon) geteilt. Am Anfang wird das Kind **Embryo** genannt, aber der 11. Schwangerschaftswoche spricht man vom **Fetus** (die 11. Woche ist der Beginn der Organentwicklung).

Wenn die Nähr- und Sauerstoffversorgung gewährleistet ist, kann sich der Embryo problemlos entwickeln. In der 3. Woche nimmt die Entwicklung des Nervensystems ihren Anfang und etwa ab der 4. Woche beginnt das Herz zu schlagen. Von nun an beginnt die Differenzierung der Zellarten, was eine wichtige Grundlage für die Entwicklung unserer Organe darstellt. Die Organe beginnen sich etwa ab der 10 Schwangerschaftswoche zu entwickeln. Zu diesem Zeitpunkt sind erste Bewegungen spürbar.
Die Organe bilden sich in den nächsten Wochen weiter aus und ca. ab der 16. Woche kann das Geschlecht des Kindes bestimmt werden. Der Fetus beginnt Fruchtwasser zu trinken und zu atmen. Dies ist einerseits für die Entwicklung der Schluckmuskulatur, andererseits für die Lungenfunktion wichtig. Das geschluckte Fruchtwasser wird als Urin wieder ausgeschieden (deshalb muss das Fruchtwasser immer wieder erneuert werden) und das Atmen von Fruchtwasser macht sich als Schluckauf bemerkbar.
In der 24. Schwangerschaftswoche beginnt das Kind auf akustische und optische Reize zu reagieren. Das Skelett beginnt sich zu verknöchern, das Gehirnwachstum schreitet stark voran. Ab dieser Zeit kann das Kind, sollte es zu einer Frühgeburt kommen, eventuell schon überleben.
Zum Zeitpunkt der 30. Woche sind alle Organe bis auf die Lunge vollständig entwickelt. Die Lungenentwicklung ist erst

mit der 35. Woche beendet. Gegen Ende der 36. Woche bewegt sich das Kind so, dass es die richtige Position für die Geburt einnimmt. Die Gebärmutter senkt sich dabei etwas nach unten. Bis zur Geburt nimmt das Kind dann nur noch etwas an Gewicht zu.

Mehr als 90% der Kinder liegen bei der Geburt in der richtigen Lage mit dem Kopf nach unten. Vor der Geburt muss noch überprüft werden, ob die Mutter Rhesusfaktor negativ und das Kind Rhesusfaktor positiv ist. Sollte dem so sein, muss eine Rhesusfaktorprohylaxe durchgeführt werden (s.o.).

13.3 Schwangerschaftsverhütung

Die Schwangerschaftsverhütung bedient sich Methoden mit denen man das Risiko eine Schwangerschaft verkleinern kann. Es gibt bis heute kein Mittel, das eine hundertprozentige Verhütung bewirkt. Man unterscheidet die Verhütungsmittel in ihrer Wirkungsweise. Bevor wir uns ihnen und ihren Mechanismen zuwenden, wollen wir noch den Pearl-Index ansprechen.

Der Pearl-Index
Der Index ist ein statistisches Maß für die Sicherheit eines Verhütungsmittels. Er beschreibt, wie viele Frauen bei regelmäßigem Geschlechtsverkehr in einem Jahr trotz entsprechendem Verhütungsmittel schwanger werden. Also je kleiner die Zahl, desto besser funktioniert die Verhütung.

Ein Beispiel: Der Pearl-Index der Pille beträgt 0,2 bis 2. Das bedeutet, dass ca. eine (0,2-2 = ~1) unter 100 Frauen, die die Pille nehmen, in einem Jahr trotzdem schwanger wird.

Verhütungsmethoden
Die Verhütungsmethoden, die wir heute kennen, beruhen auf verschiedenen Ansatzpunkten. Sie verhindern die Reifung einer Eizelle, die Befruchtung und/oder die Einnistung einer befruchteten Eizelle.

Natürliche Methoden
Hierbei wird auf jegliche Hilfsmittel verzichtet. Es wird lediglich der Zeitpunkt des Eisprungs bestimmt. Dafür gibt es wiederum mehrere Möglichkeiten; die wichtigsten seien hier angeführt:

- *Hormonbestimmung*
  Beobachtung des Hormonzyklus: LH-Anstieg → Eisprung

- *Temperaturmethode*
  Morgendliches Temperaturmessen: Temperaturanstieg → Eisprung

- *Kalendermethode*
  Bei sehr regelmäßigen Zyklen kann der Tag der Ovulation abgeschätzt werden

Mechanische Methoden

Diese Methoden verhindern den Kontakt zwischen Ei- und Samenzellen. Sie sind auch die einzigen Verhütungsmittel, die vor sexuell übertragbaren Krankheiten schützen.

- *Kondom*

- *Diaphragma* – Barriere im Scheidengewölbe

- *Portiokappe* – liegt über dem Eingang zum Gebärmutterhals

Hormonelle Verhütung

Die hormonelle Verhütung benutzt Hormonpräparate (Östrogene, Gestagene = Überbegriff einer Gruppe, zu der u. a. die Progesterone gehören), die einerseits den Eisprung verhindern und andererseits den Zervixschleim so verändern, dass die Passage der Spermien erschwert wird.

- *Pille*
  enthält Östrogene und Gestagene; die Minipille wirkt gleich, ist aber niedriger dosiert

- *3-Monats-Spritze*
  es wird alle 3 Monate ein Hormonpräparat gespritzt, enthält nur Gestagen

- *Hormonpflaster*
  gibt kontinuierlich Hormone in den Körper ab

- *Verhütungsstäbchen*
  implantiertes Stäbchen, wirkt ansonsten gleich wie das Pflaster

- *Hormonspirale* – in die Gebärmutter implantiert

Chemische Verhütungsmethoden

Sie stellen Stoffe dar, die Spermien abtöten sollen und werden als Sprays, Creme, Salben oder Ähnliches in die Scheide eingeführt.

Nidationshemmer

Hierbei wird die Einnistung der befruchteten Eizelle durch mechanischen Reiz an der Gebärmutterschleimhaut verhindert. Das Präparat heutzutage ist die Kupferspirale, die zusätzlich noch eine spermienabtötende Wirkung hat.

Eine weitere Verhütungsmethode ist die „Pille danach". Sie verhindert die Einnistung einer befruchteten Eizelle.

Sonstige Verhütungsmittel

Es wären dann noch die chirurgische Verhütung zu erwähnen, die die Sterilisation bedeutet. Dabei werden Samen- oder Eileiter durchtrennt.

Die wichtigsten Infos Von der Keimzelle zur Geburt

– **Zygote**: Stadium der Zelle nach Verschmelzung; innerhalb finden sich der väterliche und der mütterliche Vorkern
– Die DNA der beiden Vorkerne verdoppelt sich – es folgt eine normale Mitose
– Die Zellen, die aus der Zygote entstehen, nennt man **Blastomere**; diese sind totipotent
– **Morula**: Zellen sind nur pluripotent; man findet den Trophoblasten und den Embryoblasten
– **Embryoblast**: Entstehung des Kindes; **Trophoblast**: Versorgung des Kindes
– **Blastozyste**: Embryoblast + Trophoblast + flüssigkeitsgefüllter Hohlraum
– Der Trophoblast nimmt am 6. Tag Verbindung mit dem mütterlichen Kreislaufsystem auf; in den nächsten Tagen nistet sich die Blastozyste vollständig ein
– Embryoblast → Hypoblast und Epiblast
– **Hypoblast** + Throphoblast = Nabelschnur; **Epiblast** → Ektoderm, Mesoderm, Entoderm
– **Chorionhöhle**: flüssigkeitsgefüllter Hohlraum zwischen Trophoblast und Embryoblast
– **Haftstiel**: Verbindung zwischen Trophoblast und Embryoblast
– **Amnionhöhle**: Fruchtwasserhöhle; entstammt dem Embryoblasten (genauer Epiblasten)
– Äußere Schicht der Blastozyste → Zottenhaut
– Epiblast → Amnion (und Embryo)
– In der Amnionhöhle ist das Fruchtwasser
– Amnion + Zottenhaut = Fruchtblase
– Die Nabelschnur besitzt 2 Arterien und 1 Vene
– Die Vene versorgt das Kind mit Nährstoffen /O_2; Die Arterien transportieren Abfallstoffe ab
– **Plazenta** besteht aus Trophoblast, Hypoblast, Gebärmutterschleimhaut
– **Aufgaben der Plazenta**: hormonelle Funktionen, Unterstützung des mütterlichen Immunsystems, Plazentaschranke
– Wenn Mutter Rhesusfaktor negativ und das Kind Rhesusfaktor positiv ist, braucht die Mutter nach der Geburt eine Rhesusprophylaxe

– **Schwangerschaft**: Befruchtung der Eizelle – Geburt

– Die Schwangerschaft dauert in der Regel 40 Wochen und wird in 3 Trimena geteilt

– Man nennt das Kind Fetus sobald die Organentwicklung einsetzt

– 3. Woche → Entwicklung des Nervensystems, 4. Woche → 1. Herzschlag, 10. Woche → Organentwicklung, 16. Woche → Bestimmung des Geschlechts, 24. Woche → Reaktion auf optische/akustische Reize, 35. Woche → Organentwicklung abgeschlossen

– Ab der 36. Woche bereitet sich das Kind auf die Geburt vor

– Der **Pearl-Index** ist ein Maß für die Sicherheit von Verhütungsmittel

– Verhütungsmöglichkeiten verhindern 1. die Reifung, 2. die Befruchtung, 3. die Einnistung der Eizelle

– **Mechanische Methoden** verhindern den Kontakt zwischen Samen- und Eizellen

– **Hormonelle Verhütungsmittel** verhindern den Eisprung (und erhöhen die Viskosität des Zervixschleims, um die Passage zu erschweren)

– **Chemische Verhütungsmethoden** töten Spermien ab

– **Nidationshemmer** hindern die befruchtete Eizelle an der Einnistung

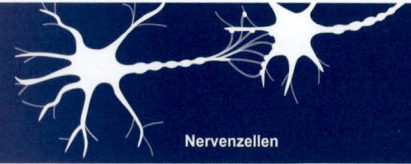

Kapitel **14** **Der Körper des Menschen**

In diesem Kapitel wollen wir uns mit dem Aufbau und den Funktionen unseres Körpers beschäftigen. Wir behandeln hier Fragen wie etwa „Was passiert mit der Nahrung, die wir zu uns nehmen?" oder „Auf welche Weise zirkuliert das Blut durch unseren Körper?".

Unser Körper lässt sich in verschiedene Systeme einteilen, die einerseits spezifische Aufgaben übernehmen, andererseits aber miteinander zusammenwirken. Wir werden jedes einzelne System im Folgenden besprechen.

Grob kann man sagen, dass der Körper sich aus den **Zellen** zusammensetzt. Damit er aber funktionieren kann, so wie er es tut, müssen sich diese Zellen in Verbänden organisieren - sie werden zu **Geweben**. Verschiedene Gewebe bilden wiederum ein Zusammenspiel und machen damit die **Organe** aus (die Leber etwa besteht aus Leberzellen, Fettzellen, Bindegewebe…). Die höchste Stufe, die noch zu nennen ist, ist das **Organsystem**. Hierbei arbeiten mehrere Organe zusammen und vollziehen damit wichtige Aufgaben (Magen-Darm-Trakt, Blutkreislauf…).

Bevor wir uns den Organen bzw. Organsystemen zuwenden können, müssen wir erst herausfinden welche Arten von Geweben es gibt und welche Eigenschaften und Aufgaben sie haben.

14.1 Die Gewebe in unserem Körper

Die meisten Zellen in unserem Körper kommen in Zellverbänden vor, welche man als Gewebe bezeichnet. Dabei sind sich alle diese Zellen in ihrem Aussehen und ihrer Struktur und Funktion ähnlich – sie sind gleichartig differenziert.

Wir unterscheiden zwischen vier verschiedenen Gewebearten, die nun im Detail beschrieben werden. Sie werden von der sogenannten Extrazellulärmatrix zusammengehalten, die wir am Ende dieses Kapitels behandeln werden.

Epithelgewebe

Charakteristisch für das Epithel sind viele Zellen und wenig Extrazellulärraum. Die Zellen zeichnen sich durch viele interzelluläre Kontakte aus (siehe 3. Zellkontakte). Sie bilden alle Arten von Oberflächen und Abgrenzungen (Haut, Magen-

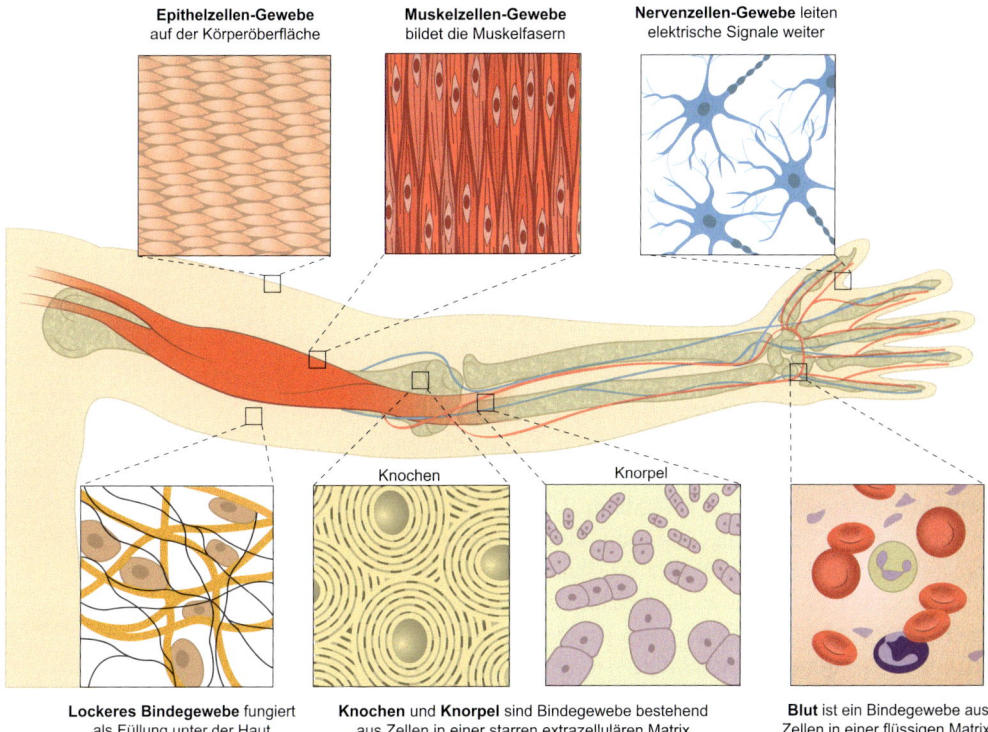

Epithelzellen-Gewebe
auf der Körperöberfläche

Muskelzellen-Gewebe
bildet die Muskelfasern

Nervenzellen-Gewebe leiten
elektrische Signale weiter

Knochen

Knorpel

Lockeres Bindegewebe fungiert
als Füllung unter der Haut

Knochen und **Knorpel** sind Bindegewebe bestehend
aus Zellen in einer starren extrazellulären Matrix

Blut ist ein Bindegewebe aus
Zellen in einer flüssigen Matrix.

Abbildung 61 Gewebe des Körpers
Epithelgewebe, aus dem beispielsweise
die Haut besteht, das Gewebe unserer
Muskel, die Gesamtheit der Nervenzellen, die verschiedenen Erscheinungen
des Bindegewebes oder die losen
Blutzellen.

Darm-Trakt, sonstige Hohlräume…) und erfüllen dort ihre Aufgaben. Ihr Auftreten geht immer mit der sogenannten **Basalmembran** einher (es gibt kein Epithel ohne Basalmembran),
die sie von dem dahinterliegenden Bindegewebe (siehe 14.1
Bindegewebe) abgrenzt. Sie ist Bestandteil der Extrazellulärmatrix und wird dort in Punkt 14.1 besprochen.
Es gibt nun mehrere Erscheinungsarten von Epithelien (siehe
Schema), die einschichtig oder mehrschichtig und verhornt
oder unverhornt sein können. Eine Verhornung bedeutet, dass
Epithelzellen, die an die äußerste Schicht gewandert sind, dort
absterben und eben diese Verhornung bilden. Verhornungen
kommen aber praktisch nur auf unserer Haut vor.
Da Epithelien grob gesagt eine Abgrenzung von Hohlräumen
bilden, kann man zwischen zwei Seiten unterscheiden: Die
Seite, die dem Hohlraum zugewandt ist, nennt man **apikal**;
die Seite, die dem Hohlraum ab- und der Basalmembran zugewandt ist, nennt man **basal**.
Ein Epithel bildet sich, indem an der basalen Seite immer wieder Zellteilungen stattfinden. Diese neuen Zellen bilden dann
erst die unterste Schicht. Da aber weitere Zellteilungen ablaufen, wandern sie immer weiter nach apikal, bis sie ganz oben
sind und absterben. Es gibt KEINE Blutgefäße im Epithelgewebe, die Zellen werden durch Diffusion von Sauerstoff und
Nährstoffen von der basalen Seite her ernährt.

Wo in unserem Körper welche Art von Epithel vorkommt, hängt von den jeweiligen Anforderungen ab. Die Haut beispielsweise muss viele schädliche Stoffe abwehren und besteht daher aus dem dicken, mehrschichtigen Plattenepithel. Solchen Anforderungen müssen die Epithelien unseres Darms nicht gewachsen sein und daher besteht diese Wand aus Zylinderepithel.

Man unterscheidet weiterhin zwischen Oberflächen- und Drüsenepithel, die aber nur in ihrer Funktion unterschiedlich sind. Das **Oberflächenepithel** bildet, wie der Name schon vermuten lässt, alle Oberflächen in unserem Körper sowie die Hautoberfläche. Die Hauptaufgaben dieses Epithels sind zuallererst die Barrierefunktion, die durch die zahlreichen Tight junctions (siehe 3.2 Tight junctions) gewährleistet wird. Eine weitere Funktion, die besonders im Dünndarm wichtig ist, ist die Aufnahme von Stoffen aus der Nahrung. Das **Drüsenepithel** kleidet alle Drüsen aus. Auch hier ist die Barrierefunktion wieder an erster Stelle zu nennen. Eine weitere Aufgabe, die beim Oberflächenepithel weniger zum Tragen kommt, ist die Sekretion von verschiedenen Stoffen, wie zum Beispiel Verdauungsenzyme, Hormone, Speichel usw. Störungen der Epithelintegrität beispielsweise in der Bauchspeicheldrüse, die die Verdauungsenzyme herstellt, würden es zum Überschreiten von Verdauungssäften ins umliegende Gewebe und damit zu einer Selbstverdauung führen.

Hier eine Tabelle mit den verschiedenen Epithelarten, ihren Unterschieden zueinander und ihr Vorkommen:

Tabelle 10 Epithelien und ihre Besonderheiten und ihr Vorkommen		
Epithel	**Besonderheiten**	**Vorkommen**
Einschichtiges Epithel**	Eine Schicht an flachen Epithelzellen	Lungenbläschen
Kubisches Epithel	Eine schicht an kubischen Zellen	Nierentubuli, Eierstöcke
Zylinderepithel	Eine Schicht, langer zylindrischer Zellen	Speiseröhre, Magen, Darm, Eileiter
Mehrschichtiges Epithel**	Mehrere Schichten, Zellen liegen übereinander	Haut (v), Vagina (nv), Mund (nv)*
Mehrschichtig kubisches Epithel	Mehrer Schichten an kubischen Zellen	Große Speicheldrüsen
Mehrreihiges Epithel	Eine Schicht, an der basalen Seite finden sich einige Zellen, die nicht bis ganz nach apikal reichen	Luftröhre, Samenleiter, Nebenhodengang
Urothel	Mehrschichtig, verändert die Dicke der Zellen je nach Füllungszustand	Harnwege

*v = verhornt; nv = nicht verhornt
** Diese Arten werden auch als einschichtiges/mehrschichtiges Plattenepithel bezeichnet

Bindegewebe

Bindegewebe kommt so gut wie überall in unserem Körper vor. Dieses Gewebe macht den größten Teil unseres Körpers aus und umfasst eine breite Spanne an Unterarten. Charakteristisch hierfür sind wenige Zellen und viel Extrazellulärmatrix (EZM). Die Zellen des Bindegewebes nennt man **Fibrozyten**. Sie entstammen dem Mesenchym. Das ist das embryonale Bindegewebe, das voller pluripotenter Zellen ist, die sich in die einzelnen Untergruppen des Bindegewebes differenzieren können. Neben den Fibrozyten finden sich noch weitere Zellen, die der der Immunabwehr dienen, die **Histiozyten**.

Man kann eine grobe Einteilung in **Bindegewebe** und **Stützgewebe** machen, welche sich wieder weiter unterteilen lassen (siehe Tabelle).

Tabelle 11 Vergleich von Bindegewebe und Stützgewebe			
Bindegwebe	Mesenchym		
	Gallertiges BG		
	Retikuläres BG		
	Kollagenes BG	Locker	
		Straff	geflechtartig
			parallelfaserig
	Spinozell. BG		
	Elastisches BG		
	Fettgewebe		
Stützgewebe	Knorpel → hyalin, fasrig, elastisch		
	Knochen → Geflecht-, Lamellenknochen		

*Diese Tabelle ist für den Aufnahmetest nicht relevant, sie soll lediglich zur Orientierung dienen.

Die einzelnen Untergruppen unterscheiden sich in Anbetracht dessen, dass es sich um dieselbe Gewebeart handelt, relativ stark voneinander. Diese Unterschiede macht zu einem großen Teil die Extrazellulärmatrix aus. In ihr finden sich unter anderem Fasern, die unterschiedliche Eigenschaften haben und sogenannte Proteoglykane. Den Hauptanteil der Fasern stellen die Kollagenfasern, die ein dichtes Netz bilden dar. Weitere Faserarten wären die retikulären oder elastischen Fasern. Diese verleihen den einzelnen Untergruppen der verschiedenen Bindegewebe ihre Eigenschaften. Ein spezielles Gewebe, das auch noch zum Bindegewebe gezählt wird, ist das Fettgewebe. Das beinhaltet Zellen, die Triglyceride speichern und bei Bedarf (Sport, Hunger…) wieder abgeben.

Die Zellen des Bindegewebes produzieren die Bestandteile der EZM. Man unterscheidet hierbei noch zwischen Fibroblasten, die ihrer Arbeit aktiv nachgehen und Fibrozyten, die inaktiv sind.

Bindegewebe stützt die Organe, gibt ihnen ihre Form und schützt sie vor Zug und Druckkräften. Die kollagenen Fasern sind kaum dehnbar und schützen die Organe damit vor Zugkräften. Vor Druckkräften schützen die Proteoglykane, die die Eigenschaft haben viel Wasser aufnehmen zu können. Damit quellen sie und bilden ein „Wasserpolster". Diese Funktion stellt die klassische Aufgabe des Bindegewebes dar. Es gibt aber auch die Knorpel und Knochen, die zum Stützgewebe zählen, bei denen die EZM wiederum andere Eigenschaften hat.

Die Zellen im Knorpel heißen Chondrozyten/-blasten, die Fasern sind wieder hauptsächlich kollagen und der Wasserspeicher in der EZM ist die Hyaluronsäure. Knorpel sind druckelastisch, verformbar aber ansonsten fester als klassisches Bindegewebe. Man findet sie in der Ohrmuschel, wo sie formerhaltend wirken, in den Gelenken, wo sie vor Reibung bei der Bewegung schützen oder in der Wirbelsäule, wo sie eine stoßdämpfende Funktion aufweisen. Außerdem sind die meisten Knochen im Embryo/Fetus als Knorpel angelegt, die später verknöchern. Als Letztes wollen wir noch kurz den Knochen beschreiben. Die Zellen nennen sich hier Osteozyten/-blasten, wobei es noch weitere Zellen, die Osteoklasten, gibt. Osteozyten bauen den Knochen auf, Osteoklasten bauen ihn ab (unsere Knochen werden ständig auf- und abgebaut). Die EZM ist mineralisiert und besteht hauptsächlich aus kollagenen Anteilen und dem sogenannten Hydroxyapatit (= Kalzium-, Phosphat- und Hydroxidionen), der dem Knochen seine Festigkeit verleiht. Der Knochen ist in dieser Zusammensetzung druck und zugfest und nicht verbiegbar.

Nervengewebe

Nervengewebe besteht aus zwei Arten von Zellen, den Nervenzellen und den Gliazellen. Eine Nervenzelle besteht aus dem **Zellkörper** (Soma) von dem **Dentriten** und ein **Axon** ausgehen. Das Axon ist ein sehr langer Nervenzellausläufer, der von Myelinscheiden umwickelt ist. Diese sind für die elektrische Isolierung verantwortlich. Am Ende des Axons gibt es die **Synapse**. Sie stellt eine Verbindung dar, die sich entweder an einem Dendriten oder direkt am Körper der nächsten Nervenzelle befindet. Eine weitere Möglichkeit ist, dass die Synapse aus der Nervenzelle/dem Axon und einem sogenannten Erfolgsorgan besteht. Das Erfolgsorgan könnte beispielsweise ein Muskel sein, der durch die Info „beweg dich" von der Nervenzelle zur Kontraktion angeregt wird.

Gliazellen sind die kleinen Helferchen der Nervenzellen. Diese Zellen sind kleiner als die Nervenzellen und im Nervensystem gibt es ca. 10-mal mehr Gliazellen als Nervenzellen. Am Ende dieses Punktes gibt es eine Tabelle, die alle Arten von Gliazellen genau auflistet.

Das Nervensystem lässt sich ins periphere Nervensystem (PNS) und ins zentrale Nervensystem (ZNS) gliedern. Das ZNS wird noch weiter in **graue** und **weiße Substanz** unterteilt und besteht aus Gehirn und Rückenmark und das PNS ist der Rest. Es gibt noch weitere Nervensysteme, die man zum PNS zählen kann, aber die aufgrund ihrer Komplexität und spezifischen Funktionen hier nur kurz genannt werden sollen: 1. das enterische Nervensystem (ENS), welches für alle verdauungsassoziierten Aufgaben zuständig ist (z. B. Darmbewegungen) und 2. das vegetative Nervensystem (VNS), das für viele unbewusste Reaktionen unseres Körpers zuständig sind (beispielsweise erhöhter Herzschlag bei Aufregung).
Ein wichtiger Unterschied zwischen ZNS und PNS liegt darin, dass die Myelinscheide im PNS von den **Schwann'schen Zellen** und im ZNS von Ausläufern der **Oligodendrozyten** gebildet wird.
Ein Nerv besteht aus vielen Nervenfasern. Eine Nervenfaser ist gleichbedeutend mit einer Nervenzelle, wobei beim Ausdruck „Faser" auf das Axon Augenmerk gelegt wird, aber an sich reden wir von einer Zelle, wie sie hier im Schema abgebildet ist. Im ZNS kommen Nervenfasern in der weißen Substanz vor. Hier gibt es kaum Verschaltungen zwischen Nervenzellen. In der grauen Substanz finden wir die Nervenzellkörper und viele Verschaltungen und Verbindungen zwischen Nervenzellen.

Die klassische Funktion des Nervensystems ist die Informationsweiterleitung. Wenn ein Signal vom Gehirn kommt (z. B. Glas in die Hand nehmen), nimmt das seinen Anfang an einem

Abbildung 62 Nervenzelle
Eine klassische Nervenzelle, das Axon als größter Ausläufer der Zelle und ihr „Informationsleitungkanal" hier prominent dargestellt.

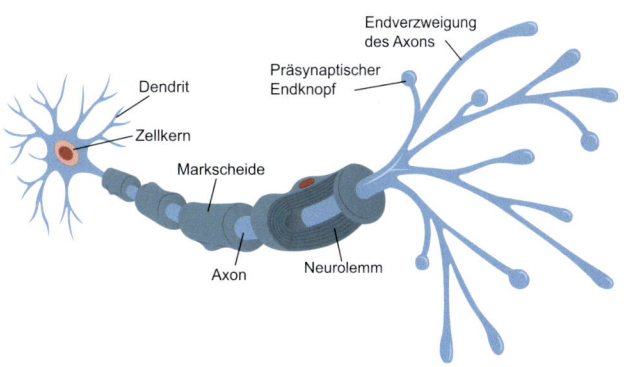

Zellkörper einer Nervenzelle. Dieses Signal wird dann weiter durch das Axon geleitet bis es zu einer Synapse kommt. Ein Nerv, der im Gehirn seinen Anfang nimmt, geht prinzipiell nie direkt zum Zielorgan. Es muss also eine Umschaltstelle zu einem Nerv geben, der dann das Signal zum Zielorgan weiterleitet. Diese Umschaltstelle findet sich im **Rückenmark**. Genauso funktioniert das auch in umgekehrter Richtung. Ein Nerv, der die Info „Jemand hat mich an der Hand berührt" weiterleitet, schaltet im Rückenmark auf einen nachfolgenden Nerv um, der diese Info dann zum Gehirn leitet, wo sie uns bewusst wird. Man unterscheidet funktionell zwischen **somatischem** und **vegetativem Nervensystem**. Dies wird in Punkt 14.2 Das Nervensystem näher erläutert.

Glia
Hier sollen als Extrapunkt die einzelnen Gliazellen näher beschrieben werden. Es gibt hiervon mehrere Unterarten, die alle unterschiedlichen Aufgaben nachgehen. Diese sind in nachfolgender Tabelle aufgelistet.

Tabelle 12 Aufgaben der Gliazellen	
Glia des ZNS	**Aufgabe**
Astrozyten	Stabilisation, Ernährung der Nervenzellen, Blut-Hirn-Schranke
Oligodendrozyten	Isolation der Axone (ein Oligodendrozyt kann mehrere Axone isolieren)
Ependymzellen	Auskleidung der Hohlräume des Gehirns
Plexusepithelzellen	Bildung des Liquors (=Flüssigkeit, in der das Gehirn schwimmt)
Glia des PNS	**Aufgabe**
Mantelzelle	Stabilisation, Ernährung der Nervenzellen (bes. in Ganglien)
Schwann´sche Zelle	Isolation der Axone (entlang eines Axons gibt es mehrere Schwann´sche Zellen)
Müllerzellen	nur in der Netzhaut vorhanden, leitet Licht

*Diese Tabelle ist so nicht prüfungsrelevant, sie dient lediglich für den Überblick; wichtig sind die Schwann´sche Zellen und die Oligodendrozyten

Muskelgewebe
Muskelgewebe stellt alles dar, was sich durch Muskelkontraktion bewegt. Dabei wird unterschieden zwischen **Skelettmuskulatur**, **glatter Muskulatur** und **Herzmuskulatur**, wobei Skelett- und Herzmuskulatur zur **quergestreiften Muskulatur** zusammengefasst werden können. Diese Unterarten unterscheiden sich in ihrem Aufbau und den damit verbundenen Funktionen.
Ein Muskel der Skelettmuskulatur besteht aus vielen Muskelfasern (=Muskelzelle, wird nur anders genannt), die sich bei Kontraktion gleichmäßig verkürzen. Sie bestehen unter anderem aus Aktinfilamenten und Myosin, die für die

Tabelle 13 Muskelgewebstypen im Überblick				
	Lage der Filamente	**Zellform**	**Erregung/Kontraktion**	**Besonder-heiten**
Glatte Muskulatur	schräg zur Zellrichtung, keine Querstreifung	spindelförmig	unwillentlich, vegetatives NS, langsame/ lang dauernde Kontraktion	
Herzmuskulatur	exakt parallel, Querstreifung	un-regelmäßig, verzweigt	unwillentlich, eigenes Erregungsbildungs- und -leitungssystem, rhythmische Kontraktion	Glanzstreifen
Skelettmuskulatur	exakt parallel, Querstreifen	zylindrisch	willentlich, ZNS, rasche Kontraktion	rote und weiße Fasern
Progesteron	Vorbereitung/Erhalt der Uterusschleimhaut für die Einnistung der Zygote	Lutealphase	LH	

Kontraktion zuständig sind und in einem geordneten Muster vorliegen, sodass mikroskopisch eine Querstreifung zu sehen ist (siehe Schema). So ähnlich ist auch der Herzmuskel aufgebaut, daher der Name „quergestreifte Muskulatur". Die glatte Muskulatur besteht aus dünnen, kleinen Muskelzellen und hier gibt es keine solche Ordnung der Aktinfilamente.

Skelettmuskulatur kann sich bis zu 30% ihrer ursprünglichen Länge verkürzen und ist relativ schnell erschöpft. Dagegen kann sich glatte Muskulatur auf ein Drittel ihrer Länge (also um 66%) verkürzen und diesen Tonus recht lange halten.

Eine wichtige Struktur, die noch erwähnt werden muss ist die **motorische Endplatte**. Das ist ein Teil des Muskels an dem ein Nerv sich in seine Synapsenköpfchen aufteilt und diese dann dort andocken, um das Signal „Kontrahier dich!" abzugeben.

Die Skelettmuskulatur wird bewusst, die glatte Muskulatur vom vegetativen Nervensystem gesteuert. Der Herzmuskel hat ein eigenes Zentrum (vom sogenannten **Sinusknoten** ausgehend), in dem die Erregung entsteht und fortgeleitet wird. Hierbei ist allerdings zu erwähnen, dass auch das vegetative Nervensystem Einfluss auf die Kontraktion hat. Bei Erregung, zum Beispiel in einer Gefahrensituation, schlägt das Herz schneller. Das ist so weil der Sympatikus (siehe 14.2 Das Nervensystem) aktiviert ist (im Sinne einer Flucht- oder Kampfreaktion) und das Herz zu mehr Leistung anregt.

Skelettmuskeln dienen uns zur Fortbewegung und Interaktion mit unserer Umwelt. Die Funktion des Herzmuskels umfasst die jeweilige an die Situation angepasste Pumpleistung. Die glatte Muskulatur erfüllt viele Aufgaben, wie etwa im Darm die Weiterleitung der Nahrung, im Uterus die Kontraktionen bei einer Geburt, in der Gallenblase und Bauchspeicheldrüse die Fortleitungen von Sekreten und damit sind nur einige erwähnt.

Extrazellulärmatrix

Der Raum außerhalb und zwischen Zellen wird Extrazellulärmatrix (EZM) genannt. Er besteht aus zwei Komponenten, der **Grundsubstanz** und den **Fasern**, die je nach Gewebeart in unterschiedlichem Verhältnis zueinander stehen. Er spielt insbesondere im Bindegewebe eine große Rolle.

Die Grundsubstanz besteht aus Makromolekülen, die von den Zellen im Gewebe gebildet werden. Diese sind beispielsweise die oben schon erwähnten **Proteoglykane**, wie auch **Glykosaminoglykane**. Ihre Aufgabe besteht in der Stützung des Gewebes und dem Abfangen von Druckkräften.

Die Fasern (hauptsächlich kollagen) durchziehen das Gewebe und schützen es vor Zugkräften.

Eine wichtige Struktur ist die **Basallamina**. Sie verbindet Epithelien mit dem darunterliegenden Bindegewebe und zählt zur Extrazellulärmatrix, weil sie hauptsächlich aus Fasern besteht. Weiterhin sind die einzelnen Zellen durch bestimmte **Adhäsionsproteine** der EZM mit ihr verbunden. Dadurch können die Zellen erst (mechanisch) mit dem EZM interagieren – andersherum kann die EZM so Einfluss auf die Zellaktivität (Wanderung, Proliferation…) nehmen.

Die wichtigsten Infos Die Gewebe unseres Körpers

– Zelle → Gewebe → Organe → Organsystem

– **4 Gewebearten**: Epithel, Bindegewebe, Nervengewebe, Muskelgewebe

– **Epithelgewebe**: viele Zellen, wenig Extrazellulärraum; bildet alle Arten von Oberflächen und Abgrenzungen

– **Einteilung**: einschichtig/mehrschichtig; verhornt/unverhornt

– Seite an der Basalmembran: **basal**, Seite an Hohlraum: **apikal**

– Es gibt keine Blutgefäße im Epithel; Ernährung erfolgt durch Diffusion

– **Oberflächenepithel**: bildet Barrieren und nimmt Stoffe aus Nahrung auf

– **Drüsenepithel**: bildet Barrieren und Sekretion von verschiedensten Stoffen (Hormone, Verdauungsenzyme…)

– **Bindegewebe**: viel Extrazellulärraum, wenige Zellen

– Die Zellen des Bindegewebes, die bereits ruhen, nennt man Fibrozyten; die Zellen, die noch arbeiten, sind die Fibroblasten (sie bilden die Bestandteile der EZM)

– Die Zellen des Bindegwebes stammen vom Mesenchym

– Das Mesenchym beinhaltet pluripotente Zellen, die sich in alle Unterarten des Bindegewebes differenzieren können

– Einteilung des Bindegewebes in Bindegewebe und Stützgewebe

– Den Unterschied macht unter anderem die Zusammensetzung der Extrazellulärmatrix aus

– Wichtige Bestandteile der **Extrazellulärmatrix**: Proteoglykane und Fasern

– Fasern → Kollagenfasern (= Großteil), retikuläre, elastische Fasern

– **Bindegewebe**: Schutz vor Zug und Druckkräften

– **Knorpelgewebe**: fester als Bindegewebe, druckelastisch, verleiht den Körperteilen ihre Form, unterstützt Reibung bei Bewegung in den Gelenken

– **Knochengewebe**: Alle Knochen sind ursprünglich als Knorpel angelegt; EZM ist mineralisiert (Bestandteil: Hydroxyapatit)

– **Nervengewebe**: Nervenzellen + Gliazellen

– Eine Nervenzelle besteht aus Zellkörper, Dendriten und einem Axon

– Das Ende des Axon bindet an die nächste Nervenzelle oder ans Erfolgsorgan

– Gliazellen unterstützen Nervenzellen in ihrer Funktion

– **Einteilung des Nervensystems**: 1. Zentrales Nervensystem; 2. peripheres Nervesystem

– Die graue Substanz beinhaltet Nervenzellkörper, die weiße Substanz besteht aus den Nervenfasern

– Ein Nerv enthält viele Nervenfasern

– **2 Arten der Myelinscheiden**: Schwann'sche Zellen (PNS) und Oligodendrozyten (ZNS)

– Umschaltstelle zwischen Gehirn und Peripherie = Rückenmark

– **Motorische Endplatte**: Gesamtheit aller Synapsen zwischen Nerv und Muskel

– **Einteilung**: quergestreifte Muskulatur (= Skelett- und Herzmuskel); glatte Muskulatur

– Ein Muskel besteht aus vielen Muskelfasern

– Muskelfaser bestehen unter anderem aus Aktin und Myosin

– Skelettmuskulatur kann sich um ein Drittel ihrer Länge verkürzen und ist schnell erschöpft; sie wird bewusst gesteuert

– Glatte Muskulatur kann sich um zwei Drittel verkürzen und kann diesen Zustand lange halten; sie wird unbewusst über das VNS gesteuert

– Herzmuskulatur wird durch ein eigenes System (vom Sinusknoten ausgehend) gesteuert, wobei auch das VNS Einflüsse auf die Kontraktion hat

– EZM = Grundsubstanz + Fasern

– Grundsubstanz wird von den Zellen im Gewebe gebildet; z. B. Proteoglykane, Glykosyminoglykane…

– Die Fasern sind hauptsächlich kollagen

– Fasern und Grundsubstanz schützen das Gewebe vor Zug- und Druckkräften

– Die Zellen sind durch Adhäsionsmoleküle mit der EZM verbunden

– Zwischen Zellen und EZM gibt es Interaktionen, z. B. Zellwanderung, Proliferation

14.2 Organsysteme

Jetzt da wir die Gewebearten kennen, können wir uns den einzelnen Organsystemen zuwenden. Ein Organsystem, wie oben schon beschrieben, bezeichnet ein Zusammenspiel von mehreren Organen, die eine Aufgabe erfüllen. Wir brauchen unsere Systeme also zur Ernährung und Ausscheidung, Atmung und Sauerstoffversorgung, Sinneswahrnehmung und so weiter. Für angehende Ärzte ist es nun wichtig diese Systeme und ihr Zusammenspiel zu verstehen. Wir werden hier die einzelnen Systeme nacheinander durchgehen.

Das Verdauungssystem

Der Verdauungstrakt beinhaltet alle Organe/Abschnitte, die für die Zerkleinerung, Weiterleitung und Verdauung der Nahrung zuständig sind. Er beginnt beim Mund und setzt sich über die Speiseröhre in den Magen bis in den Darm fort. Dazugeschaltet sind Leber, Gallenblase und Bauchspeicheldrüse. Man kann den Verdauungstrakt noch in einen Kopf- und einen Rumpfteil gliedern. Zu Ersterem zählen nur die Mundhöhle und der Rachen, zum Rumpfteil gehört alles ab der Speiseröhre. Wir werden den Weg der Nahrung nun von oben bis unten durchgehen und dabei die einzelnen Organe sowie die Bestandteile der Nahrung selbst besprechen.

Bestandteile der Nahrung

Man kann die Nahrung grob in drei Gruppen einteilen. Diese sind der **Zucker**, die **Fette** und die **Proteine**. Daneben findet man auch noch die Spurenelemente oder Vitamine, jedoch wollen wir die hier für den Aufnahmetest vernachlässigen.

Der wichtigste Stoff für alle unsere Zellen ist der Zucker, der im Körper in Form des Einfachzuckers **Glucose** vorkommt. Neben seiner Funktion als DNA- und Zellmembranbestandteil stellt der Zucker einen schnellen Energielieferanten dar und ist daher für alle Zellen unerlässlich. Die Verdauung des Zuckers beginnt bereits im Mund. In der Nahrung kommt Zucker meist in Form von langen Ketten (Stärke) vor und muss daher im Zuge der Verdauung in Einfachzucker gespalten werden. Das passiert bereits im Mund durch Verdauungsenzyme im Speichel. Fette und Fettsäuren braucht unser Körper in zweierlei Hinsicht. Erstens stellen sie Bestandteile aller Zellwände in Form von Phospholipiden dar. Zweitens dienen sie dem Körper als Langzeitenergiespeicher. Die Fettverdauung beginnt im Magen durch Enzyme in der Magensäure. Die Fette werden in freie Fettsäuren gespalten, um später im Darm aufgenommen werden zu können. Dabei wird es in Form von Triglyzeriden in Fettzellen gespeichert. Wenn der Körper Energie benötigt und die Zuckerreserven verbraucht sind (das ist bei Sport

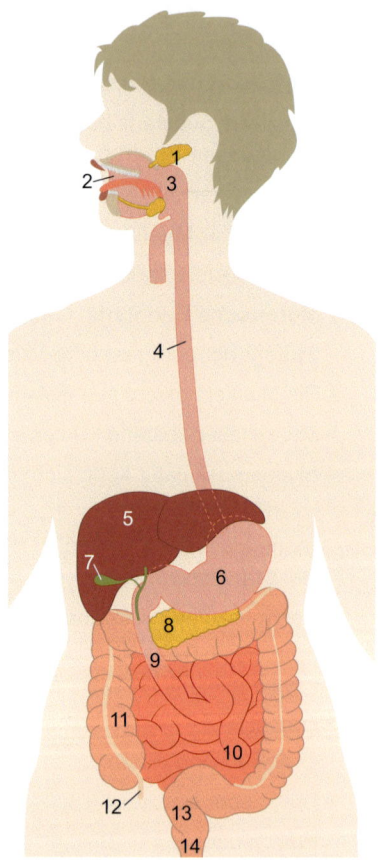

Abbildung 63
Verdauungstrakt isoliert dargestellt

1 Speicheldrüse, 2 Mundhöhle,
3 Rachen, 4 Speiseröhre, 5 Leber,
6 Magen, 7 Gallenblase, 8 Bauchspeicheldrüse, 9 Zwölffingerdarm,
10 Dünndarm, 11 Dickdarm,
12 Blinddarm, 13 Enddarm, 14 After

beispielsweise nach ca. 20-30 Minuten der Fall), beginnt er die Triglyzeride abzubauen. Deswegen macht es auch wenig Sinn nur 20 Minuten zu sporteln, wenn man dabei abnehmen will. Das Einzige was dabei passiert ist, dass der Körper am Ende unterzuckert ist und wir hungrig werden – die Fettspeicher sind aber gar nicht verwendet worden.

Proteine werden für sämtliche Körperfunktionen benötigt und dienen daher nicht nur als Energielieferanten. Der Körper braucht sie auch für alle Stoffwechselprozesse und als Bestandteil der Zellmembranen. Proteine werden durch die Verdauung, die hier im Magen beginnt, in ihre Aminosäuren gespalten. Diese werden dann vom Körper verarbeitet. Dabei unterscheiden wir **nicht-essentielle** und **essentielle Aminosäuren**. Erstere kann unser Körper selbst herstellen, die essentiellen Aminosäuren (davon gibt es 8) müssen wir durch die Nahrung aufnehmen.

Tabelle 14 Verdauungsprozesse - Proteine, Fette und Zucker			
	Proteine	**Fette**	**Zucker**
Ort der Verdauung	Ab dem Magen	Ab dem Magen	Ab dem Mund
Spaltendes Enzym	Pepsin, Trypsin, Chymotrypsin	Lipase	Amylase

Der Weg der Nahrung
Wie schon erwähnt, beginnt der Weg in der **Mundhöhle**. Hier wird die Nahrung insbesondere mechanisch zerkleinert und mit Speichel vermengt. Dadurch kann sie besser weitertransportiert werden, außerdem sind im Speichel schon Enzyme enthalten, die Zucker spalten können.

Danach geht es durch den Schluckakt über den **Rachen** zur **Speiseröhre** weiter. Die Speiseröhre ist etwa 25cm lang und verläuft parallel hinter der Luftröhre. Ihre Aufgabe besteht lediglich im Transport der Nahrung vom Mund zum **Magen**.

Im Magen wird die Nahrung durch Enzyme, die von den Drüsen dort abgegeben werden, gespalten. Diese Enzyme werden erst durch die Magensäure aktiviert. Würde es diesen Schritt durch die Säure nicht geben, müssten sie schon vorher aktiv sein und das würde zu einer Selbstverdauung führen. Bedingt durch die Säure beträgt der pH-Wert im Magen etwa 0,5-1. Die Nahrung wird außerdem auch durchgemischt, sodass ein Brei entsteht und sie wird auf eine konstante Temperatur gebracht. Am Übergang zum Dünndarm gibt es einen Schließmuskel, der die Nahrung kontinuierlich weiterwandern lässt.

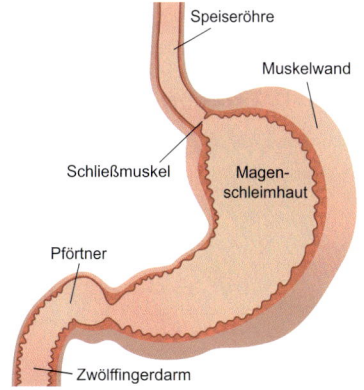

Speiseröhre

Muskelwand

Schließmuskel

Magen-schleimhaut

Pförtner

Zwölffingerdarm

Übergang der Speiseröhre in den Magen, wo die Nahrung einige Zeit verweilt, bis sie zerkleinert wurde. Danach geht's weiter in den Zwölffingerdarm.

Der **Dünndarm** ist etwa 3 bis 6 Meter lang (das hängt vom Tonus und individuellen Unterschieden ab) und wird in 3 Abschnitte gegliedert: Anfangs das Duodenum (Zwölffingerdarm), anschließend das Jejunum (Leerdarm) und das Ileum (Krummdarm), wobei Jejunum und Ileum den Hauptteil ausmachen. Die Oberfläche des gesamten Dünndarms ist stark in Zotten gefaltet, weil die Hauptaufgabe in der Nährstoffaufnahme besteht und mehr Oberfläche bedeutet mehr Aufnahme.

Das **Duodenum** ist etwa 24cm lang und sein pH-Wert liegt leicht im basischen Bereich. Es ist zwar der kürzeste Teil, jedoch münden hier alle Gänge der großen Verdauungsdrüsen (Leber, Gallenblase, Bauchspeicheldrüse), die unten gesondert besprochen werden. Der Dünndarm nimmt die Nahrung nicht auf. Er sorgt dafür, dass das saure Milieu vom Magen neutralisiert wird, weiterhin vermischt er den Nahrungsbrei mit den Sekreten der großen Drüsen, sodass er noch weiter in seine Bestandteile gespalten wird.

Die Nahrung wird nun weiter durch **Jejunum** und **Ileum** transportiert und durch das Oberflächenepithel werden Wasser und Nährstoffe, allerdings auch Schadstoffe und Gifte aus der Nahrung aufgenommen.

Nach dem Dünndarm folgt der **Dickdarm**. Dieser ist etwa 1,5m lang und lässt sich in den **Grimmdarm** (Colon) und den **Mastdarm/Enddarm** (Rektum) gliedern. Im Grimmdarm werden Wasser und Elektrolyte rückresorbiert und Schleim wird produziert, der den Transport des Stuhls erleichtert. Später im **Anus** wird der Stuhl letztendlich ausgeschieden.

Große Verdauungsdrüsen
Die Bauchspeicheldrüse produziert Enzyme (Eiweißspaltung: Trypsinogen, Chymotrypsinogen, Elastase; Kohlenhydratspaltung: α-Amylase, Ribonukleasen; Fettspaltung: Pankreaslipase), die die Nahrung, die gerade vom Magen gekommen ist, weiter aufspalten. Diese liegen auch hier wieder erst inaktiv vor und werden dann im Zwölffingerdarm aktiviert. Außerdem produziert sie Hormone, die aber erst weiter unten im Hormonsystem besprochen werden.

Die **Leber** ist unser zentrales Stoffwechsel- und Entgiftungsorgan. Zu Ersterem ist zu sagen, dass hier die aufgenommenen Nahrungsbestandteile von den Gedärmen über den Blutweg hingebracht und verarbeitet werden. Der Stoffwechsel beinhaltet zum größten Teil Fett- und Zuckerstoffwechsel. Die Entgiftungsfunktion bezieht sich auf alle Arten von Giften, mit denen sie mehr oder weniger gut fertig wird (z. B. Alkohol) und insbesondere auf Medikamente, die hier abgebaut werden. Zusätzlich produziert die Leber die Galle, die wichtig für die Verdauung von Fetten ist. Sie bindet an Fette in der Nahrung

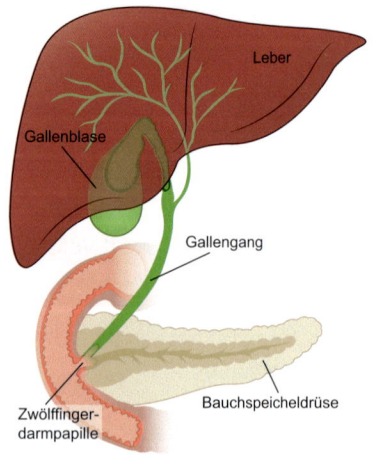

Abbildung 65 Die Leber
Die Abgabe der Verdauungsenzyme und der Galle erfolgt in den Zwölffingerdarm.

und erleichtert damit deren Aufnahme. Außerdem kann die Galle auch an Abbauprodukte von beispielsweise Medikamenten oder Blutabbauprodukten (Bilirubin) binden und deren Ausscheidung unterstützen. Weitere Wirkungen der Galle sind die Hilfe bei der Neutralisation des Nahrungsbreis (der aus dem Magen kommt), die Regulation des Cholesterinstoffwechsels oder Hilfe bei der Aktivierung der Enzyme aus der Bauchspeicheldrüse. Wenn irgendetwas in der Leber nicht so funktioniert, wie es sollte, tritt ein Symptom recht häufig auf. Dieses ist eine Gelbfärbung der Skleren und der Haut. Das passiert, weil Bilirubin, das ja eine gelbliche Farbe hat, nicht ordnungsgemäß abgebaut werden kann.

Die **Gallenblase** liegt unter der Leber und ist NICHT in der Lage Galle zu produzieren, sie dient lediglich als Speicher für die Gallenflüssigkeit.

Die wichtigsten Infos Das Verdauungssystem

– Einteilung in Kopfdarm (Mund und Rachen) und **Rumpfdarm** (ab der Speiseröhre)

– **Nahrungsbestandteile**: Zucker, Fette, Proteine

– Die Zuckerverdauung beginnt bereits im Mund

– Unser Körper braucht den Einfachzucker Glucose für schnelle Energiebereitstellung

– Zucker in der Nahrung häufig in Form von Stärke, daher muss der Zucker zerkleinert werden

– Fettverdauung beginnt im Magen

– Fette aller Art werden in Form von Triglyceriden im Fettgewebe gespeichert

– Verwendung der **Triglyceridspeicher**: 1. wenn Energie benötigt wird; 2. wenn Zuckerreserven verbraucht sind

– Die Proteinverdauung beginnt im Magen (Proteine werden in Aminosäuren gespalten)

– Essentielle Aminosäuren: Aminosäuren, die der Körper nicht selbst herstellen kann

– **Mundhöhle**: Zerkleinerung der Nahrung, Vermengung mit Speichel, Beginn der Zuckerverdauung

– **Speiseröhre**: liegt hinter der Luftröhre; transportiert Nahrung zum Magen

– Magensäure aktiviert Verdauungsenzyme; pH-Wert ist 0,5-1

– **Magen**: Durchmischung der Nahrung, Verdauung der Proteine, Fette und Zucker

– **Dünndarm**: 1. Duodenum, 2. Jejunum, 3. Ileum

– **Duodenum**: pH-Wert ist basisch, Neutralisation des sauren Milieus vom Magen; hier münden alle Ausgänge der Verdauungsdrüsen; Vermengung der Nahrung mit den Verdauungssekreten, keine Aufnahme der Nahrung

– **Jejunum** und **Ileum**: Aufnahme der Nahrungsbestandteile und Wasser

– **Dickdarm**: Einteilung in Grimmdarm und Mastdarm

– **Grimmdarm**: Aufnahme von Wasser und Elektrolyten; Produktion von Schleim

- **Bauchspeicheldrüse** produziert Verdauungsenzyme, die wieder erst im Duodenum aktiviert werden

- **Leber** macht Stoffwechsel, Entgiftung, Galleproduktion

- **Galle**: erleichterte Fettaufnahme, Ausscheidung von Abbauprodukten, Neutralisation des Nahrungsbreis, Regulation des Cholesterinstoffwechsels und Aktivierung der Enzyme des Bauchspeicheldrüse

- **Gallenblase**: Speicher für Gallensäure

Das Herz-Kreislauf System

Wenn wir sagen „Mir geht's mit dem Kreislauf nicht gut", dann meinen wir in der Regel damit, dass wir müde oder schwindlig sind oder Sternchen sehen oder es uns schwarz vor Augen wird, wenn wir von einem Sessel aufstehen. Das liegt daran, dass unser Gehirn kurz zu wenig Blut bekommt und es deswegen beispielsweise zu einer Sehbeeinträchtigung (Sternchen sehen) kommt.

Das Blut wird vom Herzen durch den Körper gepumpt, wobei wir zwischen dem **kleinen Kreislauf** und dem **großen Kreislauf** unterscheiden. Der kleine Kreislauf (auch als „Lungenkreislauf" bezeichnet), beschreibt den Wegen des Blutes von der rechten Herzhälfte zur Lunge und wieder zurück. Der große Kreislauf (auch als „Körperkreislauf" bezeichnet) stellt den Weg des Blutes von der linken Herzhälfte durch den Körper und wieder zum Herzen zurück dar (siehe Schema).

Im Prinzip gibt es zwei Arten von Gefäßen: Die **Arterien**, die vom Herzen wegziehen und die **Venen**, die zum Herzen führen. Vorsicht: Es ist ein Irrglaube, dass Arterien das sauerstoffreiche und Venen das sauerstoffarme Blut transportieren. Für den Körperkreislauf stimmt das so, aber nicht für den Lungenkreislauf!

Das Herz selbst ist in vier Abteilungen geteilt: 2 Vorhöfe und 2 Kammern (jeweils links und rechts). In die beiden Vorhöfe kommt das Blut aus den jeweiligen Kreisläufen (Köperkreislauf → rechter Vorhof; Lungenkreislauf → linker Vorhof). Von dort fließt es in die Kammern, von wo es weiter in die jeweiligen Kreisläufe gepumpt wird. Die Vorhöfe sind von den Kammern durch Klappen getrennt, die auf- und zumachen können. Gleiches gilt für die Abgrenzung zwischen Kammern und Arterien. Das hat den Sinn, dass das Blut, welches bereits weitertransportiert wurde nicht mehr zurückfließen kann.

Damit der Kreislauf etwas klarer wird, stellen wir uns auch hier wieder vor, dass wir ein Blutkörperchen sind, das seinen Weg durch den Körper nimmt. Beginnen wir bei der linken

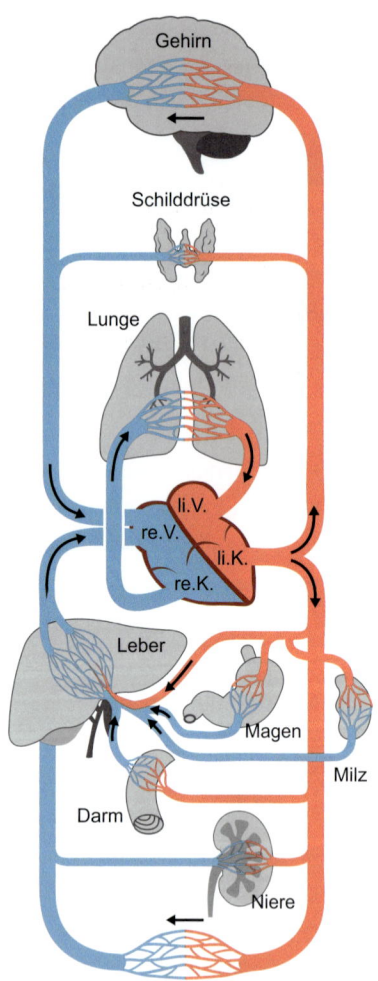

Abbildung 66 Herz-Kreislauf-System
Stark vereinfachte Darstellung des großen und kleinen Kreislaufs, rotes Blut = sauerstoffreich, blaues Blut = sauerstoffarm

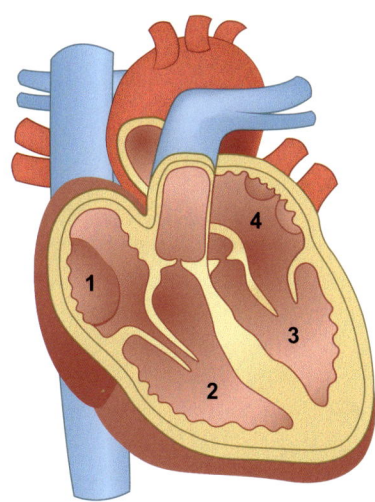

Abbildung 67 Herz
Das Blut kommt aus der linken Kammer

1 Rechter Vorhof
2 Rechte Herzkammer - pumpt O₂-armes
Blut in die Lunge
3 Linke Herzkammer - pumpt O₂-reiches
Blut in den Körper
4 Rechter Vorhof

Kammer. Das Blut ist hier gerade durch den linken Vorhof von der Lunge gekommen und voller Sauerstoff. Das Herz kontrahiert und das Blut wird in die Aorta gedrückt. Der Grund, wieso das Blut nicht zurück in den linken Vorhof wandert, ist, dass die Klappe zwischen Kammer und Vorhof (=Mitralklappe) jetzt geschlossen ist. Den Zeitpunkt, an dem das Herz kontrahiert, nennt man **Systole**.

Das Blut ist jetzt in der Aorta, das Herz ist wieder entspannt und wir sind in der **Diastole**. Das Blut kann von der Aorta nicht mehr zurückfließen, weil die Klappe zwischen linker Kammer und Aorta (=Aortenklappe) jetzt geschlossen ist.

Das Blut fließt nun durch die **Aorta**, die sich in weiterer Folge in immer mehr **Arterien** aufteilt. Diese teilen sich weiter in **Arteriolen** und diese werden letztendlich zu den kleinsten Gefäßen, den **Kapillaren**. Die Kapillaren sind so dünn, dass oft nur ein rotes Blutkörperchen in den Querschnitt passt. Sie weisen eine starke Verzweigung auf, weil hier der Ort des **Stoffaustausches** ist. Wir haben vorhin erwähnt, dass das Blut mit Sauerstoff gefüllt ist, welchen es nun ins angrenzende Gewebe abgibt. Umgekehrt gibt das Gewebe Kohlenstoff und Abfallprodukte ab.

Nun beginnt der Weg zurück ins Herz. Dieser geht von den Kapillaren über die **Venolen** und **Venen** bis hin zur **oberen** bzw. **unteren Hohlvene** (Blut von der Kopfseite → obere Hohlvene; Blut von Fußseite → untere Hohlvene).

Das Blut fließt jetzt in den rechten Vorhof und von dort weiter in die rechte Kammer. Zwischen rechtem Vorhof und rechter Kammer liegt die Trikuspidalklappe. Sie verhindert während der darauffolgenden Systole das Rückfließen des Blutes in Richtung Hohlvene. Systole und Diastole sind auch in der rechten Kammer ganz gleich, wie oben schon beschrieben, zu sehen. In der Kontraktion (Systole) wird das Blut von der rechten Kammer in die **Lungenarterie** befördert. Zwischen Kammer und Arterie liegt die Pulmonalklappe. Wenn das Blut in der Lungenarterie ist, sind wir wieder in der Diastole und damit es nicht zurück in die Kammer fließen kann, schließt sich die Pulmonalklappe.

Das Blut ist jetzt sauerstoffarm (es ist ja vom Körper zurückgekommen), also nimmt es seinen Weg in Richtung Lunge, um Sauerstoff zu tanken. Dort steht es über die Kapillaren an den Alveolen (fast) direkt mit der Atemluft in Verbindung und Sauerstoff kann über die dünnen Alveolenwände zu den roten Blutkörperchen diffundieren. Wenn das Blut mit Sauerstoff angereichert ist, fließt es über die Lungenvene wieder zurück zum Herzen. Dabei tritt es in den linken Vorhof ein. Von dort geht das Blut weiter in die linke Kammer und damit wären wir wieder da, wo wir gestartet sind.

Bemerkung: Das Blut transportiert natürlich auch Nährstoffe zu den Zellen und nimmt Abfallstoffe auf. Dieser „Nährstoffkreislauf" beinhaltet den Darm und die Leber, ist hier aber nicht beschrieben, weil das für den Aufnahmetest zu sehr ins Detail gehen würde.

Die wichtigsten Infos Das Herz-Kreislauf-System

– **Großer Kreislauf**: Körperkreislauf; Herz – Körper – Herz
– **Kleiner Kreislauf**: Lungenkreislauf; Herz – Lunge – Herz
– Arterien ziehen vom Herzen weg, Venen ziehen zum Herzen hin
– **Einteilung des Herzens**: 2 Vorhöfe (links und rechts); 2 Kammern (links und rechts)
– Eine Herzhälfte besteht aus einem Vorhof und einer Kammer
– Zwischen Vorhöfen und Kammern/Kammern und Arterien gibt es Klappen, dadurch kann das Blut nicht mehr zurückfließen
– **Blutfluss**: linke Kammer – Aorta – Arterien – Arteriolen – Kapillaren – Venolen – Venen – obere/untere Hohlvene – rechter Vorhof – rechte Kammer – Lungenarterie – Lungenkapillaren – Lungenvene – linker Vorhof – linke Kammer
– **Systole**: Das Herz kontrahiert und das Blut fließt weiter
– **Diastole**: Das Herz entspannt sich
– Die Kapillaren sind der Ort des Stoffaustauschs
– Kapillaren im Körperkreislauf: Abgabe von Sauerstoff und Nährstoffen, Aufnahme von Abfallstoffen
– Kapillaren im Lungenkreislauf: Aufnahme von Sauerstoff, Abgabe von Kohlenstoffdioxid (Luft) und Nährstoffen (Lungengewebe)
– Die Kapillaren im Lungenkreislauf umschließen die Alveolen
– Die obere Hohlvene sammelt Blut von der oberen Körperhälfte, Gegenteiliges gilt für die untere Hohlvene

Blut und Lymphe

Es gibt in unserem Körper zwei Leitungsbahnen (von den „elektrischen Leitungen" der Nervenzellen einmal abgesehen), die Flüssigkeiten transportieren. Die eine ist das Kreislaufsystem mit den Arterien und Venen, die Blut transportieren. Die zweite ist das Lymphsystem, das die Lymphe transportiert und eng ans Immunsystem gekoppelt ist.

Wir wollen uns hier mit dem Aufbau und den Bestandteilen dieser beiden Flüssigkeiten beschäftigen und die Lymphbahnen und Lymphknoten beschreiben.

Das Blut

Blut besteht zu etwa 45% aus einem zellulären Anteil und aus einem flüssigen Anteil, der die restlichen 55% ausmacht. Den flüssigen Anteil nennt man **Blutplasma**. Er enthält Ionen (Kalzium, Natrium, Chlorid…), Proteine (Albumine und Globuline) und Gerinnungsfaktoren (= Stoffe, die für Gerinnung zuständig sind). Die Proteine sind für den Transport von Stoffen oder die Immunabwehr verantwortlich. Der Rest des Plasmas ist Wasser. Merke: Das **Blutserum** ist Blutplasma ohne Gerinnungsfaktoren.

Die zellulären Bestandteile sind hauptsächlich (ca. 99%) die **roten Blutkörperchen** (Erythrozyten). Der Reste besteht aus **weißen Blutkörperchen** (Leukozyten) und **Blutplättchen** (Thrombozyten).

■ **Erythrozyten**
Die roten Blutkörperchen sind die Träger der Nährstoffe und Blutgase (O_2, CO_2) und haben damit eine Transportfunktion. Ein Erwachsener hat normalerweise etwa 4,5-5,5 $* 10^6$ Zellen pro µl, wobei Männer etwas mehr als Frauen haben.

Tabelle 15 Blutbestandteile und deren Zusammensetzung			
Fest < 44% Hämatokrit	Leukozyten	Granulozyten	Basophile Granulozyten
			Eosinophile Granulozyten
			Neutrophile Granulozyten
		Lymphozyten	
		Monozyten	
	Thrombozyten		
	Erythorzyten		
Flüssig < 56% Plasma = Serum + Fibrin	Serum	90 % H2O 8% Proteine Albumine (Proteinreserve) Globuline α, β, γ (Spez. Immunabwehr, AK), Vitammine, Mineralien, Hormone, Fette, Cholesterin, etc.	
	Fibrin	Gerinnungsfaktor	

Sie werden beim Erwachsenen im **roten Knochenmark** gebildet, leben dann etwa 120 Tage und werden am Ende in der Milz, der Leber und dem Knochenmark abgebaut.

In ihrer Reifung haben sie, wie eine normale Zelle, einen Zellkern, der aber zusammen mit anderen Organellen abgestoßen wird. Daher haben sie ihre bikonkave Form, die wichtig ist, weil sie so sehr verformbar sind und durch die engen Kapillargänge passen.

Eine wichtige Struktur am Erythrozyten ist das **Hämoglobin**. Das ist ein Proteinkomplex mit Eisenionen, der den Sauerstoff bindet und dem Blut seine rote Farbe gibt.

■ **Leukozyten und Thrombozyten**

Leukozyten sind die weißen Blutkörperchen und dienen der Immunantwort (siehe 14.8 Das Immunsystem) und zusammen mit den Thrombozyten machen sie etwa 1% der zellulären Masse des Blutes aus und werden auch im roten Knochenmark gebildet. Sie sind grob in **Granulozyten**, **Monozyten** und **Lymphozyten** zu gliedern, wobei hier zu erwähnen ist, dass Letztere im so genannten lymphatischen Gewebe (= Lymphknoten, Milz, Knochenmark, Thymus…) lernen welche Zellen zum eigenen Körper gehören und welche fremd sind. Nur so kann eine effektive Immunantwort folgen.

Die Thrombozyten sind keine echten Zellen sondern Zellbruchstückchen von sogenannten Megakaryozyten. Diese finden wir wieder im Knochenmark. Ihre Aufgabe besteht in der Blutgerinnung. Bei einer Verletzung haften sie sich an die Wunde, lagern sich aneinander (=Aggregation) und setzen Gerinnungsfaktoren (=spezielle Proteine) frei, sodass das Blut gerinnen und die Wunde heilen kann.

Tabelle 16 Die verschiedenen Typen von Blutzellen		
Erythrozyten (rote Blutzellen)	**Leukozyten (weiße Blutzellen)**	**Thrombozyten (Blutplättchen)**
4,3 - 5,9 Millionen pro ml Blut	4000 - 10 000 pro Mikroliter Blut	150 000 - 400 000 pro Mikroliter Blut
Transport von O_2 und CO_2 (Hb)	Teil des Immunsystems	Blutgerinnung
kernlos, "Drops-Form"	3 Subtypen	
Lebensdauer: 120 Tage	Lebensdauer: 8 - 10 Tage	Lebensdauer: 7 Tage
Abbau in der Milz	Abbau in der Milz	Abbau in der Milz
zu wenige = Anämie	zu wenige = Neutropenie	zu wenige = Thrombozytopenie
Erythropoese - Bildung von roten Blutzellen aus Stammzellen	**Granulopoese** - Bildung von Granulozyten aus Stammzellen (3 verschiedene Untertypen)	**Thrombopoese** - Bildung von Thrombozyten aus Stammzellen
	Lymphopoese - Bildung von Lymphozyten aus Stammzellen (B- und T-Zellen)	
	Monozytopoese - Bildung von Monozyten aus Stammzellen	

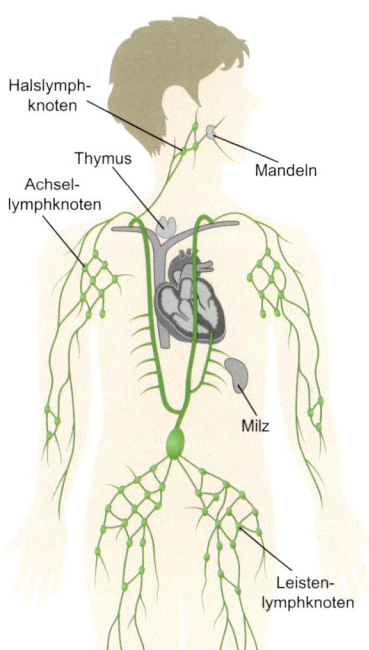

Halslymph-
knoten

Thymus

Mandeln

Achsel-
lymphknoten

Milz

Leisten-
lymphknoten

Abbildung 68
Das Lymphatische System mit den
Lymphbahnen und den einzelnen
Systemen, in denen Zellen zur Immun-
abwehr gebildet werden.

Die Lymphe
Das Lymphsystem hat zwei große Aufgabenbereiche. Zum
Ersten ist es für den **Wassertransport** zuständig und zweitens
spielt es eine wichtige Rolle im **Immunsystem**. Den Aufbau
kann man sich so ähnlich, wie die Blutgefäße vorstellen. Es
gibt in der Peripherie, wo auch die Kapillaren sind, kleinste
Lymphgefäßchen, die dort blind enden. Diese vereinigen sich
immer mehr, je näher sie der Körpermitte kommen und entleeren sich am Ende in die Hohlvene (die zum Herzen zieht).
Es gibt hier also keinen Kreislauf in diesem Sinne.

Es gibt also immer etwas Wasser im Zwischenzellraum. Es
ist aber nicht so, dass das Wasser dort auf ewig verweilt, es
unterliegt stattdessen einem Kreislauf. Wenn das Blut durch
ein Druckverhältnis in den Kapillaren (Druck in Kapillare
> Druck im Gewebe) Wasser ins Gewebe abgibt, dann wird
ein Teil des Wassers wieder von den Venen aufgenommen.
Der Rest an Wasser, das jetzt zu viel im Zellzwischenraum
ist, wird über das Lymphgefäßsystem aufgenommen und abtransportiert. Wie schon erwähnt fließt es dadurch in Richtung
Hohlvene. Wenn bei diesem System etwas nicht funktioniert
(z. B. Abtransport ist beeinträchtigt), dann bleibt das Wasser
im Gewebe und es entstehen Ödeme.

Mit dem Immunsystem ist das Lymphsystem verlinkt, weil
in die Lymphgefäße immer wieder Lymphknoten eingestreut
sind. Lymphknoten beinhalten bestimmte Arten von Lymphozyten, denen sie hier beibringen, welche schädlichen Keime
vielleicht gerade in unserem Körper sind und wie diese von
körpereigenen Zellen unterschieden werden müssen.
Die Stationen der Lymphknoten fungieren auch als Filter.
Wenn die Lymphe irgendwelche Bakterien oder Viren aus
dem Gewebe mit dem Wasser mitschwemmt, werden diese
in den Knoten abgefangen und dort durch die Lymphozyten
und sonstige Immunantwort abgetötet (siehe 15.2 Das Immunsystem). Aus diesem Grund haben wir vergrößerte, schmerz-
hafte Lymphknoten, wenn wir erkältet sind.

Abbildung 69 Lymphbahnen
Die Lymphbahnen nehmen in der
Peripherie Lymphe auf und entleeren
sich in die Hohlvene.

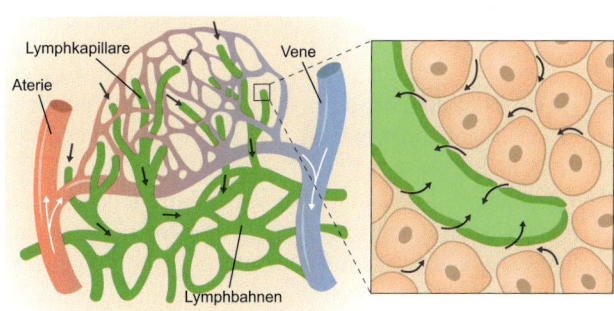

Lymphkapillare

Vene

Aterie

Lymphbahnen

Die wichtigsten Infos Blut und Lymphe

– **Zwei Leitungsbahnen**: Blutgefäße, Lymphgefäße

– **Blut**: 45% Zellen; 55% Blutplasma

– **Blutzellen**: rote Blutkörperchen (99%), weiße Blutkörperchen, Blutplättchen

– **Blutplasma**: Ionen, Proteine, Gerinnungsfaktoren, Wasser

– **Blutserum**: Blutplasma ohne Gerinnungsfaktoren

– **Erythrozyten**: Geburt im roten Knochenmark; leben 120 Tage; sterben in der Milz

– Die Aufgaben der roten Blutkörperchen umfassen den Blutgastransport (O_2, CO_2)

– Erythrozyten sind die einzigen Zellen ohne Zellkern; sie enthalten das Hämoglobin

– **Hämoglobin**: Proteinkomplex + Eisenionen; bindet Sauerstoff

– **Leukozyten**: Geburt im roten Knochenmark; Ausbildung (Immunabwehr) im lymphatischen Gewebe

– Einteilung der Leukozyten: **Granulozyten, Monozyten, Makrophagen**

– Thrombozyten sind Bruchstücke von Megakaryozyten

– Megakaryozyten werden im Knochenmark gebildet

– Thrombozyten verkleben eine Wunde und setzen Gerinnungsfaktoren frei

– Das **Lymphsystem** macht Wassertransport und spielt eine Rolle im Immunsystem

– Die Lymphbahnen nehmen in der Peripherie Lymphe auf und entleeren sich in die Hohlvene

– Wenn Lymphbahnen das Wasser nicht abtransportieren können, bekommt man Ödeme

– Die **Lymphknoten** zählen zum lymphatischen System, d. h. hier bekommen die Lymphozyten ihre Ausbildung für die Immunabwehr

– Lymphknoten sind Filter für etwaige Erreger, die aus der Peripherie ankommen

Das Atemsystem

In diesem Abschnitt beschreiben wir den Weg der Luft über die Nase bis hin zu den Alveolen. Auch werden wir über Ein- und Ausatmung und ein wenig über die Anatomie der Atemorgane reden.

Wir brauchen unsere Luft zum Atmen und Überleben. In der Luft ist Sauerstoff, auf den es uns ankommt, zu 21% vorhanden. Der Großteil der Atemluft (ca. 78%) besteht aus Stickstoff. In der Regel atmen wir 12-mal pro Minute, wenn wir in Ruhe sind. Bei Anstrengung, Nervosität oder Sport kann das auf 30-mal pro Minute ansteigen. Die Luft gelangt dabei bis in die letzten Ecken unserer Lunge, wo der Sauerstoff ans Blut abgegeben und Kohlenstoffdioxid vom Blut aufgenommen wird. Dieses Gasgemisch wird nun wieder ausgeatmet.

Dabei werden allerdings nicht die gesamten 21% des Sauer-
stoffs verbraucht – wir atmen ein Gasgemisch aus, das noch
immer zu etwa 14% mit Sauerstoff angereichert ist. Deswegen
funktionieren Mund-zu-Mund Beatmungen. Wenn wir den
kompletten Sauerstoff der Luft in einem Atemzug aufbrau-
chen würden, würde diese Erste-Hilfe Maßnahme wenig Sinn
machen.

Wir können entweder durch den **Mund** oder durch die **Nase**
einatmen. In der Nasenhöhle findet sich die Nasenscheidewand, die den Raum in 2 Hälften teilt (siehe Schema). Hier
finden sich auch Flimmerepithel und die Sinneszellen, die für
die Geruchswahrnehmung zuständig sind. Danach strömt die
Luft in den **Rachen** und von dort gleich in den **Kehlkopf**. Der
Kehlkopf ist insofern interessant, weil hier die Stimmbänder
liegen und daher hier die Stimme entsteht.
Der Kehlkopf schließt daraufhin an die Luftröhre an. Diese
liegt vor der Speiseröhre, ist etwa 10cm lang und besteht
aus Knorpelmasse, weswegen sie etwas fester ist (am Hals
tastbar). An der Hinterwand gibt es eine Muskulatur und ab
hier finden sich Drüsen, die Sekrete absondern und wieder ein
Flimmerepithel, das dafür sorgt, dass keine Fremdkörper in die
Lunge gelangen. Ein Fremdkörper in der Luftröhre löst einen
Hustenreflex aus und wird durch den Flimmerschlag und die
Muskelanspannung nach oben transportiert und abgehustet.
Das Flimmerepithel befindet sich im gesamten Atemweg bis
auf die Alveolen.
Weiter unten teilt sich die Luftröhre in einen rechten und einen
linken **Hauptbronchus**. Diese ziehen in die Lunge und ver-
zweigen sich weiter zu **Bronchien** und weiter zur **Bronchiolen**
bis sie bei den **Lungenbläschen** (Alveolen) ankommen. Bis
dorthin wurde die Luft angefeuchtet und erwärmt.
Die Alveolen haben ein einschichtiges flaches Plattenepithel
und sind an der Außenseite mit Kapillaren überzogen. Durch
das flache Epithel der Alveolen kann Sauerstoff der Luft sehr
leicht hindurch diffundieren (siehe kleines Bild). Das Blut
nimmt den Sauerstoff also hier auf und fließt zurück zum
Herzen (s. 14.2 Das Herz-Kreislauf-System). Daraufhin wird
die, mit Kohlenstoffdioxid angereicherte Luft wieder ausgeatmet.

Der Atemprozess funktioniert, weil wir Muskeln haben, die
diese Atmung vorantreiben. Das sind einerseits die Rippen-
muskeln, die den Brustkorb erweitern und andererseits das
Zwerchfell, das unser stärkster Atemmuskel ist und besonders
bei der Einatmung eine Rolle spielt. Beim Einatmen erweitert
sich der Brustkorb und das Zwerchfell wandert nach unten.
Wir stellen uns die Lunge kurz wie einen Hohlraum vor.

Sie ist über verschiedene Schichten mit dem Brustkorb verbunden und wenn er sich erweitert, muss sie folgen, weil es einen Unterdruck zwischen diesen Schichten gibt. Das führt dazu, dass Luft in diesen Hohlraum gesaugt wird. Die Einatmung erfolgt also passiv. Bei der Ausatmung ist es genau umgekehrt. Die Rippenmuskulatur sorgt dafür, dass der Brustkorb wieder zusammensackt und das Zwerchfell wandert nach oben, sodass die Lunge wieder weniger Platz hat und die Luft ausströmt. Merke: Es kann nie die gesamte Luft ausgeatmet werden.

Zum Abschluss noch ein paar Worte zur Lunge selbst. Sie ist ein paariges Organ und in Lappen eingeteilt, wobei die rechte Lunge aus 3 Lappen und die linke nur aus 2 Lappen besteht. Das hat den Grund, dass auf der linken Seite Platz für das Herz sein musste und generell ist die linke Lunge etwas kleiner. Durch die vielen Alveolen beträgt die Gasaustauschoberfläche ca. 140m^2 und die Füllmenge beträgt ca. 5-6l.

Die wichtigsten Infos Das Atmungssystem

– 21% Sauerstoff in der Atemluft, 14% Sauerstoff in der Ausatemluft

– In Ruhe atmen wir ca. 12mal pro Minute, bei Anstrengung bis ca. 30mal

– In der Nasenhöhle befindet sich die Nasenscheidewand

– Nasenscheidewand enthält Flimmerepithel und Sinneszellen (Geruchswahrnehmung)

– Im **Kehlkopf** liegen die Stimmbänder

– Die **Luftröhre** liegt vor der Speiseröhre und hat eine knorpelige Wand

– Ab der Luftröhre gibt es Drüsen

– Ein Fremdkörper in der Luftröhre löst den Hustenreflex aus, woraufhin das Flimmerepithel diesen Fremdkörper nach oben schlägt

– Die Luftröhre teilt sich in den rechten und linken **Hauptbronchus**

– Von einem Hauptbronchus geht der Weg weiter zu den **Bronchien**, **Bronchiolen**, **Alveolen**

– Bis zu den Alveolen wird die Luft angefeuchtet und erwärmt

– Die Alveolen sind mit einschichtigem Plattenepithel ausgekleidet und besitzen als einzige kein Flimmerepithel

– In den Alveolen erfolgt der Gasaustausch mit den Kapillaren des Lungenkreislaufs

– Atemprozess mit Hilfe von Muskeln

– **Einatmung**: Rippen- und Zwerchfellmuskulatur kontrahiert sich; Brustkorb, und in weiterer Folge Lunge, dehnt sich aus

– Es wird nie die gesamte Luft ausgeatmet

– **Lunge**: paarig; in Lappen eingeteilt (rechts - 3 Lappen, links - 2 Lappen, wegen dem Herz)

– Die Füllmenge der Lunge ist etwa 5-6l

Harnorgane

Das System, das sich aus den Nieren und den ableitenden Harnwegen zusammensetzt, hat die Aufgabe das Blut (und damit den gesamten Körper) zu reinigen. Was das im Detail bedeutet, werden wir in diesem Punkt erläutern.

Die Niere

Die Niere ist ein paarig angelegtes Organ und beide Nieren liegen links und rechts an der Flanke, wobei die rechte Niere etwas weiter unten liegt (über ihr liegt die Leber, die viel Platz braucht), außerdem ist noch wichtig zu erwähnen, dass am oberen Ende jeder Niere die Nebenniere direkt anliegt. Diese wird später beim Hormonsystem eine Rolle spielen.

Die Nieren haben eine Erbsenform, sind bräunlich und etwa 12cm lang, 6cm breit und 3cm dick (12-6-3). Sie sind in eine Bindegewebskapsel und in Fettgewebe gehüllt, die ihnen Schutz geben.

Das Innere jeder Niere lässt sich in Rinde und Mark einteilen, wobei ein weiterer großer Teil das Nierenbecken darstellt. Dieses ist ein Hohlraum, in den der Harn abgegeben wird. Von hier aus fließt der Harn über die ableitenden Harnwege zur Blase, von wo er letztendlich ausgeschieden wird. So viel zum Aufbau der Niere.

Die Niere hat nun die Aufgabe den Harn zu bilden. Dabei filtert sie alle so genannten harnpflichtigen Substanzen aus dem Blut. Harnpflichtige Substanzen sind alle Stoffe, die der Körper nicht mehr braucht sowie Abbauprodukte, Medikamente oder Gifte. Mit dieser Funktion dient die Niere also der Blutreinigung.

Weitere wichtige Aufgaben sind die Regulation des Säure-Basen- und Elektrolythaushalts und die Blutdruckregulation, die mit der Regulation des Wasserhaushalts einher geht und durch das Hormon Renin kontrolliert wird. Der Blutdruck hängt unter anderem vom Blutvolumen ab, das bedeutet: mehr Wasser im Blut → mehr Druck. Wenn der Blutdruck also zu hoch ist, dann wird mehr Wasser durch die Niere ausgeschieden. Damit die Niere weiß, wie hoch der Blutdruck ist, gibt es Rezeptoren, die das messen und damit wenden wir uns dem Aufbau der Rinde und des Marks zu.

Die gesamte Niere (Rinde und Mark, ohne Nierenbecken) ist mit sogenannten **Nephronen** durchzogen. Wir haben ca. 1 Mio. Nephrone pro Niere und ein Nephron besteht aus Glomerulus und Tubulussystem. Sie sind über die Glomeruli mit dem Blut verbunden und stellen so die Filterung des Blutes sicher. Ein **Glomerulus** ist eine kleine knotenförmige Struktur am Beginn des Nephrons, zu der eine Arteriole zieht. Im Glomerulus teilt sich diese Arteriole in Kapillaren auf und das

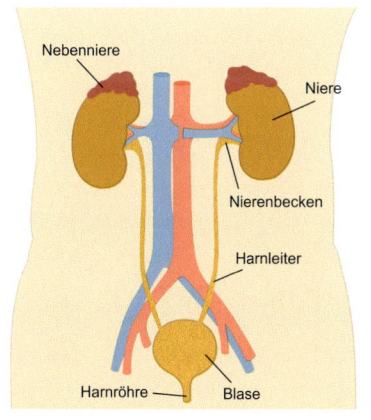

Abbildung 70 Harnorgane
Überblick über die wichtigsten Strukturen der Harnwege. Die Nieren setzen sich über die Nierenbecken in die Harnleiter fort. Diese münden in die Blase, aus der sich der Harn über die Harnröhre entleert.

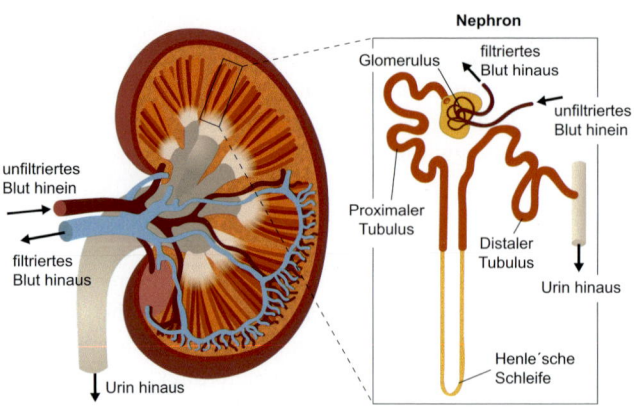

Nephron

Glomerulus
filtriertes Blut hinaus
unfiltriertes Blut hinein
Proximaler Tubulus
Distaler Tubulus
Urin hinaus
Henle'sche Schleife

unfiltriertes Blut hinein
filtriertes Blut hinaus
Urin hinaus

Abbildung 71 Niere
Das Blut fließt über die Arterie in die Glomeruli, wird dort gefiltert und fließt über die Vene wieder ab. Auf dem Weg durch das Tubulussystem und die Henle'schen Schleife wird die Harnkonzentration weiter abgestimmt, bis der Harn über das Sammelrohr seinen Weg über die ableitenden Harnwege nimmt.

Blut wird in das Nephron hinein filtriert (alle harnpflichtigen Substanzen, Ionen und Wasser treten dabei über). Dieses erste Filtrat wandert nun weiter zu einem **Tubulus**, kommt dann in die **Henle'sche Schleife** und von hier wieder in den nächsten **Tubulus** bis zum **Sammelrohr**, das dann letztendlich ins **Nierenbecken** und die ableitenden Harnwege führt.

Der Großteil von dem, was im Glomerulus filtriert wird, wird im ersten Tubulus wieder rückresorbiert. In der Henle'schen Schleife wird das Filtrat weiter konzentriert, wobei der absteigende Teil für Wasser noch durchlässig und der aufsteigende Teil nicht mehr durchlässig ist. Bis dahin wurde nun an der Feinabstimmung von Ionen, Säuren und Basen und sonstigen harnpflichtigen Substanzen im Harn gearbeitet. Im Tubulus nach der Henle'schen Schleife findet die letzte (hormonregulierte) Feinabstimmung statt. Im Sammelrohr kann dem Harn noch Wasser entzogen werden. Auch das passiert über Hormone, die die Durchlässigkeit von Wasser regulieren (siehe 14.2 Das Hormonsystem).

In der Rinde der Niere finden wir die Glomeruli und im Mark befinden sich die Tubulussysteme und die Henle'schen Schleifen. Die Sammelrohre, die sich auch noch im Mark befinden, ziehen allesamt zum **Nierenbecken**, wo sich der Harn seinen weiteren Weg durch die ableitenden Harnwege bahnt.

Die ableitenden Harnwege
Fast die gesamten ableitenden Harnwege sind mit Urothel ausgekleidet (nur der untere Teil der Harnröhre hat schon Plattenepithel). Das Urothel kann seine Schichtdicke verändern, was besonders in der Blase von Bedeutung ist. Eine volle Blase hat ein dünneres Epithel als eine leere Blase.

Vom Nierenbecken ziehen die **Harnleiter** weg. Sie sind ca. 25-30cm lang und ziehen zur **Harnblase**. Die Harnblase ist ein muskuläres Hohlorgan und hier wird der Harn gesammelt.

Sie hat ein maximales Füllungsvolumen von etwa 1l – 1,5l und Harndrang entsteht, wenn ungefähr ein Viertel bis zur Hälfte davon voll ist. Männer haben eine größere Blase und verspüren daher erst später einen Harndrang.

Ausgeschieden wird der Harn über die Harnröhre. Diese ist bei Männern aus anatomischen Gründen etwa 3-mal so lang wie bei Frauen, weswegen Frauen häufiger an Harnwegsinfekten leiden (der Weg für Bakterien ist kürzer).

Die wichtigsten Infos Harnorgane

– **Harnorgane**: Niere, Harnleiter, Harnblase, Harnröhre
– **Niere**: paarig; an den Flanken; mit einer Bindegewebskapsel und Fettgewebe umhüllt;
– **Funktion der Niere**: Blutreinigung, Regulation des Säure-Base-, Elektrolyt- und Wasserhaushalts, Regulation des Blutdrucks
– Niere erkennt den Blutdruck über Rezeptoren
– Innerhalb der Niere: **Rinde, Mark, Nierenbecken**
– **Renin** (= Hormon) sorgt für die Blutdruckregulation
– **Nephron**: Glomerulus + Tubulussystem
– In der Rinde befinden sich die **Glomeruli** bzw. die oberen Anteile der Nephrone
– Im Mark befinden sich die Tubulussysteme, Henle'schen Schleifen und Sammelrohre
– Nephrone sind mit dem Blut über Glomeruli verbunden
– Blut wird von den Kapillaren in den Glomeruli ins Nephron filtriert
– Filtrat → Tubulus → Henle'sche Schleife → Tubulus → Sammelrohr → Nierenbecken
– **1. Tubulus**: Rückresorption des Großteils
– Die **Henle'sche Schleife** konzentriert das Filtrat
– Der absteigende Teil der Henle'schen Schleife lässt Wasser diffundieren, der aufsteigende Teil nicht mehr
– **2. Tubulus**: Feinabstimmung von Ionen, Säuren und Basen und sonstigen harnpflichtigen Substanzen
– **Sammelrohr**: Feinabstimmung vom Wassergehalt (letzte Möglichkeit den Harn zu konzentrieren)
– Die Sammelrohre ziehen zum Nierenbecken
– (Fast) die gesamten ableitenden Harnwege sind mit Urothel ausgekleidet
– Nierenbecken → Harnleiter → Harnblase → Harnröhre
– Füllungsvolumen ist 1l – 1,5l; Männer > Frauen

Das Nervensystem

Das Nervensystem beinhaltet die Gesamtheit aller Nervenbahnen und Gliazellen unseres Körpers. Wir brauchen es,
um uns in unserer Umwelt zurechtzufinden und um uns mit
ihr auseinanderzusetzen. Das Nervensystem lässt sich nach
der Lokalisation in **peripheres Nervensystem** (PNS) und
zentrales Nervensystem (ZNS) gliedern. Es gibt noch eine
weitere Gliederung, die auf funktioneller Ebene basiert und
zwar in das **somatische** und **vegetative Nervensystem**. Die
letzeren beiden haben natürlich ihre Anteile im ZNS und PNS
und wir werden uns erst nur auf das ZNS und PNS konzentrieren. Allerdings wird am Ende dieses Kapitels das vegetative
Nervensystem als einzelner Punkt besprochen, da es wichtige
Funktionen übernimmt und eine gesonderte Betrachtung ver-
dient. Es soll aber klargestellt werden, dass es keinen „dritten"
Teil neben ZNS und PNS darstellt.

Das zentrale Nervensystem stellen das Gehirn und das Rückenmark dar. Hier ist zwischen **grauer** und **weißer Substanz** zu
unterscheiden. Die graue Substanz beinhaltet Nervenzellkörper
und hier finden die Verschaltungen zwischen den Nervenzellen
statt. In der weißen Substanz verlaufen die Nervenzellbahnen,
die Axone. Bevor wir uns den Einzelheiten des ZNS und PNS
widmen, nehmen wir die Reizweiterleitung und deren Physiologie unter die Lupe.

Leitung zwischen Nervenzellen
Man unterscheidet hierbei das Ruhepotential vom Aktionspotential. Diese beiden Potentiale beziehen sich auf die Nerven
du beschreiben, ob ein Nerv gerade erregt ist oder nicht.
Im Ruhepotential ist das Innere des Nervs bzw. des Axons
negativ mit etwa -70 bis -90 mV geladen. Das hat den Grund,
weil zu diesem Zeitpunkt so gut wie kein Na^+ im Nerv vorliegt.

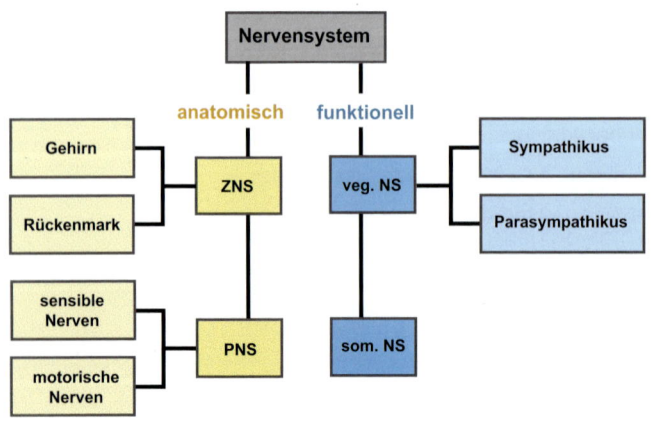

Abbildung 72 Nervensystem
Einteilung des Nervensystems nach
anatomischen und funktionellen
Aspekten.

Abbildung 73
Spannungsverhältnisse während
einer Erregungsweiterleitung
Die Depolarisation findet erst statt, wenn
das Schwellenpotential überwunden ist.
Es kommt zum Overshoot und zur an-
schließenden Repolarisation und Hyperpolarisation. In den letzteren Phasen ist
die Zelle nicht erregbar (Refraktärzeit).

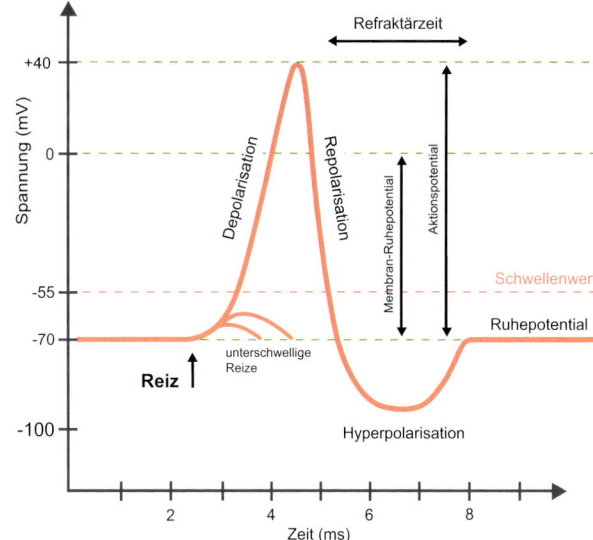

Abbildung 74
A: Ruhepotential, beide Kanäle sind
geschlossen, Na+ befindet sich außer-
halb der Zelle, K+ ist innerhalb der Zelle,
das Membranpotential liegt bei -70mV
B: Einige Na+-Kanäle öffnen sich bis
sie den Schwellenwert erreicht haben.
Darufhin öffnen sich alle Na+-Kanäle bis
der Overshoot erreicht ist
C: Na+-Kanäle inaktivieren wieder und
K+-Kanäle öffnen sich. Es folgt die
Repolarisation.
D: Hyperpolarisation, der K+-Kanal ist
noch eine kurze Zeit offen
E: Die Na+-K+-Pumpe sorgt dabei für
die richtige Konzentration der Ionen
(K+ innen; Na+ außen)

Die K^+-Konzentration ist zwar recht hoch, jedoch überwiegen
trotzdem die negativ geladenen Ionen. Für diesen Zustand
sorgen die Na^+-K^+-Pumpen, die unter Energieaufwand (ATP-
Verbrauch) Na^+-Ionen nach außen und K^+-Ionen nach innen
pumpen. Nun kommt ein Reiz, welcher beispielsweise von
einem anderen Neuron stammen könnte. Wie ein Neuron einen
Reiz auf ein anderes Neuron weiterleitet besprechen wir am
Ende dieses Punktes.
Der Reiz depolarisiert nun das Neuron. Das bedeutet, dass
durch bestimmte Vorgänge am synaptischen Spalt einige (nicht
alle!) Na^+-Kanäle geöffnet werden. Dadurch kann Na^+ in die
Zelle einströmen. Das braucht keinen Energieaufwand, da
erstens das Innere der Zelle ndegativ geladen ist und zweitens

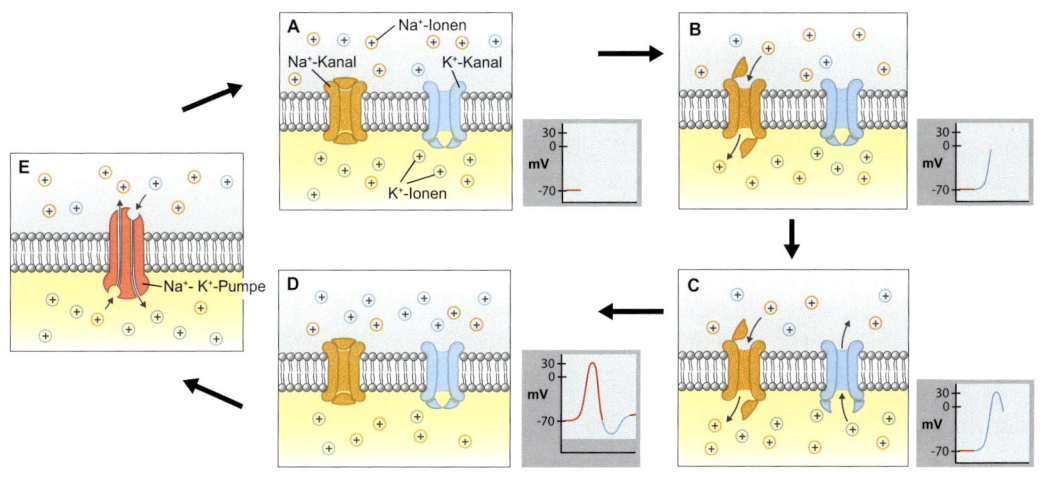

im Inneren der Zelle sehr wenig Natrium vorherrscht. Wenn das Potential im Inneren der Zelle auf die **Reizschwelle** ca. -55mV hoch geht kommt es zum Aktionspotential bzw. zur vollen **Depolarisation** bis +30mV. Sollten die -55mV nicht erreicht werden, kommt es nicht zum Aktionspotential. Daraus folgt, dass es entweder ein komplettes Aktionspotential oder eben gar keines gibt (= **Alles oder Nichts-Prinzip**).

Bis -55mV sind nun einige Na^+-Kanäle geöffnet, sobald diese Reizschwelle erreicht ist, öffnen alle Na^+-Kanäle und es kann infolgedessen das Na^+ von außen ungehindert einströmen und eben so das Potential sehr schnell (1-2 ms) auf +30mV treiben. Dieses Depolarisieren der Nervenzelle nennt man **Overshoot**.

Jetzt, wo das Maximum erreicht ist, werden die Na^+-Kanäle wieder inaktiviert und K^+-Kanäle öffnen sich. Dadurch strömt K^+ aus der Zelle aus, man spricht nun von der **Repolarisation**. Na^+ kann nicht mehr einströmen (allerdings ist gerade sehr viel im Inneren) und K^+ strömt aus. Dadurch wird das Innere der Zelle wieder negativer. Das geht solange bis die Zelle wieder so negativ geladen ist wie sie es vorher war, also -70mV. In den meisten Zellen unseres Körpers gibt es eine so genannte **Hyperpolarisation**. Das bedeutet, dass das Potential bei der Repolarisation bis -110mV absinken kann – quasi eine „Über-repolarisation" und es kommt zustande, weil die K^+-Kanäle noch etwas länger offen stehen. Die K^+-Ionen und Na^+-Ionen werden dann von der Na^+-K^+-Pumpe wieder nach innen bzw. außen gepumpt. Nach der Repolarisation hat die Zelle eine sogenannte **Refraktärzeit**, in der sie durch keinen noch so starken Reiz erregbar ist.

Wenn der Reiz am Axon entlang gewandert ist, kommt er an der Synapse an. Hier kommt es zu einem Ca^+-Einstrom,

Abbildung 75
Vergrößerung einer motorischen Endplatte
Die Vesikel aus dem Synapsenköpfchen eröffnen sich und der Transmitter (Acetylcholin) entleert sich. Dabei bindet es an Rezeptoren, die ein Aktionspotential an der postsynaptischen Membran auslösen und damit den Reiz weiterleiten.

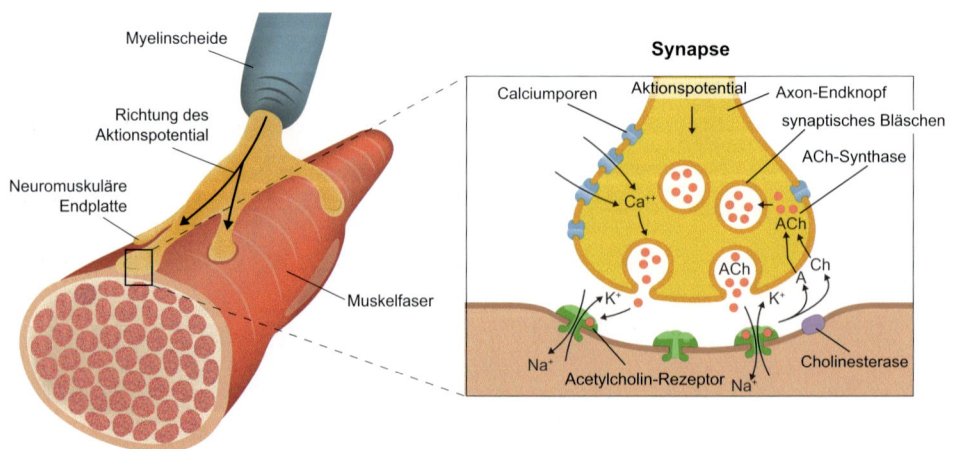

Abbildung 76
Erregungsweiterleitung eines mark-
losen Nervs zu einem markhaltigen Nerv

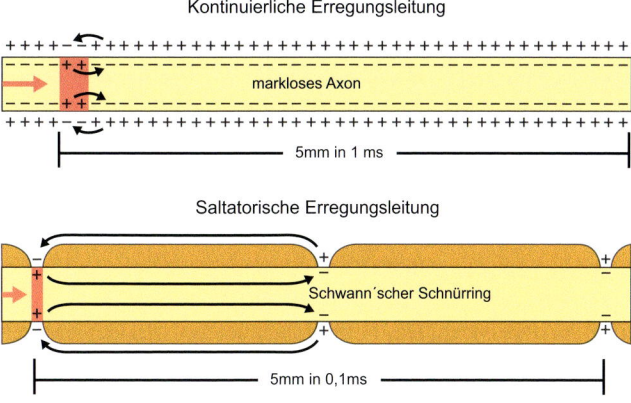

Kontinuierliche Erregungsleitung

markloses Axon

5mm in 1 ms

Saltatorische Erregungsleitung

Schwann'scher Schnürring

5mm in 0,1ms

worauf sich sogenannte **Transmitter**, die bis dahin in Bläschen gespeichert waren, in den synaptischen Spalt entleeren. An der postsynaptischen Zellmembran binden sie an Rezeptoren, die in weiterer Folge einen Na^+-Einstrom bewirken können. Das wäre somit der Beginn eines erneuten Aktionspotentials.

Die Axone von Säugetieren haben eine Markscheide um sich herum. Im PNS ist das die Schwann'sche Zelle und im ZNS der Oligodendrozyt (siehe 14.1 Nervengewebe). Diese Zellen bewirken eine Isolation des Axons, was dazu führt, dass es nur an den so genannten Schwann'schen Schnürringen zum Aktionspotential kommen kann. Dadurch kann ein Reiz wesentlich schneller weitergeleitet werden, als es beispielsweise bei Amphibien der Fall ist, die diese Isolationen nicht haben (siehe Schema).

Das ZNS
Das Gehirn ist unser zentralstes Schaltorgan. Es ist in zwei Hälften, die Hemisphären, geteilt und es gibt fünf Bereiche, die zu unterscheiden sind: 1. das Großhirn, 2. das Zwischenhirn, 3. das Mittelhirn, 4. das Kleinhirn, 5. das verlängerte Mark (die Reihenfolge ist wichtig und geht von vorne nach hinten). Das Gehirn schwimmt im sogenannten **Liquor**. Das ist eine bestimmte Flüssigkeit, die von spezialisierten Zellen des Gehirns gebildet wird. Im Gehirn gibt es einen Hohlraum, das **Ventrikelsystem**, der auch mit Liquor gefüllt ist. Außerdem herrscht im Gehirn die so genannte **Blut-Hirn-Schranke**, die von Astrozyten (=Teil der Glia) gebildet wird. Diese sorgen dabei dafür, dass es eine strikte Trennung von Blut und Hirngewebe gibt, sodass keine Stoffe ins Gehirn gelangen, die nicht dafür vorgesehen sind. Die Blut-Hirn-Schranke hat also eine Schutzfunktion. Vor mechanischen Schäden ist das Gehirn durch den Schädelknochen und die Hirnhäute geschützt.

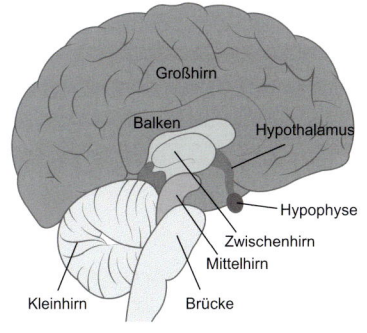

Großhirn
Balken
Hypothalamus
Hypophyse
Zwischenhirn
Mittelhirn
Kleinhirn
Brücke

Abbildung 77 Zentrales Nevensystem
Das Gehirn besteht aus zahlreichen Abschnitten, wobei das Großhirn den größten Teil bildet.

Die Hirnhäute setzten sich aus drei Schichten zusammen, die von innen nach außen die **weiche Hirnhaut**, die **Spinnwebshaut** und die **harte Hirnhaut** darstellen. Die harte Hirnhaut legt sich direkt dem Knochen an. Merkhilfe: es wird von innen nach außen immer härter.

Das Großhirn ist stark gefurcht, der größte Teil des Gehirns und unterteilt in **Großhirnrinde** und **Marklager.** Die Rinde besteht aus grauer und das Marklager aus weißer Substanz. Graue Substanz liegt hier also außen und weiße Substanz innen. Die beiden Großhirnhemisphären sind durch den Balken miteinander verbunden. Das Großhirn ist der Teil des Gehirns, mit dem wir über etwas nachdenken und Entscheidungen treffen. Außerdem ist er wahrscheinlich der Sitz unserer Persönlichkeit, da es nach Verletzungen am Großhirn zu Persönlichkeitsveränderungen kommt. Eine Struktur, die noch wichtig zu erwähnen ist, ist der **Hippocampus**. Er liegt ungefähr unter dem Großhirn ist und für unser Gedächtnis verantwortlich. In diesem Gebiet werden alle Erinnerungen gespeichert, daher ist es für das Lernen sehr bedeutend.

Das Zwischenhirn ist ein kleiner Teil im Gehirn, wo sich unter anderem der **Thalamus** befindet. Diese Struktur nennt man „Tor zum Bewusstsein", weil alle Informationen, die von Neuronen dorthin getragen werden, uns auch bewusst werden (z.B. Schmerzwahrnehmungen). Eine weitere wichtige Struktur ist der **Hypothalamus**. Er spielt eine wichtige Rolle beim Hormonsystem. Dort reguliert er die Ausschüttung von diversen Hormonen und gibt selbst zwei Hormone ans Blut ab. Genaueres wird in 14.2 Das Hormonsystem besprochen. Ansonsten verarbeitet das Zwischenhirn noch Eindrücke von Sinnesorganen.

Das Mittelhirn liegt zwischen dem Zwischenhirn und der Brücke (=Teil des Kleinhirns). Hier ziehen viele Leitungsbahnen durch, die beispielsweise Reflexe der Augen bewerkstelligen (z. B. die Anpassung der Pupille bei Licht).

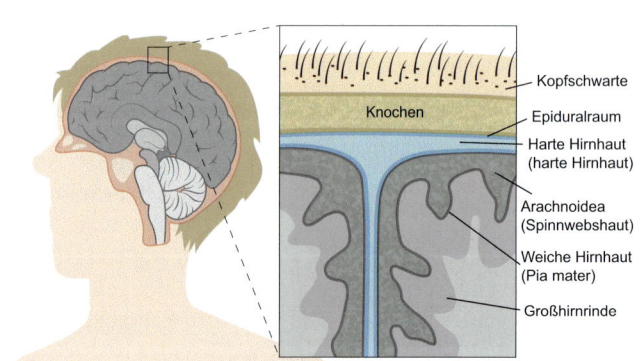

Abbildung 78 Hirnhäute
Die drei Hirnhäute von innen nach außen: Pia mater, Spinnwebshaut, Dura mater. Darauf folgt der Schädelknochen.

Das Kleinhirn liegt hinten über dem verlängerten Mark und besteht aus den 2 Kleinhirnhemisphären. Die Brücke ist eine Struktur, die dem Kleinhirn zugeteilt werden kann. Das Kleinhirn selbst ist für unbewusste bzw. erlernte motorische Abläufe zuständig wie etwa jonglieren oder Rad fahren. Alkohol greift zuerst auf das Kleinhirn, deswegen können wir auch nicht mehr richtig gehen, wenn wir betrunken sind. Die Brücke ist lediglich eine Durchzugsstraße für Nerven bzw. gibt es manche Neurone, die hier auf dem Weg zum Großhirn aufs nächste Neuron umschalten.

Das verlängerte Mark ist zwar noch Teil des Gehirns, setzt sich ins aber ins Rückenmark fort. Hier finden wir Zentren für die Atem- und Blutdruckregulation, Brech- und Reflexzentren.

Das Rückenmark ist ein Strang aus Nervenfasern, der durch den Rückenmarkskanal zieht. Dieser wird von den Wirbelkörpern gebildet und geschützt und auch hier sind die Nerven vom Liquor umgeben.

Anders als im Gehirn liegt hier die weiße Substanz außen. Das ist so, weil die Umschaltung vom Neuron (1. Neuron), welches vom Gehirn kommt, zum nächsten Neuron (2. Neuron), welches in die Peripherie zieht, im Inneren des Rückenmarksstrangs stattfindet und umgeschaltet wird immer am Nervenzellkörper (siehe Schema). Die Axone des 2. Neuron ziehen also nach außen und bilden somit die weiße Substanz. Genauso funktioniert es mit Neurone, die von der Peripherie kommen. Sie schalten im Inneren des Marks auf ein Neuron um, das zum Gehirn zieht. Neurone, die zum Gehirn ziehen, nennt man **Afferenzen**, Neurone, die vom Gehirn wegziehen, sind die **Efferenzen**.

Die Nervenbahnen, die vom Gehirn in die Peripherie ziehen, kreuzen erst, wenn sie im Rückenmark auf der Höhe sind, auf der sie auch austreten - die linke Gehirnhälfte kontrolliert also die rechte Körperhälfte und umgekehrt. Auch die Bahnen, die

Abbildung 79
Nervenbahnen vom Gehirn kreuzen oben und schalten auf der jeweiligen Rückenmarksebene auf das 2. Neuron um. Ebenso ziehen afferente Bahnen von der Peripherie ins Rückenmark, schalten um und ziehen auf die Gegenseite in Richtung Gehir**n**.

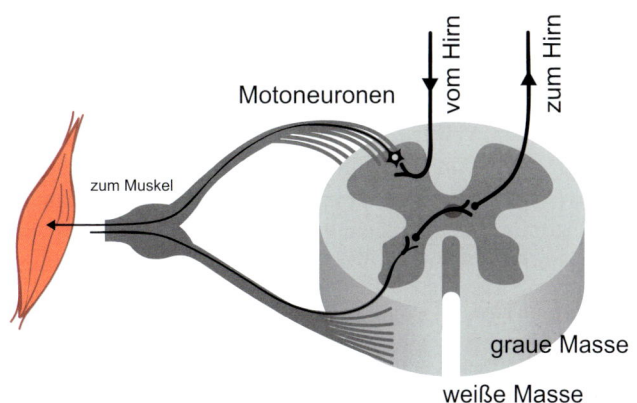

von der Peripherie kommen und beispielsweise sensorische Informationen leiten, kreuzen die Seiten.

Das PNS

Das periphere Nervensystem stellt alle Nervenbahnen dar, die nicht ins ZNS gehören. Die efferenten, hauptsächlich motorischen Bahnen ziehen dabei zu den Muskeln und aktivieren die Kontraktion über die **motorische Endplatte**. Das ist eine Stelle, an der die Erregung der Nervenzelle über eine spezielle Synapse an die Muskelzellen abgegeben wird (siehe 14.1 Muskelgewebe).

Die afferenten Bahnen, hauptsächlich sensorische Bahnen, nehmen ihren Anfang beispielsweise an der Haut. Wenn wir berührt werden, nehmen das spezielle Nervenenden wahr und leiten diese Information zum Rückenmark. Kurz vor ihrem Eintritt in dieses findet sich ein sogenanntes **Ganglion**. Das ist eine Ansammlung von Nervenzellkörpern. Bei den afferenten Fasern ist es nämlich so, dass ihr Körper noch außerhalb des Rückenmarks in diesem Ganglion ist und von dort ein Axon ins Rückenmark zieht. Wenn es eine Information über Schmerz ist, wird direkt im Rückenmark eine motorische Nervenzelle aktiviert und wir zucken weg. Das ist die **Reflexbahn**. Ansonsten gelangt die Information ins Gehirn und wird uns (meist) bewusst.

Das vegetative Nervensystem

Dieser Teil des Nervensystems setzt sich aus **Sympathikus** und **Parasympathikus** zusammen. Das Besondere daran ist, dass wir es nicht direkt willentlich beeinflussen können, wohl aber indirekt (durch Sport wird der Sympathikus gesteigert). Es ist also für automatisierte Vorgänge verantwortlich, für die unser Bewusstsein gar keine Zeit hätte oder irgendwann darauf vergessen würde (z. B. Verdauung oder Atmung).

Der Sympathikus ist für alle aktivierenden Funktionen zuständig, wie zum Beispiel eine schnelle Atmung, schnellerer Herzschlag, erhöhte Konzentration, Öffnen der Pupillen, erhöhte Schweißsekretion und Versorgung der Muskulatur mit Sauerstoff durch Erweitern der Blutgefäße im Muskel. Das sind alles Dinge, die wir in einer Kampf- oder Fluchtsituation brauchen. Dagegen ist der Parasympathikus für Dinge zuständig, die unser Körper in Ruhe macht, wie beispielsweise die Verdauung und Sekretion von Verdauungssäften oder die Senkung der Herz- und Atemfrequenz. Parasympathikus und Sympathikus sind also Gegenspieler.

Zur Vollständigkeit soll auch noch das **enterische Nervensystem** kurz angesprochen werden. Es unterliegt dem Sym-

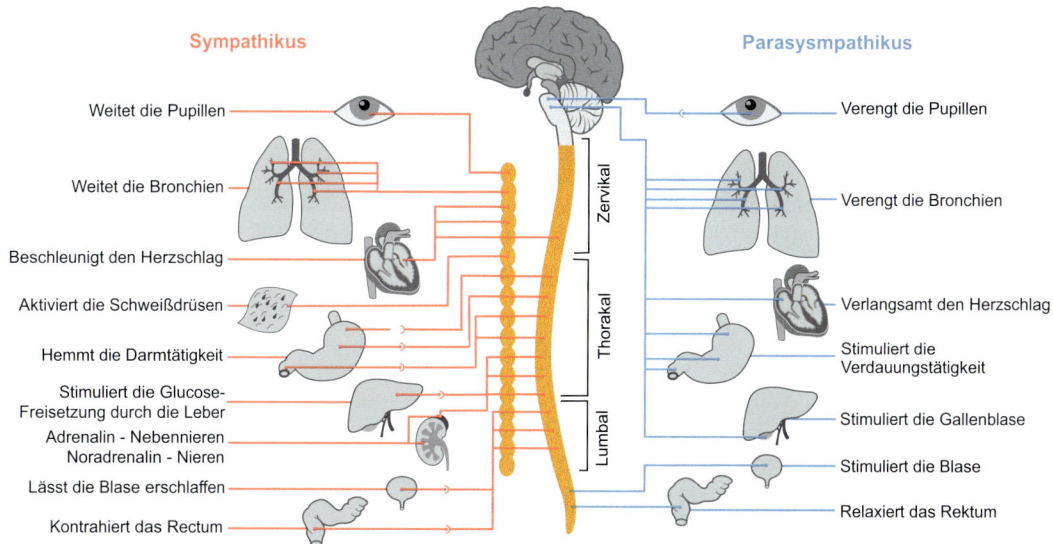

Abbildung 80
Sympathikus vs Parasympathikus

pathikus und Parasympathikus und bildet ein Nervennetzwerk im Magen-Darm-Trakt. Dort reguliert es die Verdauung unter anderem, indem es den Blutfluss zu den Organen kontrolliert und die Muskelaktivität beeinflusst. Auch nimmt es Einfluss auf die Sekretion von Drüsen im Verdauungstrakt.

Die wichtigsten Infos Das Nervensystem

– Einteilung des Nervensystems in PNS und ZNS

– Reizweiterleitung: 1. Depolarisation, 2. Overshoot, 3. Repolarisation, 4. Refraktärzeit

– Es herrscht ein „Alles oder Nichts-Prinzip"

– **Ruhepotential**: Zellinneres (K+ > Na+) ist mit -70mV bis -90mV negativ geladen

– **Depolarisation**: Öffnen der Na+-Kanäle

– Bis Erreichung des Schwellenwerts sind ein paar Na+-Kanäle offen, danach öffnen sich alle bis zum Overshoot

– Nach dem Plateau des Overshoots inaktivieren Na+-Kanäle und K+-Kanäle öffnen sich

– Repolarisation: Ausstrom von K+

– **Hyperpolarisation**: letzter Ausstrom von K+ bis die Zelle unter ihr Ausgangspotential repolarisiert

– **Refraktärzeit**: Unerregbarkeit der Zelle

– Markscheiden um unsere Zellen bewirken die schnellere Reizweiterleitung

– Einteilung des Gehirn in 2 Hirnhemisphären und 5 Bereiche

– **5 Bereiche**: Großhirn, Zwischenhirn, Mittelhirn, Kleinhirn, verlängertes Mark

- Hirn schwimmt im Liquor

- Es gibt Hohlräume im Gehirn, deren Gesamtheit das Ventrikelsystem ist

- Die Ventrikel sind auch mit Liquor gefüllt

- Die Blut-Hirn-Schranke wird von Astrozyten gebildet und verhindert, dass schädliche Stoffe ins Gehirn gelangen

- Das Hirn ist von den Hirnhäuten und dem Schädelknochen bedeckt

- Hirnhäute (von außen nach innen): Dura mater (harte Hirnhaut), Arachnoidea (Spinnwebshaut), Pia mater (weiche Hirnhaut)

- **Großhirn**: größter Teil; geteilt in Rinde (graue Substanz; außen) und in Mark (weiße Substanz; innen)

- Die Großhirnhemisphären sind durch den Balken verbunden.

- Unter dem Großhirn liegt der Hippocampus, welche Erinnerungen speichert

- Wichtige Strukturen des **Zwischenhirns**: Thalamus, Hypothalamus

- **Thalamus**: Tor zum Bewusstsein, **Hypothalamus**: Hormonproduktion

- **Mittelhirn**: liegt zwischen Zwischenhirn und Brücke; Durchzug vieler Leitungsbahnen

- **Kleinhirn**: 2 Hemisphären und Brücke; zuständig für unbewusste, erlernte motorische Abläufe

- Das verlängerte Mark setzt sich ins Rückenmark fort; Zentren für Atem- und Blutdruckregulation, Brech- und Reflexzentren

- Nervenfaserstrang des Rückenmarks zieht durch den Rückenmarkskanal

- Der Rückenmarkskanal wird von den Wirbelkörper gebildet und ist mit Liquor gefüllt

- Hier ist die graue Substanz innen und die weiße Substanz außen

- **Afferenzen**: Neurone ziehen zum Gehirn hin, **Efferenzen**: Neurone ziehen von Gehirn weg

- Alle Neuronen kreuzen im Rückenmark bei ihrer Umschaltung die Seiten

- **PNS**: Gesamtheit alle Nerven, die vom Rückenmark wegziehen

- Efferente Bahnen sind hauptsächlich motorische Nerven; afferente Bahnen hauptsächlich sensorische Nerven

- Im Ganglion der afferenten Fasern liegen die Zellkörper

- Bei der Reflexbahn wird schon innerhalb des Rückenmarks umgeschaltet

- **VNS**: Parasympathikus und Sympathikus

- VNS ist für automatisierte, unbewusste Vorgänge verantwortlich

- **Sympathikus** → Kampf- Fluchtsituationen,

- **Parasympathikus** → Ruhe, Verdauung, Drüsensekretion…

- Das enterische Nervensystem ist spezialisiert auf Regulation der Verdauung; unterliegt dem VNS

Sinnesorgane

Wir sprechen in der Medizin von sechs Sinnen: Sehsinn, Gehörsinn, Tastsinn, Geschmackssinn, Geruchssinn und Gleichgewichtssinn.

Durch die Sinnesorgane können wir unsere Umwelt erst wahrnehmen und diese Informationen, die wir durch sie bekommen, werden ins Gehirn weitergeleitet und verarbeitet. Hier werden wir den Seh- und Gehörsinn genauer besprechen und den Rest nur grob behandeln.

Der Sehsinn

Dieser Sinn ist im Menschen am besten ausgeprägt. Das Gehirnareal, das für diese Sinneswahrnehmungen zuständig ist, ist daher auch volumenmäßig am größten im Verhältnis zu den anderen Sinnen. Die Augen sind die zentralen Organe des Sehsinns und werden jetzt im Detail in ihrem Aufbau und ihrer Funktion besprochen.

Die Augen sind aus embryologischer Sicht Teil des Gehirns, weil sie sich während der Gehirnentwicklung von diesem Gewebe ausstülpen und in die Augenhöhle ziehen.

Unsere Augen können Licht (=Longitudinalwelle) mit einer Wellenlänge von ca. 350nm bis 750nm verarbeiten und weil wir zwei Augen haben, können wir dreidimensional sehen. Um den Aufbau des Auges zu erklären, stellen wir uns vor, dass wir ein Photon sind, das sich seinen Weg durch den Augapfel bahnen muss. Es geht dabei durch die lichtdurchlässigen Schichten (= Hornhaut, Linse, Glaskörper). Das Lichtteilchen trifft also zuerst auf die **Hornhaut**. Das ist die äußerste Schicht in unserem Auge und die erste Station, an der das Licht gebrochen wird. Sie ist klar und begrenzt die vordere Augenkammer. Nach hinten setzt sie sich in die **Lederhaut** (Sklera = das Weiße im Auge) fort. Weiter innen findet sich die ringförmige **Iris** mit der **Pupille** in der Mitte. Die Iris ist pigmentiert (→ Augenfarbe) und bildet die Blende für das einfallende Licht. Die Pupille stellt das Loch, durch das Licht einfallen kann, dar, wobei sie sich bei Dunkelheit erweitert und bei grellem Licht zusammenzieht (das Zusammenziehen ist mit einer Taschenlampe, mit der man ins Auge leuchtet, gut sichtbar). Nun trifft das Photon durch die Pupille auf die **Linse**. Hier wird der Lichtstrahl zum zweiten Mal gebrochen. Damit wir scharf sehen können, muss die Linse akkommodieren. Das bedeutet, dass sie ihre Brechkraft verändert, indem sie ihre Dicke modifiziert. Das passiert durch den **Ziliarkörper** bzw. durch den Muskel darin. Wenn dieser sich anspannt, wird die Linse dicker und kann das einfallende Licht dadurch stärker brechen. Das passiert immer dann wenn wir nahe Dinge betrachten. Wenn wir Dinge in der Ferne betrachten (Ferne bedeutet in diesem Fall

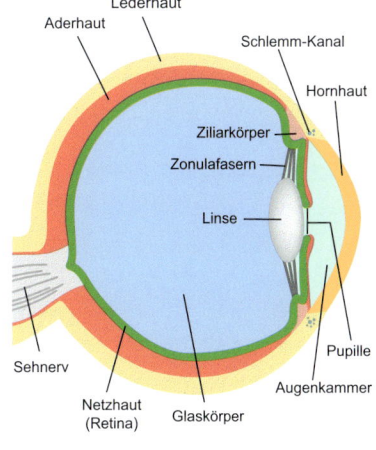

Lederhaut
Aderhaut
Schlemm-Kanal
Hornhaut
Ziliarkörper
Zonulafasern
Linse
Sehnerv
Pupille
Augenkammer
Netzhaut (Retina)
Glaskörper

Abbildung 81
Querschnitt eines Auges
Das Licht tritt durch die Hornhaut und die Linse in den Glaskörper ein und wird von den Rezeptoren auf der Netzhaut wahrgenommen. Diese leiten ihr Signal über den Sehnerv zum Gehirn.

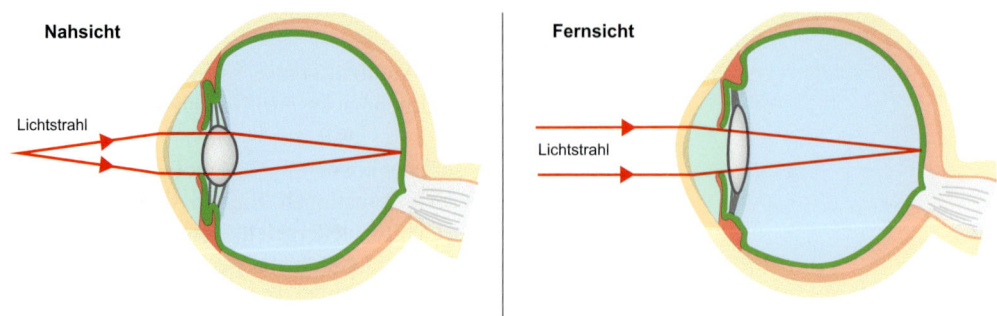

ca. 5m Abstand und mehr), dann lässt der Muskel locker und die Linse wird dünner (siehe Schema). Der Ziliarkörper setzt sich nach hinten in die **Aderhaut** fort, in der sich die Blutgefäße befinden. Das Photon muss nach der Linse durch den **Glaskörper**. Das ist eine gelartige Substanz, die durchsichtig ist und aus Wasser, das durch Hyaluronsäure gebunden ist, besteht. Ansonsten passiert hier nichts Spannendes. Jetzt trifft das Photon auf eine der Sehsinneszellen, von denen es zwei Sorten gibt: 1. die Zapfen (Farbsehen), 2. die Stäbchen (Hell-/Dunkelsehen). Sie befinden sich auf der **Netzhaut** (Retina).

Wenn wir geradeaus schauen, sehen wir den Punkt, den wir dabei ansehen, scharf und alles um ihn herum wird immer unschärfer. Das ist so, weil der Lichtstrahl, der von diesem Punkt ausgeht ganz zentral in einem 180° Winkel auf die Netzhaut trifft und genau in diesem Punkt befindet sich der sogenannte **gelbe Fleck**. Das Besondere an ihm ist, dass die Dichte an Sehsinneszellen hier am größten ist und dass hier ausschließlich Zapfen vorkommen. Je weiter man vom gelben Fleck weggeht, desto mehr Stäbchen und desto weniger Zapfen findet man. Am Rand der Netzhaut befinden sich nur mehr Stäbchen, deswegen kann man bei Dunkelheit periphere Strukturen erkennen, aber wenn man versucht genau hinzusehen, sieht man sie nicht mehr. Das Licht von diesen Strukturen trifft dann nur auf Zapfen des gelben Flecks und die sind eben nur auf Farbsehen spezialisiert. Aus diesem Grund sieht man bei Dunkelheit auch eher schwarz/weiß.

Der letzte wichtige Punkt auf der Netzhaut ist der **blinde Fleck**. Das ist die Stelle, an der der Sehnerv in Richtung Gehirn wegzieht und da kann es logischerweise keine Stäbchen und Zapfen geben. Seinen Namen hat er, weil man Licht, das in einem Winkel ins Auge kommt, bei dem es auf diesen Fleck trifft, nicht sieht. Das wird uns aber nicht bewusst, weil das ja nicht der zentrale Punkt ist (das ist ja der gelbe Fleck). Wenn wir also auf irgendetwas blicken, treffen die Strahlen von diesem Objekt auf den gelben Fleck und Strahlen von irgendetwas, was links unten von diesem Objekt ist, nehmen wir nicht wahr.

Abbildung 82 Fernsicht vs Nahsicht
In der Nahsicht kontrahiert der Ziliarmuskel und die Linse kugelt sich zusammen. Beim Blick in die Ferne lässt der Muskel locker, die Fasern vom Muskel zur Linse „ziehen" die Linse in die Länge und sie flacht sich ab.

Der Gehörsinn

Wir Menschen hören mit unseren Ohren, die sich aus dem **Außenohr**, **Mittelohr** und **Innenohr** zusammensetzen. Da wir zwei Ohren haben, können wir Schall lokalisieren, denn je nachdem woher der Schall kommt, trifft er die Ohren in einem bestimmten Winkel und Zeitabstand. Wir können Frequenzen von 20Hz bis zu 20kHz hören, wobei die obere Grenze mit dem Alter abnimmt. Wir hören ab einer Lautstärke von ca. 30dB etwas, wobei das von der Frequenz des Gehörten abhängt. Man kann ungefähr sagen, dass, je höher die Frequenz ist, desto niedriger kann die Lautstärke sein, damit wir etwas hören. Die Grenze nach oben hin ist, was die Wahrnehmung betrifft, offen, allerdings treten ab ca. 120dB Schmerzen auf (=Schmerzschwelle). Am besten hören wir bei 4kHz, das ist ungefähr die Frequenz der menschlichen Stimme.

Schall ist eine Transversalwelle und wir nehmen ihn wahr, indem er an das Ohr, bzw. genauer an das Trommelfell gelangt. Unsere Ohrmuschel ist dabei so geformt, dass sie den Schall optimal einfangen kann. Alles von der Ohrmuschel bis zum Trommelfell gehört zum Außenohr und Letzteres bildet die Grenze zum Mittelohr, indem es mit dem ersten der drei Gehörknöchelchen verbunden ist.

Wenn das Trommelfell nun eine Schallwelle aufnimmt, leitet es sie an den **Hammer** weiter. Dieser ist mit dem **Amboss** verbunden, der wiederum in den **Steigbügel** übergeht. Der Steigbügel ist dann mit dem sogenannten **ovalen Fenster** verbunden, welches die Verbindung zum Innenohr darstellt.

Die drei Gehörknöchelchen befinden sich in der sogenannten **Paukenhöhle**, welche einen Hohlraum noch vor den Schädel-

Abbildung 83 Ohr
Der Weg der Schallwelle: Ohr – äußerer Gehörgang – Trommelfell – Hammer – Amboss – Steigbügel – ovales Fenster – Schnecke – Gehörnerv

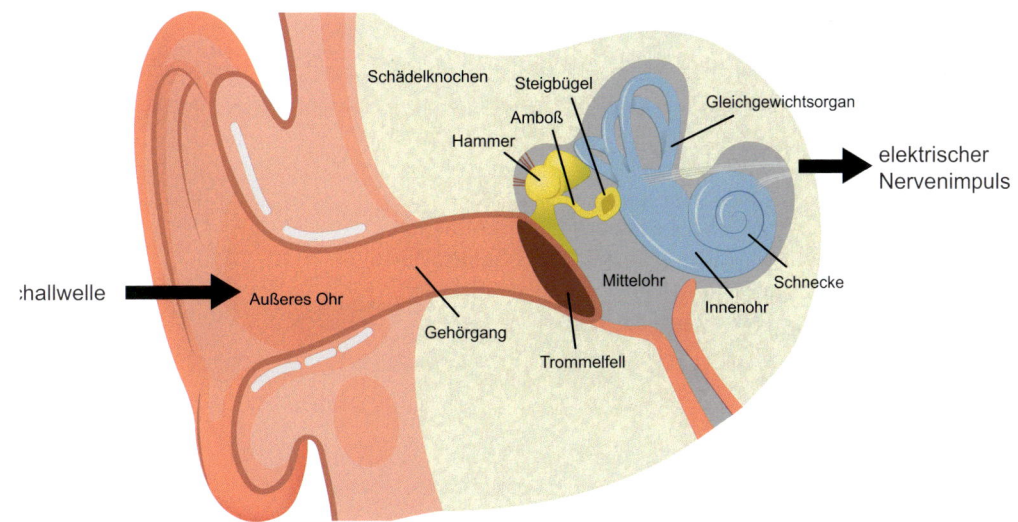

knochen darstellt und über die **Eustachi-Röhre** mit dem Rachen verbunden ist. Über diese Röhre findet ein Druckausgleich statt. Wenn die Ohren zufallen, herrscht im Mittelohr ein anderer Druck als in der Umgebung und weil es eben diese Verbindung gibt, hilft Schlucken oder Nase zuhalten und bei geschlossenen Lippen pusten auch dagegen.

Die Aufgabe der Knöchelchen ist, den Schall weiterzuleiten und außerdem ihn zu verstärken. Das können sie, weil sie untereinander Hebelwirkungen aufweisen und die Wellen so verstärken können. Dazu kommt noch, dass das ovale Fenster kleiner als das Trommelfell ist – also eine weitere Verstärkung. Dieser Verstärkungsmechanismus ist wichtig, weil der Schall von einem luftgefüllten Raum in einen flüssigkeitsgefüllten Raum, das **Innenohr**, übergeht. Dieser besteht aus der **Schnecke**, die die Information der Schwingungen nun letztendlich an den Hörnerv, der weiter ins Gehirn zieht, abgibt, und aus dem **Gleichgewichtsorgan** mit seinen drei Bogengängen. Die Stellung der Flüssigkeit im Raum wird in den Bogengängen registriert und so kommt der Gleichgewichtssinn zustande.

Sonstige Sinnesorgane

Der Tastsinn funktioniert über spezielle Nervenenden in der Haut, wie wir es kurz im Nervensystem-Kapitel angesprochen haben. Dabei unterscheidet man vier Nervenbahnen, die für Temperatur-, Schmerz-, Vibrations- und Berührungsempfinden verantwortlich sind.

Der Geschmacks- und Geruchssinn hängen relativ eng zusammen. Wenn wir uns die Nase zuhalten, können wir wenig schmecken. Der Geschmack selbst kommt über Nerven in der Zunge zustande, wobei diese zwischen den Geschmacksqualitäten süß, sauer, salzig und bitter unterscheiden. Der Geruchssinn liegt in der Nase und die Nervenzellen dafür liegen in den Nasenmuscheln. Der Geruchssinn ist insofern interessant, weil die Nervenzellen mit dem Hippocampus bzw. dem limbischen System in Verbindung stehen. Das limbische System ist eine Struktur des Gehirns, die für emotionale Aspekte und Verarbeitungen zuständig ist. Der Hippocampus ist die Formation für Erinnerungen und damit Teil des limbischen Systems. Daher können bekannte Gerüche, mit denen wir etwas verbinden, starke Erinnerungen oder Emotionen auslösen.

Die wichtigsten Infos Sinnesorgane

– **6 Sinne**: Sehsinn, Gehörsinn, Tastsinn, Geschmackssinn, Geruchssinn, Gleichgewichtssinn

– Wir können Licht von 350nm bis 700nm erkennen

– Dadurch dass wir 2 Augen haben, sehen wir dreidimensional

– Lichtdurchlässige Schichten sind **Hornhaut, Linse** und **Glaskörper**

– An Hornhaut und Linse wird das Licht gebrochen

– Die Hornhaut begrenzt die vordere Augenkammer und setzt sich in die Lederhaut fort

– An der Hinterseite der vorderen Augenkammer liegt die Iris, die die Pupille begrenzt

– Die **Pupille** reguliert den Lichteinfall, indem sie sich erweitert oder zusammenzieht

– Durch den **Ziliarkörper** kann die Linse akkommodieren

– **Nahsehen**: dicke Linse, Ziliarmuskel angespannt; **Fernsehen**: dünne Linse, Ziliarmuskel entspannt

– Der Ziliarkörper setzt sich nach hinten in die Aderhaut (hier ziehen Gefäße durch) fort

– Der Glaskörper füllt das Auge hinter der Linse aus und besteht aus Hyaluronsäure, Kollagenfasern und Wasser

– Die **Netzhaut** beinhaltet **Stäbchen** (Hell-Dunkel) und **Zapfen** (Farben)

– Der **gelbe Fleck** ist die Stelle schärfsten Sehens und hat nur Zapfen

– Der **blinde Fleck** ist die Stelle, an der der Sehnerv ins Gehirn wegzieht

– **Ohren** bestehen aus Außenohr, Mittelohr, Innenohr

– Wir hören von 20Hz bis 20kHz Frequenz und ab ca. 30dB Lautstärke

– Bei 120dB beginnt die Schmerzschwelle

– Am besten hören wir bei 4kHz

– **Außenohr**: von Gehörmuschel bis Trommelfell

– Das Trommelfell leitet die Schallwelle ans Mittelohr weiter

– **Mittelohr**: Hammer, Amboss, Steigbügel (in der Paukenhöhle)

– Die Paukenhöhle ist über die Eustachi-Röhre mit dem Rachen verbunden

– Der Steigbügel leitet den Schall ans ovale Fester weiter

– **Innenohr**: Schnecke und 3 Bogengänge (Gleichgewichtsorgan)

– Die Flüssigkeiten in den Bogengängen nehmen die Stellung im Raum wahr

– **Tastsinn**: Nervenenden liegen in der Haut

– **4 Berührungsqualitäten**: Temperatur-, Schmerz-, Vibrations- und Berührungsempfinden

– **Geschmackssinn**: Nervenenden in der Zunge

– **4 Geschmacksqualitäten**: süß, sauer, salzig, bitter

– **Geruchssinn**: Nervenenden in der Nasenmuschel, verbunden mit dem limbischen System

Das Hormonsystem

Hormone sind kleine Botenstoffe, die von Hormondrüsen abgegeben werden, über die Blutbahn an ihr Zielorgan gelangen und dort ihre Aufgabe erfüllen. Die Gesamtheit der Hormondrüsen und Hormone nennt man das Hormonsystem.

Hormone sind Proteine oder Steroide, die wirken, indem sie an einen Rezeptor an einer Zelle des Zielorgans binden. Durch diese Bindung wird in dieser Zelle die Wirkung entfaltet. Diese kann die Produktion eines Stoffes (z. B. ein Verdauungsenzym) oder eines weiteren Hormons oder das Ingangschalten eines Stoffwechselprozesses usw. sein. Wir werden uns mit den wichtigsten Hormondrüsen und ihren Hormonen beschäftigen und zwei häufige Krankheiten, Diabetes und Schilddrüsenerkrankungen, behandeln.

Der Hypothalamus

Es gibt im Hormonsystem eine Hierarchie. Dabei werden von der Hormondrüse mit dem höchsten Rang Hormone sezerniert (=ausgeschüttet), die eine weitere Drüse anregen, bestimmte Hormone zu sezernieren, die wiederum weitere Drüsen anregen können.

Die höchste Instanz ist der **Hypothalamus**. Er ist Bestandteil des Zwischenhirns und regelt den gesamten Hormonhaushalt direkt oder indirekt. Von ihm werden sogenannte **Releasing-Hormone** ausgeschüttet. Das sind Hormone, die über das Blut zur **Hypophyse** (= Hirnanhangdrüse) wandern und dort ihre Wirkung entfalten und es gibt eine ganze Reihe davon. Sie werden in einer Tabelle weiter unten aufgelistet. Es gibt noch ein wichtiges **Inhibiting-Hormon**, das **Somatostatin** zu nennen. Dazu gibt es aber nicht viel zu merken: Es hemmt die Ausschüttung aller Hormone, sogar seine eigene Ausschüttung.

Es gibt zusätzlich zwei Hormone, die der Hypothalamus sezerniert und die keine Wirkung an der Hypophyse haben, dort aber an die Blutbahn abgegeben werden. Diese sind das **antidiuretische Hormon** (ADH) und **Oxytocin**. An manchen Quellen werden diese beiden fälschlicherweise als Hormone der Hypophyse bezeichnet. Dort werden sie nur freigesetzt, produziert werden sie im Hypothalamus.

Ersteres sorgt im Sammelrohr der Niere für den Einbau von Aquaporinen, durch die Wasser vom Harn an dieser Stelle noch rückresorbiert werden kann. Der Grund wieso wir durch Alkohol so oft Wasser lassen müssen ist der, dass dieses Hormon durch Alkohol gehemmt wird. Es werden also weniger Aquaporine eingebaut, das Wasser wird weniger gut rückresobiert und dadurch vermehrt ausgeschieden. In der Nacht hingegen wird ADH vermehrt ausgeschüttet, sonst könnten wir nicht in Ruhe durchschlafen, ohne ständig auf die

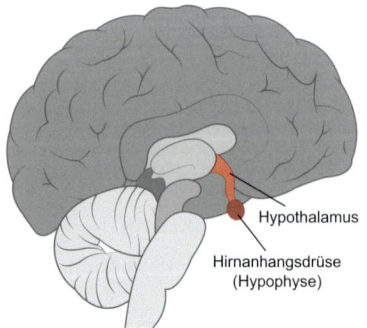

Abbildung 84 Sitz des Hypothalamus und der Hypophyse

Toilette gehen zu müssen. Oxytocin regt die glatte Muskulatur insbesondere im Uterus zur Kontraktion an. Das spielt eine wichtige Rolle beim Geburtsvorgang.

Die Hypophyse
Die nächste untere Instanz ist die **Hypophyse**, zu Deutsch Hirnanhangdrüse, und sie kann nach Anregung durch Releasing-Hormone sehr viele verschiedene Hormone produzieren. Dabei kann man zwischen Hormonen entscheiden, die eine direkte Wirkung an einem Erfolgsorgan zeigen, und welchen, die an eine weitere Hormondrüse gelangen und dort wieder die Ausschüttung bestimmter Hormone beeinflussen.

Hormone, die einen direkten Einfluss auf ein Zielorgan haben sind hier das **Prolactin** und das **Somatotropin**. Prolactin wird in der Stillzeit abgegeben und fördert die Milchsekretion, wenn das Baby trinken will. Somatotropin ist das Wachstumshormon. Es sorgt unter anderem im Kindesalter in den Wachstumsfugen der Knochen für ein Längenwachstum.

Die Hormone der Hypophyse, die an weitere Hormondrüsen binden, sind das **adrenocorticotrophe Hormon** (ACTH), das **thyreoideastimulierende Hormon** (TSH) und die beiden Sexualhormone **follikelstimulierendes Hormon** (FSH) und **luteinisierendes Hormon** (LH).

Um die Wirkungen dieser Hormone zu erläutern, wenden wir uns der dritten und letzten Instanz, den peripheren Erfolgsorganen, zu. Die Hormone, die aus der Hypophyse kommen und nicht direkt ihre Wirkung entfalten, haben die Aufgabe, in diversen Organen Ausschüttungen von weiteren Hormonen zu bewerkstelligen. Welche diese Erfolgsorgane sind und was die letztendliche Konsequenz ist, werden wir jetzt besprechen.

Abbildung 85
Überblick über die wichtigsten Hormone, die Regulation und deren Zielorgane

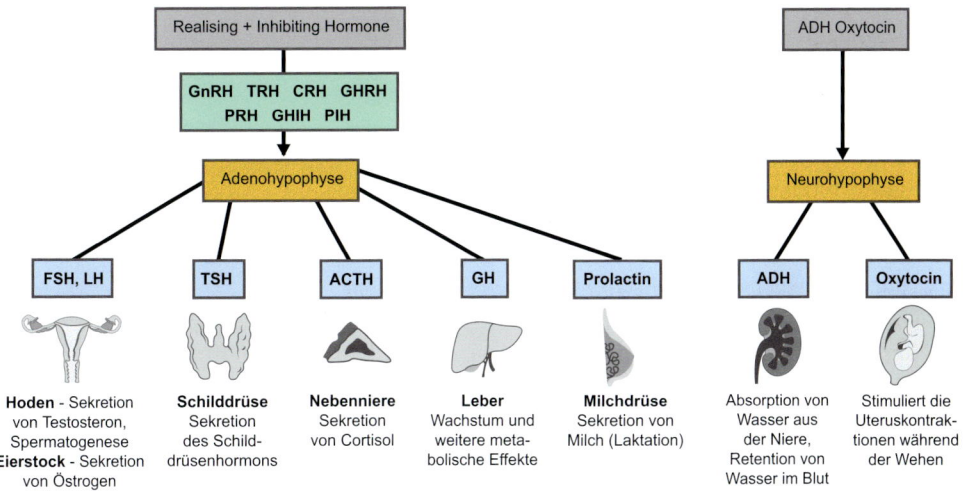

Realising + Inhibiting Hormone

GnRH TRH CRH GHRH PRH GHIH PIH

ADH Oxytocin

Adenohypophyse

Neurohypophyse

FSH, LH — **Hoden** - Sekretion von Testosteron, Spermatogenese **Eierstock** - Sekretion von Östrogen

TSH — **Schilddrüse** Sekretion des Schilddrüsenhormons

ACTH — **Nebenniere** Sekretion von Cortisol

GH — **Leber** Wachstum und weitere metabolische Effekte

Prolactin — **Milchdrüse** Sekretion von Milch (Laktation)

ADH — Absorption von Wasser aus der Niere, Retention von Wasser im Blut

Oxytocin — Stimuliert die Uteruskontraktionen während der Wehen

Die Nebenniere

Die Nebennieren befinden sich direkt über den beiden Nieren und sind sehr kleine Organe. **ACTH** wirkt an der Nebennierenrinde, wo es die Ausschüttung von **Aldosteron** und **Cortisol** veranlasst. Hauptaugenmerk liegt auf dem Cortisol, das das Stresshormon darstellt, welches bei chronischem Stress eine wichtige Rolle spielt (nicht zu verwechseln mit Adrenalin, welches in akuten Stresssituationen sezerniert wird). Die Folge ist ein erhöhter Blutdruck und Blutzuckerspiegel. Aldosteron sorgt im Tubulussystem für die Rückresorption von Natrium und Wasser und erhöht auch damit den Blutdruck (mehr Wasser/Salz im Blut → mehr Blutdruck).

Aus dem Nebennierenmark entstammen Adrenalin und Noradrenalin. **Adrenalin** wird aus **Noradrenalin** hergestellt und Cortisol kann in hohen Konzentrationen diese Produktion beeinflussen, aber der wichtigste Auslöser für einen Adrenalinschub ist der **Sympathikus** (und kein Hormon!).

> **Negative Rückkopplung**: Cortisol hemmt die Ausschüttung von ACTH bzw. CRH (Letzteres ist ein Realeasing-Hormon, siehe Tabelle). Dadurch sinkt der Spiegel an ACTH und dadurch wird wiederum weniger Cortisol produziert. Dasselbe gilt für Aldosteron.

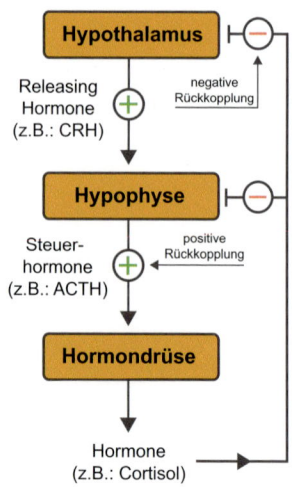

Abbildung 86 Regelkreis
Beachte die Hierarchie im System und die negative Rückkopplung.

Die Schilddrüse

Die Schilddrüse ist ein kleines Organ, welches sich unterm Kehlkopf an der Vorderseite der Luftröhre befindet. TSH induziert in den Schilddrüsenzellen die Produktion von **Triiodthyronin** (T3) und **Thyroxin** (T4), die verschiedenste Effekte im Körper hervorrufen. Ihre Bildung ist abhängig von Iod, also muss darauf geachtet werden, dass der Körper mit genug Iod versorgt wird. Typischerweise ist unser Speisesalz aus diesem Grund iodiert. Diese Hormone führen zu erhöhter Stoffwechselaktivität (Erhöhung des Grundumsatzes der Zellen) und Erregung (Erhöhung von Herzfrequenz, Blutdruck, Körpertemperatur, Nervenzellerregbarkeit, Konzentration…). Ihre Wirkungen können als Merkhilfe ein bisschen mit der Wirkung des Sympathikus verglichen werden.

Ein weiteres Hormon das von der Schilddrüse sezerniert wird, ist das **Calzitonin**. Seine Ausschüttung wird von einem zu hohen Blutkalziumspiegel gefördert und ist von anderen Hormonen weitgehend unabhängig. Es senkt in weiterer Folge dem Blutkalziumspiegel.

> **Negative Rückkopplung**:Wenn die Konzentration von T3 und T4 im Blut hoch ist, hemmen diese Hormone die Ausschüttung von TSH bzw. TRH*. Calzitonin wird durch einen normalen/niedrigen Kalziumspiegel gehemmt.

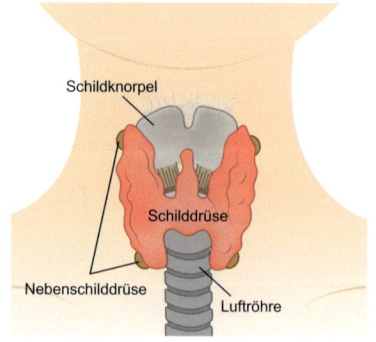

Abbildung 85 Schilddrüse
Sie sitzt vor der Luftröhre, hinter ihr befinden sich die vier Nebenschilddrüsen

Kurz noch ein paar Worte zur Nebenschilddrüse: Die Nebenschilddrüse besteht aus 4 kleinen „Kügelchen", die hinter der Schilddrüse liegen. Sie produzieren das Parathormon, welches der Gegenspieler des Calcitriols der Schilddrüse ist und somit den Ca^{++}-Spiegel im Blut erhöht. Stimulus für eine Parathormon-Freisetzung ist also ein niedriger Ca^{++}-Spiegel in Blut.

Die Ovarien/Hoden

Die Keimdrüsen sind die Erfolgsorgane der Sexualhormone **LH** und **FSH**, wobei diese die Produktion weiterer Hormone induzieren und selbst direkte Wirkungen auf die Zellen haben.

Da die Aufgabe und Wirkungsweisen dieser beiden Hormone in den Kapiteln 12 Der weibliche Zyklus, 11 Weibliche Geschlechtsorgane, 10 Männliche Geschlechtsorgane und 8 Die Reproduktion genau behandelt wurden, gibt es hier nur eine kurze Wiederholung der wichtigsten Punkte.

FSH fördert in den Ovarien die Eizellreifung und stimuliert die Freisetzung von Östrogen. Östrogen unterstützt diese Reifung und bereitet die Gebärmutterschleimhaut auf die eventuelle Einnistung vor, indem sie sie aufbaut und für eine gute Durchblutung sorgt. In den Hoden wirkt FSH auf die Sertoli-Zellen und fördert dadurch indirekt die Reifung der Samenzellen.

LH lässt in den Ovarien den Graaf'schen Follikel zum Gelbkörper reifen und induziert in ihm die Sekretion von Progesteron. Dieses Hormon hält die Uterusschleimhaut aufrecht und bereitet sie für eine eventuelle Einnistung vor. In den Hoden bewirkt es über die Leydig-Zellen eine **Testosteronproduktion**. Testosteron hat diverse Aufgaben, wie männliches Haarwachstum oder Muskelwachstum, und unterstützt die Samenzellen zusätzlich bei ihrer Reifung

> **Negative Rückkopplung**: Auch hier hemmt ein hoher Östrogen-, Progesteron- oder Testosteronspiegel die FSH- und LH-Ausschüttung. Allerdings sind die Mechanismen hierbei etwas komplizierter, da mehrere Faktoren eine Rolle spielen. Außerdem gibt es in der Zeit vor dem Eisprung eine positive Rückkopplung ($\rightarrow$ je mehr Östrogen im Blut, desto mehr FSH wird ausgeschüttet).

Die Bauchspeicheldrüse

Wir haben die Bauchspeicheldrüse schon bei der Verdauung kennengelernt. Sie produziert einerseits Enzyme, die bei der Verdauung eine Rolle spielen und andererseits Hormone, die unter anderem im Blut ihre Wirkung entfalten, indem sie den Blutzuckerspiegel regulieren. Wir sprechen von den beiden Hormonen **Insulin** und **Glukagon**. Diese beiden sind Gegenspieler in jeglicher Hinsicht. Die Wirkung von Insulin beruht darauf den Blutzuckerspiegel zu senken. Das macht es, indem es Fett- und Muskelzellen dazu bringt, Zucker aus dem Blut aufzunehmen und zu verarbeiten. In weiterer Folge fördert es damit auch die Fettproduktion, weil all der Zucker, der zu viel ist, entweder in der Leber in Form von Glykogen (=Kurzzeitspeicher) gespeichert oder von Zellen zu Fett (=Langzeitspeicher) umgewandelt wird.

Glukagon hingegen fördert die Bildung von Zucker aus Glykogen, um damit den Blutzuckerspiegel zu erhöhen. Außerdem kann es zu Fettabbau führen.

Insulin und Glukagon sind nicht von der Induktion durch höhergeschaltete Hormonsysteme abhängig. Der einzige Stimulus für ihre Ausschüttung bzw. Hemmung ist der Blutzuckerspiegel. Wenn wir etwas essen, schießt dieser nach oben und es wird viel Insulin ausgeschüttet, da das höchste Ziel eine Konstanthaltung des Blutzuckerspiegels ist. Wenn wir andererseits Hunger haben, wird Glukagon sezerniert, weil der Blutzuckerspiegel ansonsten immer weiter absinken würde, da alle Zellen (außer Fett- und Muskelzellen) Zucker aus dem Blut auch ohne Insulin aufnehmen können.

Tabelle 17 Übersicht über einige Hormone und deren Attribute			
Hormone des Hypothalamus	**Wirkung in der Hypophyse**	**Wirkungsort**	**Wirkung**
ADH	Hier nur Freisetzung	Sammelrohr der Nase	Rückresorption von Wasser
Oxytocin	Hier nur Freisetzung	Gebärmutter	Kontraktion der Muskeln
Somatostatin	hemmt alles		
GHRH (Growth-hormone-Releasinghormon)	Ausschüttung Somatostatin	Zielorgane (Wachstumsfugen, Muskeln,..)	Wachstum
Prolactin-releasing factors	Prolactin	Brustdrüse	Sekretion von Muttermilch
CRH (Corticotropin-Releasing-Hormon)	Ausschüttung ACTH	Nebennierenrinde	Aldosteron, Cortisol, Sexualhormon
TRH (Thyreotropin-Releasing-Hormon)	Ausschüttung TSH	Schilddrüse	$T_3/T_4 \rightarrow$ Stoffwechsel, Blutdruck, Herzschlag, Leistung, Konzentration, Temperatur ↑
GnRH (Gonadotropin-Releasing-Hormon)	Ausschüttung FSH und LH	Keimdrüsen	Reifung der Keimzellen

Hormonell bedingte Erkrankungen

Diabetes ist eine sehr häufige Erkrankung des Hormonsystems und es betrifft das Insulin. Man unterscheidet den angeborenen Diabetes Typ I, bei dem Insulin nicht oder fehlerhaft gebildet wird, von dem Diabetes Typ II, bei dem die Zellen unfähig geworden sind auf Insulin zu reagieren. Also nehmen sie keinen Zucker mehr auf, obwohl der Zuckerspiegel, wie auch der Insulinspiegel, sehr hoch ist. Typ II ist durch einen unvorteilhaften Lebensstil erworben, der viel zucker- und fetthaltige Nahrung, Fettleibigkeit, Stress, mangelnde Bewegung… bedeutet. Beim Typ I müssen sich Patienten vor jeder Mahlzeit Insulin spritzen. Beim Diabetes Typ II ist die Therapie nicht so einfach, da eben Lebensstilfaktoren eine sehr große Rolle spielen und diese eigentlich verändert werden sollten.

Eine **Schilddrüsenüberfunktion** bedeutet ein Zuviel an T3 und T4. Ursachen dafür sind Überproduktion von TSH oder eine autonome Ausschüttung von Schilddrüsenhormonen unabhängig von TSH, beispielsweise bei einem Tumor. Die Störung kann allerdings auch angeboren sein oder sonstige Ursachen haben. Hierbei haben die Patienten eine erhöhte Erregbarkeit, sind nervös, brauchen weniger Schlaf, haben relativ wenig Gewicht und ihnen ist ständig warm.

Eine **Schilddrüsenunterfunktion** ist dagegen ein Mangel an T3 und T4. Das äußert sich in Antriebslosigkeit, Müdigkeit, erhöhtem Kälteempfinden oder Konzentrationsschwäche. Außerdem weisen die Patienten eine erniedrigte Herzschlagfrequenz und einen niedrigen Blutdruck auf. Die Ursache kann ein Iodmangel sein und die Therapie besteht in der Gabe von T3 und T4 und einer Beachtung der Iodernährung.

Morbus Cushing ist eine Krankheit, die mit zu viel Cortisol einhergeht. Ursachen dafür können beispielsweise ein Tumor in den Nebennieren (Cortisol ↑) oder der Hypophyse (ACTH↑ → Cortisol↑) sein. Die Patienten haben einen erhöhten Blutzuckerspiegel, sind etwas dicker, haben eine erhöhte Blutungsneigung und ein abgeschwächtes Immunsystem.

Die wichtigsten Infos Hormonsystem

– Hormone können **Proteine** oder **Steroide** sein

– Hormone binden an Rezeptoren → Entfaltung ihrer Wirkung

– Der **Hypothalamus** steht an der Spitze der Hierarchie und schüttet Releasing-Hormone, ADH und Oxytocin aus

– **Releasing-Hormone** führen zu weiterer Hormonausschüttung an der Hypophyse

– Das Inhibiting-Hormon Somatostatin hemmt alles

– ADH baut Aquaporine ins Sammelrohr ein und bewirkt eine Rückresorption von Wasser

– Oxytocin regt glatte Muskulatur zur Kontraktion an

– Die Hormone Prolactin und Somatotropin haben direkten Einfluss auf die Zielorgane

- Prolactin führt zur Milchsekretion in der Schwangerschaft; Somatotropin regt das Wachstum an
- ACTH, TSH, FSH und LH regen weitere Hormondrüsen in der Peripherie an
- **ACTH** → Aldosteron, Cortisol
- **Aldosteron**: Rückresorption von Wasser und Na+ im Tubulussystem → Erhöhung des Blutdrucks
- **Cortisol**: erhöht Blutdruck und Blutzuckerspiegel
- Nebennierenmark sezerniert unter Sympathikuseinfluss Adrenalin und Noradrenalin
- **TSH** → T3/T4
- T3 und T4 → Wärmeproduktion, erhöhter Stoffwechsel, Blutdruck Herzfrequenz, Nerven-zellerregbarkeit, Konzentration…
- Ein hoher Kalziumspiegel induziert die Freisetzung von Calcitonin
- Nebenschilddrüsen → Parathormon → Erhöhung des Ca++-Spiegels im Blut
- **Ovarien**: FSH → Östrogen; LH → Progesteron
- **Östrogen**: Eizellreifung, Aufbau der Gebärmutterschleimhaut
- **Progesteron**: Vorbereitung der Gebärmutterschleimhaut auf eventuelle Einnistung
- **Hoden**: FSH → Sertoli-Zellen; LH → Testosteron
- **Sertoli-Zellen**: Unterstützung der Samenzellreifung
- **Testosteron**: Ausbildung des männlichen Phänotyps
- Bauspeicheldrüse produziert Insulin und Glukagon
- hoher Blutzuckerspiegel → Insulin
- niedriger Blutzuckerspiegel → Glukagon
- **Insulin**: Senkung des Blutzuckerspiegels
- **Glukagon**: Erhöhung des Blutzuckerspiegels
- **Diabetes**: Typ I und Typ II
- **Typ I**: angeboren; Insulin wird fehlerhaft/nicht gebildet; Therapie durch Insulingabe
- **Typ II**: erworben; Zellen reagieren nicht auf Insulin; Änderung des Lebensstils und der Ernährung
- **Schilddrüsenüberfunktion**: Tumor, angeboren…; Zuviel an T3 und T4; Patienten haben eine erhöhte Erregbarkeit, sind nervös, brauchen weniger Schlaf, haben relativ wenig Gewicht und ihnen ist ständig warm
- **Schilddrüsenunterfunktion**: Iodmangel; Mangel an T3 und T4; Antriebslosigkeit, Müdigkeit, erhöhtes Kälteempfinden, Konzentrationsschwäche, erniedrigte Herzschlagfrequenz und niedriger Blutdruck; Therapie Iodgabe und/oder Gabe von T3 und T4
- **Morbus Cushing**: Tumor in Nebenniere/Hypophyse; zu viel Cortisol; erhöhtes Körpergewicht, erhöhter Blutzuckerspiegel, Blutungsneigung, Immunschwäche

Die Haut

Die Haut wird als eigenes Organ gezählt und hat in erster Linie eine Schutzfunktion vor Schadstoffen und Keimen, Sonnenlicht, Wasserverlust und sie kümmert sich um die Temperaturregulation. Sie hat ungefähr, abhängig von der Körpergröße, eine Fläche von etwa 1,7m².

Die Haut lässt sich von außen nach innen in drei Schichten einteilen: 1. die **Oberhaut** (Epidermis), 2. die **Lederhaut** (Dermis) und 3. die **Unterhaut** (Subkutis), wobei die Oberhaut und Lederhaut zusammen die **Kutis** bilden. An der Hautoberfläche herrscht ein saures Milieu mit einem pH-Wert von etwa 5,5.

Die **Oberhaut** ist eine relativ resistente Schicht, die aus verhorntem Epithel besteht. Normalerweise ist sie recht dünn (etwa 0,5mm), an den Stellen des Körpers, wo sie besonders wichtig ist (Handflächen, Fußsohlen), ist sie besonders dick (bis zu 2mm). Es finden sich hier keine weiteren Strukturen, wie es sie in der Lederhaut gibt, und sie wird durch Diffusion von Sauerstoff aus der Lederhaut versorgt. Ihre Hauptfunktion ist der Schutz.

Die **Lederhaut** ist die dickste Schicht und hat einen bindegewebsartigen Charakter. Hier sind alle Hautanhanggebilde zu finden, die wir haben, außerdem ist das die Hautschicht, die vom Blut versorgt wird. Wir finden hier also Blutgefäße, Nerven, Haarfollikel und mit ihnen Schweiß- und Talgdrüsen. Ihre Aufgabe besteht also in der Temperaturregelung, Weiterleitung von Informationen durch den Tastsinn, Regelung des Wasserhaushalts usw.

Abbildung 86
Die **Haut** mit ihren Schichten und Bestandteilen

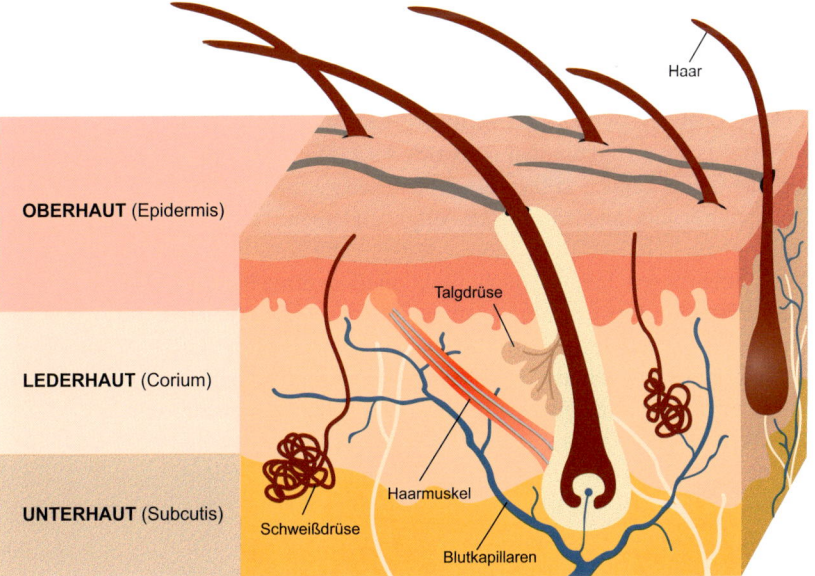

Die **Unterhaut** ist der Lederhaut etwas ähnlich. Auch sie ist bindegewebsartig aufgebaut und es findet sich hier Fettgewebe. Es kommen wieder Nervenzellen und größere Blutgefäße vor. Ihre Aufgabe besteht in der Temperaturregelung und sie dient als Energiespeicher in Form des Fettgewebes.

Die wichtigsten Infos Die Haut

- **Funktion der Haut**: Schutz vor Schadstoffen und Keimen, Sonnenlicht, Wasserverlust, Temperaturregulation; der pH-Wert liegt bei 5,5
- **3 Schichten**: Oberhaut, Lederhaut, Unterhaut
- **Kutis** = Oberhaut + Lederhaut; Unterhaut = Subkutis
- **Oberhaut**: relativ dünn; verhorntes Plattenepithel; Ernährung durch Diffusion; Schutzfunktion
- **Lederhaut**: dickste Schicht; bindegewebsartig ; Gefäße, Nerven, Hautanhanggebilde, Drüsen; Temperatur-, Wasserhaushaltsregelung, Tastsinn
- **Unterhaut**: Bindegewebe und Fettgewebe; Nerven, Gefäße; Temperaturregelung, Fettspeicher

Das Immunsystem

Als letzten Punkt in den Grundlagen des Körpers besprechen wird noch das Immunsystem. Wir brauchen die Immunantwort, um zu überleben. Ohne sie würden wir an einem einfachen Schnupfen sterben. Wie wir im Kapitel 14.2 Blut und Lymphe schon ein bisschen gehört haben, besteht das Immunsystem aus Blutzellen, genauer gesagt, aus den weißen Blutkörperchen, den **Leukozyten**. Es gibt, wenn wir gesund sind, ca. 4.000-10.000 Leukozyten pro µl. Diese Zahl kann stark ansteigen, wenn wir eine Infektion haben. Die Gesamtheit der Leukozyten stellt die **zelluläre Immunantwort** dar (im Gegensatz zur humoralen Antwort, s.u.). Die Zellen des Immunsystems können in mehrere Unterarten gegliedert werden, die ihrerseits unterschiedliche Aufgaben haben.

Diese Subgruppen können noch funktionell in **angeborene** und **adaptive** (erworbene) Immunantwort unterschieden werden. Die angeborene Abwehr bedeutet, dass sich die Zellen wahllos auf Keime werfen. Es gibt hier keine speziellen Zellen für spezielle Keime – alles bekämpft alles (außer die körpereigenen Zellen natürlich). Bei der adaptiven Abwehr gibt es Zellen, die nur ganz bestimmte Keime erkennen und bekämpfen können. Das trifft vor allem auf die Lymphozyten zu, die weiter unten besprochen werden. Für das weitere Verständnis soll hier kurz erklärt werden, was die Definition von

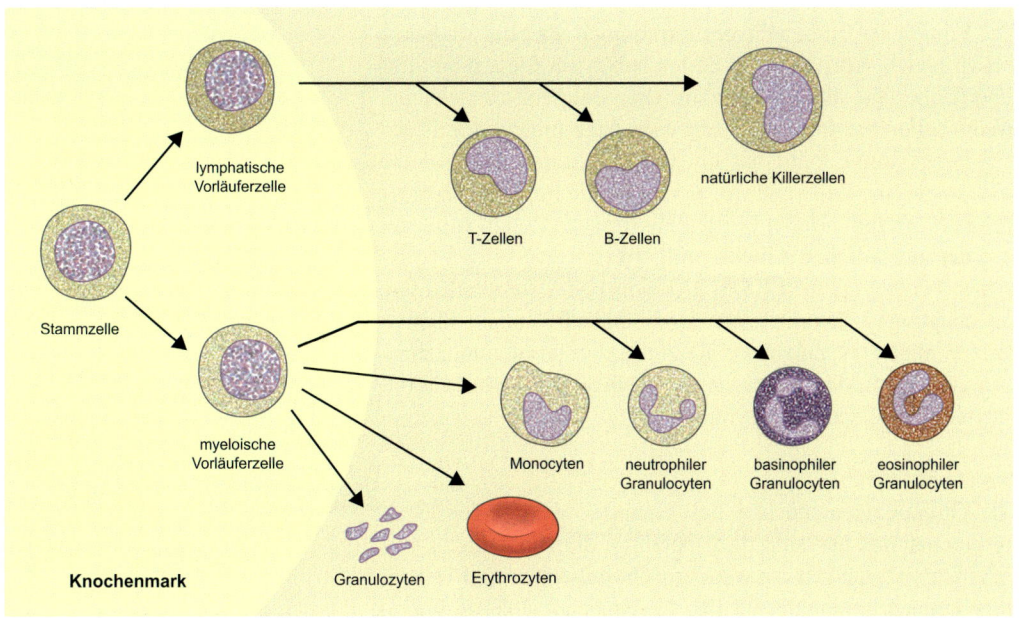

Abbildung 87
Entwicklung verschiedenster
Leukozyten aus einer Stammzelle
des Knochenmarks

Antikörper und Antigen ist: Diese beiden Begriffe haben nichts
mit „körpereigen" und „körperfremd" oder „gut" und „böse"
zu tun! In unserem Körper gibt es sowohl Antikörper als
auch Antigene. Ein **Antigen** ist ein an eine Zelle gebundenes
Protein und befindet sich an der Oberfläche. Das Antigen kann
die Zelle als „körpereigen" oder „körperfremd" ausweisen und
bietet eine Bindungsstelle für Antikörper.
Antikörper können nach dem Schlüssel-Schloss-Prinzip an
ein Antigen binden. Diese Bindung kann in weiterer Folge beispielsweise den Tod der Zelle hervorrufen. Antikörper können
an Zellen der Immunantwort hängen, damit diese Immunzelle
an das Antigen des Erregers binden kann. Sie können aber
auch frei im Blut herumschwimmen und dabei die **humorale
Immunabwehr** darstellen.

Tabelle 18 Gegenüberstellung der Immunsystembestandteile		
Teilsysteme der Abwehr	**ZELLULÄR**	**HUMORAL**
SPEZIFISCH	**T-Zellen** T-Helferzellen T-Gedächtniszellen T-Suppressorzellen zytotoxishe T-Zellen	**Antikörper** (Produziert von Plasmazellen und B-Gedächtniszellen)
UNSPEZIFISCH	**NK-Zellen** Makrophagen neutrophile Granulozyten	**Komplement** Zytokine Lysozym

Das Prinzip der Immunabwehr funktioniert aber bei all diesen Zellen gleich. Körpereigene Zellen haben ein Protein an ihrer Oberfläche, das diese Zellen als „körpereigen" auszeichnet. Wenn Zellen der Immunabwehr eine Zelle finden, die diesen „Proteinausweis" nicht hat oder vielleicht fremde Proteine oder sogar eine Zellwand hat, erkennen die Leukozyten diese Zelle als „fremd". Dabei werden die fremden Zellen entweder von der angeborenen Abwehr aufgefressen und in den Lysosomen verdaut (siehe 2.7 Das Lysosom) oder sie werden von der adaptiven Immunantwort durch spezielle andere Mechanismen abgetötet, indem sie sie zum programmierten Selbstmord zwingen. Man unterscheidet bei den Leukozyten Granulozyten, Monozyten und Lymphozyten.

Die Granulozyten
Die Granulozyten machen den Hauptteil der weißen Blutkörperchen aus und sind dazu befähigt, die Blutbahn zu verlassen, um ins Gewebe zu wandern. Granulozyten sind Teil der angeborenen Immunabwehr und lassen sich wiederum in drei Untergruppen einteilen:

- Die **Neutrophilen Granulozyten** sind die wichtigsten Granulozyten und kommen auch am häufigsten vor. Sie sind bei einer Entzündung als Erste am Ort des Geschehens und ihre Aufgabe ist es, Erreger zu fressen (=phagozytieren). Dabei gehen sie selbst zu Grunde und bilden damit den Eiter.

- Die **eosinophilen Granulozyten** kommen weniger im Blut vor und ihre Anwesenheit ist dann gefragt, wenn wir einen Wurm- oder Parasitenbefall haben oder an einer Allergie leiden.

- Die **basophilen Granulozyten** kommen auch recht selten vor und spielen auch eine Rolle in der allergischen Reaktion.

Die Monozyten/Makrophagen
Monozyten sind die Vorläufer der Makrophagen und sie sind die größten Zellen der Immunabwehr und besitzen besonders viele Lysosome. „Makrophage" bedeutet „großer Fresser" und er ist ein weiteres Mitglied der angeborenen Immunabwehr. Bei einer Infektion locken sie erstens über Botenstoffe weitere Leukozyten an und zweitens fressen sie die Erreger.

Die Lymphozyten
Diese Zellen sind Teil der adaptiven Abwehr. Man unterscheidet die T- und B-Zellen und sie arbeiten mit Antikörpern. Ihr Spezialgebiet sind Viren, da Viren typischerweise das Innere

Tipp

Merkspruch für die 3 Unterarten der Granulozyten:

„**Ne**ver let monkeys **e**at **ba**nanas„

Abbildung 88
Klassische Abwehrreaktion des Immunsystems. Die gebildeten (und passenden) Antikörper binden an die Antigene der Bakterien und inaktivieren sie, indem die Komplexe verklumpen.

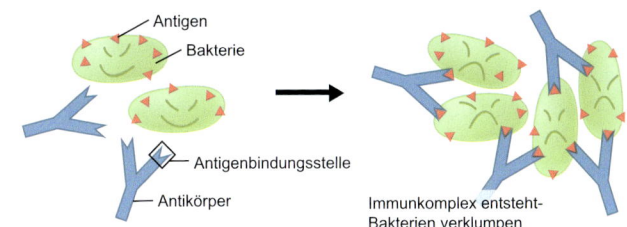

einer Zelle befallen und somit nicht von der angeborenen Immunantwort gefressen werden können, aber die Lymphozyten können natürlich auch Bakterien bekämpfen.

Erreger weisen an ihrer Oberfläche Antigene auf, die die Immunabwehr erkennt. Im Falle von Bakterien stürzt sich zuerst die angeborene Immunantwort darauf und erst nach einiger Zeit kommen die Lymphozyten zum Zug. Für virale Infekte ist die adaptive Immunabwehr hauptsächlich verantwortlich.

Die Zeitverzögerung hat den Grund, dass die passenden Antikörper, die von den Lymphozyten gegen die Antigene gebildet werden, erst gebaut werden müssen. Das passiert im sogenannten **lymphatischen Gewebe** (s. u.). Dazu gehören die Mandeln, der Thymus (nur beim Kind), die Milz, die Lymphknoten usw. Dort wird ein Antigen von speziellen Zellen hergezeigt und die Lymphozyten, die den passenden Antikörper vorweisen können, treten in die Zellteilung ein und vermehren sich. Das dauert einige Tage. Wenn ein Virus nun eine Körperzelle befallen hat, kann diese infizierte Zelle ein Antigen des Virus an ihrer Oberfläche herzeigen. Diese Zelle wird nun als „befallen" erkannt. Ein T-Lymphozyt bindet mit seinem passenden Antikörper nun an diese Zelle und schickt sie in den programmierten Zelltod.

Man kann bei den T-Zellen zwischen **T-Killer-** und **T-Helfer-Zellen** unterscheiden. Die Killerzellen sind für den induzierten Zelltod bei infizierten Zellen zuständig, die T-Helferzellen unterstützen sie dabei und locken durch Botenstoffe noch weitere Immunzellen an. Die **B-Zellen** sind für die Produktion von Antikörpern zuständig, welche sie ans Blut abgeben. Sie sind dabei der Träger der humoralen Immunabwehr. Wenn so ein Antikörper an ein fremdes Antigen bindet, wird der Erreger unschädlich gemacht.

Bei einer bakteriellen Infektion treten Bakterien in unseren Körper ein. Es gibt zu diesem Zeitpunkt noch keine Antikörper gegen Antigene der Bakterien, deswegen kann die erworbene Immunabwehr noch nicht greifen. In den ersten

Tagen ist also die angeborene, unspezifische Immunantwort tätig. Das sind im Detail die neutrophilen Granulozyten (sie machen den Großteil der unspezifischen Immunantwort aus) und die Makrophagen. Diese Zellen erkennen die fremden Bakterienzellen und fressen sie. Übrigens: Wenn neutrophile Granulozyten solche Zellen fressen, sterben sie und bilden daraufhin den Eiter. Eiter besteht also aus toten neutrophilen Granulozyten.

Während der ersten Tage ist die adaptive Immunabwehr aber nicht untätig. Es gibt spezielle Zellen (für die, die es interessiert: die dentritischen Zellen), die die Antigene der Bakterien hernehmen und sie den Lymphozyten im lymphatischen Gewebe zeigen. Jetzt beginnen sich die Lymphozyten, die einen passenden Antikörper bilden können, zu teilen. Dadurch entstehen viele T- und B-Zellen, deren Antikörper an das Bakterienantigen greifen und die Bakterien damit unschädlich machen können . Bis solche passenden Lymphozyten gebaut werden, vergehen allerdings einige Tage. Deswegen dauern virale Infekte (fast nur adaptive Immunantwort)) etwas länger als bakterielle Infekte (angeborene + adaptive Immunantwort). Diese Zeitverzögerung in der adaptiven Immunantwort ist auch der Grund, wieso der Körper nichts gegen den HI-Virus machen kann. Dieser Virus verändert seine Antigene nämlich ständig und sobald ein passender Antikörper gebaut wurde, passt er schon nicht mehr, weil das Antigen schon wieder anders aussieht.

Das lymphatische Gewebe
Wie oben schon erwähnt, ist das lymphatische Gewebe der Ort, an dem sich die Lymphozyten differenzieren. Das heißt, hier lernen die Lymphozyten, welcher Erreger mit welchem Antigen gerade im Körper wütet, und die Zellen, die den passenden Antikörper bilden, teilen sich in weiterer Folge. Das Gewebe ist allerdings nicht so ein klassischer Verband wie die Organe, es ist mehr ein Zusammenspiel aus mehreren Orten der einzelnen Organsysteme. Es kann des Weiteren in das primäre und das sekundäre lymphatische Gewebe eingeteilt werden.

- Das **primäre lymphatische Gewebe** besteht aus dem Knochenmark und dem Thymus. In der Fetalperiode zählt auch noch die Leber dazu. Der Thymus findet sich nur bei Kindern und degeneriert im Laufe der Jahre bis nur mehr ein Fettkörper übrig bleibt. Dieses Gewebe kann als die Geburtsstätte der Lymphozyten betrachtet werden. Hier werden die Zellen gebildet, unabhängig davon, ob der Körper infiziert ist, oder davon, welche fremden Antigene herumschwimmen. Das Gewebe bildet sozusagen einen Grundstock an Lymphozyten.

■ Das **sekundäre lymphatische Gewebe** ist die „Schule" der Lymphozyten. Hier werden den Zellen Antigene präsentiert, woraufhin sie dahingehend ausgebildet werden, passende Antikörper zu bilden. Die Gewebe hier sind die Lymphfollikel (= Zellansammlungen in den Lymphknoten, Mandeln oder im Darm) und die Milz. Wenn wir krank sind, ist der Hals geschwollen und von außen druckschmerzhaft. Das liegt daran, dass die Lymphknoten am Hals zu diesem Zeitpunkt aktiv und kräftig am Arbeiten sind. In ihnen teilen sich T- und B-Lymphozyten, die einen passenden Antikörper gegen den derzeitigen Erreger bilden können.

Immunbiologie
In diesem Punkt werden wir den Aufbau eines Antikörpers noch genauer besprechen und die Rolle von Antikörpern und Antigenen bei den Blutgruppen beschreiben.

■ **Der Antikörper**
Das folgende Kapitel ist etwas zu genau für den Aufnahmetest erklärt. Das war deswegen notwendig, weil ohne die Beschreibung von bestimmten Strukturen der Zusammenhang nicht oder nur schwer hätte verstanden werden können.

Antikörper sind Proteine, die Antigene erkennen und mit dem Schlüssel-Schloss-Prinzip an sie binden. Sie werden von B-Zellen produziert und ins Blut abgegeben. Der Überbegriff der Antikörper ist das Immunglobulin (Ig). Man unterscheidet zwischen IgA, IgD, IgE, IgG und IgM. Sie haben eine Y-förmige Struktur und können sich zu zweit oder zu mehreren zusammenschließen. Das „Y" besteht aus den schweren und den leichten Ketten.
Wenn sie an ein Antigen binden, gibt es mehrere Möglichkeiten, die Zellen dahinter (Viren, Bakterien,…) unschädlich zu machen. Sie könnten durch ihre Bindung den Erreger,

Abbildung 89 Immunglobuline
Die Immunglobine können in einfacher Form auftreten (Monomer) bzw auch Verbindungen eingehen (Dimer, Pentamer)

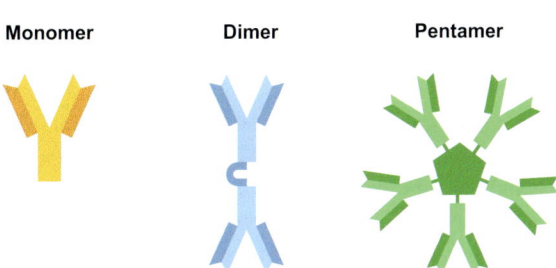

Monomer   Dimer   Pentamer

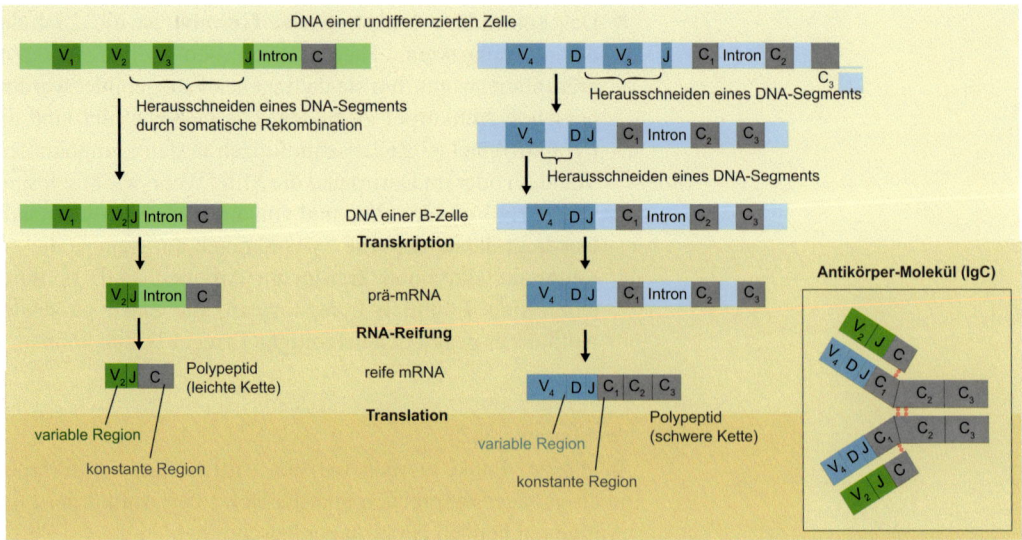

insbesondere sein Toxin, neutralisieren oder ein Signal für Fresszellen, beispielsweise Makrophagen, darstellen, sodass der Erreger erkannt und gefressen wird.

Die B-Zellen produzieren also die Antikörper. Wenn sie sie im Falle einer Infektion ins Blut freisetzen, müssen diese Antikörper zu den Antigenen der Erreger passen. Da in unserem Genom „nur" etwa 1000 Gene für Antikörper codiert sind, es aber viel mehr als 1000 Erreger gibt, musste sich die Natur etwas überlegen. Die humorale Immunantwort beginnt bei der B-Zellrekrutierung. Die B-Zelle, die einen Antikörper produzieren kann, der auf das Erreger-Antigen passt, tritt in die mitotische Teilung ein und vermehrt sich. Damit für die vielen Möglichkeiten, wie die Erreger-Antigene aussehen können, auch die passenden Antikörper gebildet werden, haben die B-Zellen einige Tricks:

1. *Kombinationen von Genabschnitten in einem Gen*: Die leichten Ketten haben in ihrem Gen 3 grobe Abschnitte, die miteinander verknüpft werden: **1.** die variable Region (V_1, V_2, … V_n), **2.** die joining-Region (J_1, J_2, … J_n) und **3.** die konstante Region (C). Von der variablen Region gibt es im Gen 40 und von der joining-Region 5 verschiedene Formen. Damit kommt man auf 200 verschiedene Varianten. Ähnliches gilt für die schweren Ketten. Sie bestehen aus vier Abschnitten: **1.** der variablen Region (V1, V2, … Vn), **2.** der Diversitiy-Region (D1, D2, … Dn), **3.** der joining-Region (J1, J2, … Jn) und **4.** der konstanten Region (C).

Abbildung 90 Antikörper-Bildung
Die leichten Kette (links) und der schweren Kette (rechts) bilden später den Antikörper. Dadurch, dass es viele Versionen der variablen Region gibt, können bis zu Millionen verschiedene Antikörper gebildet werden.

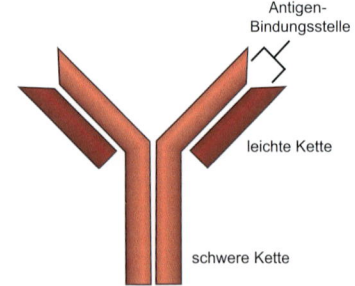

Abbildung 91 Antikörper
Die leichten Ketten hängen an den schweren Ketten und ergeben zusammen die Bindungsstelle für Antigene.

Es gibt 50 verschiedene variable Regionen, 30 Diversity-Regionen, 6 joining-Regionen und die konstante Region. Dabei können an die 8.000 verschiedene schwere Ketten gebaut werden und insgesamt ergeben sich auf diese Weise aus einem Gen etwa 2,5 Mio. Antikörper.

2. **unterschiedliche Verknüpfung**: Dadurch dass die Regionen kleine Unterschiede an ihren joining-Regionen haben, können wiederum viele verschiedene Antikörper gebildet werden. Dadurch steigt die Zahl der Varianten erneut um ein Millionenfaches an.

3. **Selektion von Antikörpern**: Wenn nun eine B-Zelle den passenden Antikörper produzieren kann und dabei ist, sich mitotisch zu teilen, dann kommt es immer wieder zu kleinen Mutationen im Antikörper-Gen. Das führt dazu, dass es bestimmte mutierte B-Zellen gibt, deren Antikörper schlechter oder besser ans Erreger-Antigen passen . Durch negative bzw. positive Selektion der Antikörper steigt erstens die Anzahl der Varianten noch einmal und zweitens kann durch eine positive Selektion die Bindungskraft an ein Antigen stärker werden (weil der mutierte Antikörper noch besser passt).

Normalerweise erkennen diese Immunglobuline körpereigene Antigene, die auf all unseren Zellen vorhanden sind, als körpereigen und lassen diese Zellen dadurch in Ruhe. Das geschieht dank der negativen Selektion in der Reifung der B-Zellen. Wenn es eine B-Zelle gibt, die einen Antikörper produziert, der körpereigenes Gewebe angreift, wird diese Zelle in den Zelltod geschickt. Bei Organ- oder Bluttransplantaten ist unser Abwehrsystem ein Problem, da das Gewebe eines anderen Menschen natürlich als „Fremdgewebe" betrachtet wird. In Falle von Organtransplantaten kann man nicht mehr machen, als das Immunsystem zu hemmen. Bei Bluttransfusionen muss man auf die Blutgruppe Acht geben, da eine falsche Blutgruppe zur Zerstörung der Erythrozyten führen und der Patient versterben würde. Wie das funktioniert, wird im folgenden Punkt erklärt.

■ **Blutgruppen**
Man unterscheidet zwischen vier Blutgruppen: A, B, AB und 0. Der Unterschied zwischen ihnen ist ihr Antigenprofil. Die Antigene beziehen sich hierbei auf die Erythrozyten.
Ein Mensch, der Blutgruppe A hat, hat Erythrozyten, die das Antigen „A" aufweisen. In seinem Plasma schwimmen Antikörper gegen das Antigen „B". Bei jemandem mit Blutgruppe B sieht das genau andersherum aus.

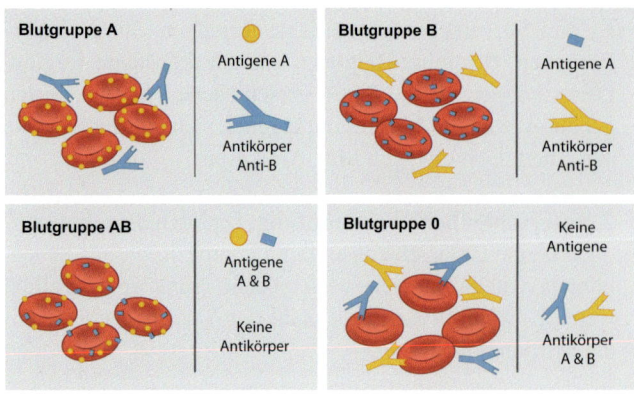

Abbildung 92 Blutgruppen
Im Serum findet man die Antikörper, die NICHT zu den Antigenen am Erythrozyten passen.

Jemand mit Blutgruppe AB hat auf seinen Erythrozyten beide Antigene, also Antigen „A" und Antigen „B" und kann deshalb im Plasma KEINE Antikörper haben. Menschen mit Blutgruppe 0 haben auf ihren Erythrozyten KEINE Antigene und Antikörper gegen Antigen „A" und Antigen „B" im Blutplasma.

Bei einer Transfusion werden NUR die Zellen des Spenders, nicht aber das Plasma verwendet. Aus diesem Grund ist die Blutgruppe 0 als Spendergruppe sehr beliebt, denn auf der Zelloberfläche der Spendererythrozyten gibt es keine Antigene und egal welche Antikörper der Empfänger hat, sie können an nichts binden. Dahingegen sind Empfänger mit der Blutgruppe AB bevorzugt, weil sie keine Antikörper gegen irgendwas bilden und damit von jeder Blutgruppe empfangen können.

Man nennt die Blutgruppe 0 den **Universalspender** und die Blutgruppe AB den **Universalempfänger.** Ein Empfänger mit Blutgruppe A kann nur von einem Spender mit Blutgruppe A oder 0 bekommen. Er hat Antikörper gegen Antigen „B" im Plasma und diese würden Zellen mit diesen Antigenen (also Blutgruppe B und AB) vernichten. Eine Person mit Blutgruppe B kann umgekehrt nur von einem Spender mit Blutgruppe B oder 0 bekommen, denn der Empfänger hier hat Antikörper gegen Antigen „A" im Plasma. Würde er Erythrozyten mit den Antigenen „A" oder „AB" bekommen, würden seine Antikörper diese Zellen angreifen. Personen mit Blutgruppe AB können von jedem Spender Blut bekommen, da sie keine Antikörper in ihrem Blutplasma haben.

Erythrozyten

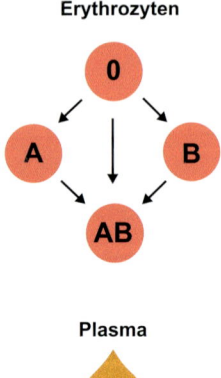

Plasma

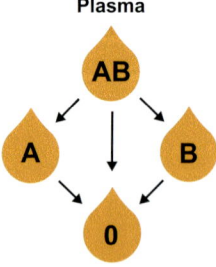

Abbildung 93 Univeralspender und **Universalempfänger** bezüglich der Erythrozyten und dem Plasma.

Tabelle 19 Möglichkeiten einer Transfusion					
Patient hat...		**...und erhält Erythrozyten-Konzentrat der Blutgruppe**			
Blutgruppe	**Antikörper**	**A**	**B**	**AB**	**0**
A	Anti-B	⬤	⬤	⬤	⬤
B	Anti-A	⬤	⬤	⬤	⬤
AB	–	⬤	⬤	⬤	⬤
0	Anti-A Anti-B	⬤	⬤	⬤	⬤

⬤ Agglutination (Verklumpung) ⬤ keine Agglutination (keine Verklumpung)

Die wichtigsten Infos Das Immunsystem

– Zellen des Immunsystems sind Leukozyten

– Normalerweise haben wir 4000 – 10 000 Leukozyten/µl; wenn wir krank sind steigt die Zahl

– **Zelluläre Immunantwort**: Abwehr durch alle Art von Leukozyten

– **Humorale Immunantwort**: Abwehr durch Antikörper bzw. Immunglobuline

– **Angeborene Immunantwort**: unspezifisch; alle Zellen der Immunantwort schmeißen sich auf Erreger

– **Adaptive Immunantwort**: spezifisch; insbesondere Lymphozyten

– **Antigen**: Protein an Zelloberfläche, zeichnet Zelle als „körpereigen" oder „körperfremd" aus

– **Antikörper**: Protein, das an ein Antigen binden kann

– Wenn Immunzellen körperfremde Zellen erkennen, fressen sie sie und verdauen sie

– Immunzellen können auch die körperfremden Zellen zum programmierten Selbstmord zwingen

– **Granulozyten**: größter Teil; angeborene Immunabwehr; können ins Gewebe auswandern

– 3 Untergruppen der Granulozyten: neutrophile (als Erste am Entzündungsort), eosinophile (Parasiten), basophile (Allergie)

– Monozyten sind die Vorläufer der Makrophagen; gehören zur angeborenen Abwehr

– Makrophagen sind sehr große Zellen, die ganze Bakterien auffressen und verdauen können

– Lymphozyten gehören zur adaptiven Abwehr; Einteilung in T- und B- Lymphozyten

– Die Lymphozyten, die den passenden Antikörper haben, vermehren sich im lymphatischen Gewebe

– Infizierte (körpereigene) Zelle zeigt Antigen des Virus an ihrer Oberfläche → Lymphozyt schickt diese Zelle in den Zelltod

- **T-Zellen** → T-Killer-Zellen und T-Helfer-Zellen; Induktion von Selbstmord bei infizierten Zellen
- **B-Zellen** → Produktion Antikörper
- Antikörper erkennen Antigene nach dem Schlüssel-Schloss-Prinzip
- 5 Arten von Immunglobulinen: IgA, IgD, IgE, IgG, IgM
- Ein Monomer der Ig besteht aus schweren und leichten Ketten
- **Funktion der Ig**: Neutralisation des Erregers, Signal für Fresszellen
- Die B-Zelle, die den passenden Antikörper bilden kann, vermehrt sich
- Verschiedene Antikörper können durch Kombination von Genabschnitten eines Gens, unterschiedliche Verknüpfung, Selektion von Antikörpern entstehen
- Die Kombination von Genabschnitten kommt dadurch zustande, dass es für die leichten und schweren Ketten Hunderte bis Tausende Kombinationsmöglichkeiten innerhalb eines Gens gibt
- Die Selektion der Antikörper besteht darin, dass es bei der Vermehrung der B-Zelle immer wieder zu Mutationen kommt, die eventuell noch besser an das Antigen passen
- Bei Transplantationen oder falschen Blutinfusionen greift das Immunsystem die fremden Zellen an
- **4 Blutgruppen**: A, B, AB, 0
- Plasma der Blutgruppe A hat Antikörper gegen Blutzellen der Blutgruppe B und umgekehrt
- Plasma der Blutgruppe AB hat keine Antikörper
- Plasma der Blutgruppe 0 hat A- und B- Antikörper
- Blutgruppe 0 = **Universalspender**; Blutgruppe AB = **Universalempfänger**

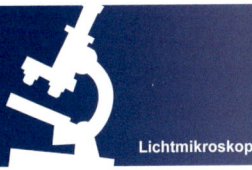

Mikroskopie | **15** | Kapitel

Lichtmikroskop

Mikroskope werden in der Medizin zu diagnostischen Zwecken oder Forschungszwecken verwendet. Mit ihrer Erfindung machte die Medizin also einen großen Sprung nach vorne. Man unterscheidet grob die Lichtmikroskope von den Elektronenmikroskopen.

Die Lichtmikroskope arbeiten mit Lichtstrahlen und deren Auflösung ist abhängig von der Wellenlänge des Lichts; je kleiner die Wellenlänge, desto höher die Auflösung. Elektronenmikroskope benutzen Elektronenstrahlen, die mit einer bestimmten Energie abgefeuert werden. Diese Mikroskopie funktioniert deshalb, weil nach der Quantentheorie kleinste Teilchen wie Elektronen auch Welleneigenschaften haben können.

15.1 Lichtmikroskopie

Das Grundprinzip der Lichtmikroskope beruht darauf, dass eine punktförmige Lichtquelle von unten auf das Objekt scheint. Da man mit einem Lichtpunkt aber wenig anfangen würde, ist dazwischen eine Sammellinse, der **Kondensor**, eingebaut, die die Lichtquelle verbreitert und die Strahlen in parallele Richtung zum Objekt leitet. Zusätzlich gibt es hier noch den **Blender**. Das ist eine Vorrichtung, die manche Strahlen wegblenden kann, sodass nur ein kleinerer Ausschnitt des Objekts beleuchtet wird.

Das Objekt selbst ist meist ein dünner Schnitt aus einem Gewebe, der auf einer Glasplatte fixiert ist. Man würde allein mit Licht und dem Schnitt, auch wenn die Auflösung sehr gut ist, nicht viel erkennen können. Dazu braucht es bestimmte **Färbetechniken**, mit denen das Gewebe behandelt werden muss. Wenn das Licht durch den gefärbten Schnitt hindurchwandert, geht es weiter zum **Objektiv**, durch Linsen, bis es schlussendlich zum **Okular** gelangt, durch das wir hindurchsehen. Durch die Vergrößerungslinsen können Objekte, abhängig von ihrer Stärke, unterschiedlich groß dargestellt werden.

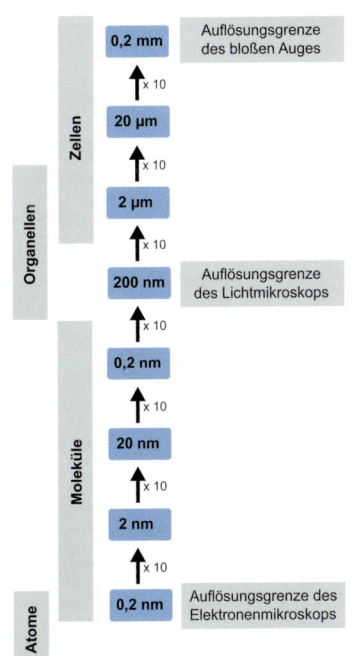

Abbildung 94 Auflösungsgrenzen der einzelnen Mikroskope

Verschiedene Unterarten

Die **Hellfeldmikroskopie** stellt dieses klassische Prinzip der Objektvergrößerungen dar. Das Bild, welches entsteht, zeigt dunkle Strukturen vor einem hellen Hintergrund. Dagegen zeigt die **Dunkelfeldmikroskopie** helle Strukturen auf einem dunklen Hintergrund. Dabei gibt es eine Blende zwischen Objekt und Objektiv, die so angelegt ist, dass nur stark gebrochene oder gestreute Lichtstrahlen daneben vorbeikommen. Alle anderen Lichtstrahlen werden weggeblendet. Also geben die gebrochenen und gebeugten Lichtstrahlen als Einzige Informationen über das Objekt preis. Diese Methode wird gerne benutzt, um Grenzstrukturen (wie etwa Zellmembranen) zu erkennen, da eben diese Grenzen Licht sehr stark brechen.

Mit der **Fluoreszenzmikroskopie** kann man ganz bestimmte Strukturen einzeln darstellen. Dabei werden diese Strukturen mit einem **Fluoreszenzfarbstoff** angereichert. Dieser Farbstoff wird durch eine ganz bestimmte Wellenlänge zum Leuchten angeregt. Er nimmt dabei einen Teil der Lichtenergie auf und gibt Licht mit höherer Wellenlänge ab. Damit wir ein schönes Bild bekommen, müssen noch zwei Filter eingebaut werden. Der erste Filter ist zwischen Lichtquelle und Objekt. Dieser lässt nur Lichtstrahlen durch, die den Fluoreszenzfarbstoff anregen können. Der zweite Filter befindet sich zwischen Objekt und Okular. Er filtert Licht, das eventuell noch vom Objekt nicht aufgenommen, sondern reflektiert wurde, weg, sodass am Ende wirklich nur mehr das Licht übrigbleibt, das vom Fluoreszenzfarbstoff emittiert wurde.

Abbildung 95 Mikroskope
Beim Lichtmikroskop reichen eine Lichtquelle und verschiedene Linsen, das Bild wird mit dem Auge wahrgenommen. Bei den Elektronenmikroskopen braucht man einerseits ein Vakuum und die Strukturen der Probe müssen mit Hilfe eines Bildschirms sichtbar gemacht werden. Bei der REM prallen die Elektronen ab und werden dadurch erfasst, beim TEM durchwandern die Elektronen die Probe und werden auf einem Bildschirm darunter erfasst.

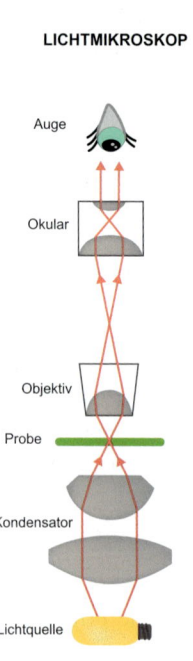

LICHTMIKROSKOP

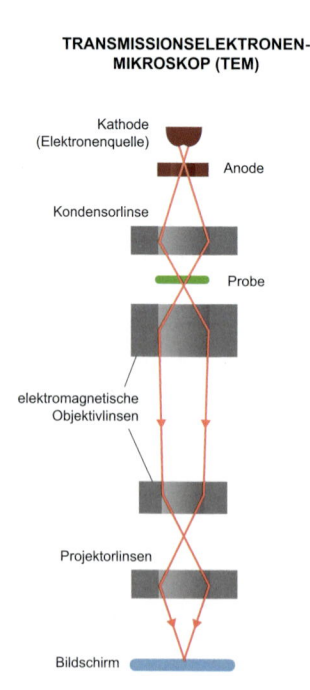

TRANSMISSIONSELEKTRONEN-MIKROSKOP (TEM)

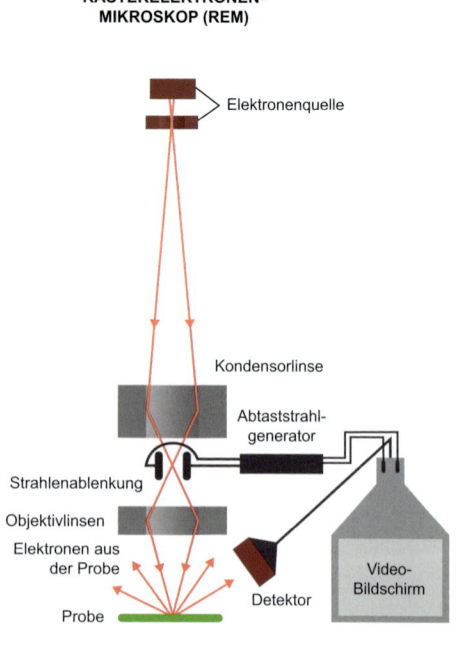

RASTERELEKTRONEN-MIKROSKOP (REM)

15.2 Elektronenmikroskopie

Weil sich Elektronen wie Wellen mit einer Wellenlänge verhalten können, kann man sie zur Mikroskopie verwenden. Ihre Wellenlänge hängt von der Energie ab, mit der sie abgefeuert werden, die wiederum von der Spannung, die angelegt wird, abhängt. Also große Spannung $\rightarrow$ viel Energie $\rightarrow$ niedrige Wellenlänge.

Damit Proben in einem Elektronenmikroskop angesehen werden können, müssen sie vorher aufwändig präpariert werden. Das liegt daran, dass im Inneren des Mikroskops ein Vakuum herrscht.

Es können grob zwei Formen unterschieden werden:

- *Transmissionselektronenmikroskop (TEM)*
  Scharfe Darstellung von ganzen Strukturen u. a. im Inneren eines Objekts

- *Rasterelektronenmikroskop (REM)*
  Darstellung von Oberflächen

Das TEM funktioniert ähnlich wie das Lichtmikroskop. Elektronenstrahlen „durchleuchten" ein Objekt und die Information, die dabei entsteht, wird auf eine Fotoplatte projiziert, wo letztendlich das Bild entsteht. Die Auflösung ist dabei knapp 1nm, aber der Nachteil ist, dass das Objekt sehr dünn geschnitten sein muss. Diese Technik ist gut, um Strukturen präzise und scharf darzustellen.

Beim REM trifft ein Elektronenstrahl auf ein Objekt und regt dadurch andere Elektronen auf dessen Oberfläche an. Damit das so funktioniert, muss diese Oberfläche elektrisch leiten können. Da biologische Stoffe das selten tun, werden sie vorher meist mit Gold oder Graphit bedampft. Diese angeregten Elektronen werden dann in weiterer Folge von einem Detektor erfasst und für das Bild gemessen. Ein volles Bild entsteht, indem der Elektronenstrahl die gesamte Oberfläche des Objekts „abtastet", daher der Name Rasterelektronenmikroskop.

Das Rastertunnelelektronenmikroskop benutzt eine mikroskopisch kleine Sonde, die an der Oberfläche von Objekten mit einem Abstand von 1nm entlangfährt. Dabei fließen, nach dem Tunneleffekt ($\rightarrow$Quantenmechanik), zwischen dieser Sonde und der Oberfläche Elektronen. Die Auflösung, die dabei möglich ist, liegt mit 0,1nm im atomaren (!) Bereich.

Die wichtigsten Infos Mikroskopie

– Unterscheidung zwischen Lichtmikroskopie und Elektronenmikroskopie

– **Elektronenmikroskopie**: Rasterelektronenmikroskopie, Transmissionselektronenmikroskopie

– Punktförmige Lichtquelle → Kondensor → Blender → Objekt → Objektiv → Linse → Okular

– Das Objekt ist in der Regel ein hauchdünner Gewebeschnitt auf einer Glasplatte

– Damit das Gewebe erkannt werden kann, muss es gefärbt werden

– **Unterarten**: Hellfeldmikroskopie, Dunkelfeldmikroskopie, Fluoreszenzmikroskopie

– Hellfeldmikroskopie ist die bekannte Mikroskopie

– Bei der Dunkelfeldmikroskopie werden nur stark gebrochene Lichtstrahlen sichtbar

– Bei der Fluoreszenzmikroskopie wird eine bestimmte Struktur mit einem Farbstoff angereichert, der Licht einer gewissen Wellenlänge absorbiert und Licht mit höherer Wellenlänge emittiert, welches daraufhin gemessen wird

– Im Inneren eines Elektronenmikroskops herrscht Vakuum.

– **TEM** → Darstellung von inneren Strukturen; Elektronen durchziehen das Objekt; Strahl wird auf Fotoplatte projiziert

– **REM** → Darstellung von Oberflächen; Elektronen „rastern" mit Gold oder Graphit bedampfte Objekte ab und regen Elektronen an; angeregte Elektronen werden auf einem Detektor erfasst

– Eine Unterform des REM ist das Rastertunnelelektronenmikroskop.

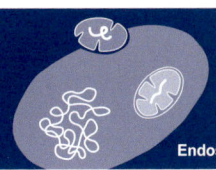

Die Entstehung des Lebens   **16** Kapitel

Endosymbiontentheorie

Bevor wir uns in dieses Kapitel vertiefen, wollen wir noch definieren, was „Leben" überhaupt bedeutet und welche Eigenschaften erfüllt sein müssen, damit man von einem „Lebewesen" sprechen kann.
Diese Eigenschaften sind folgende:

- Abgrenzung zur Umwelt (in der Regel durch eine Membran oder Zellwand)

- Fortpflanzung, Wachstum und Differenzierung

- Eigener Stoffwechsel, Wechselwirkung mit der Umwelt

- Stehen in Homöostase

Nur wenn alle diese Kriterien erfüllt sind, kann man von Leben sprechen. Daher sind natürlich alle Tiere, aber auch Pflanzen Lebewesen. Sie sind von ihrer Umwelt abgegrenzt, können sich über Samen fortpflanzen, wachsen und gedeihen. Sie haben einen eigenen Stoffwechsel, interagieren mit ihrer Umwelt und passen dieser ihre Ansprüche an (z. B. Ausrichtung der Blätter zur Sonne).

Die Entstehung der Erde schätzt man heutzutage auf 4,5 Mrd. Jahre vor unserer Zeit, während das Leben vor ca. 4 Mio. Jahren entstanden ist. Es gab also cine Zeit, in der es nur anorganische Masse auf dem Planeten gegeben hat, und aus dieser müsste sich die organische Materie entwickelt haben. Diese Entwicklung nennt man **chemische Evolution**.

16.1 Die chemische Evolution

Wie genau das Leben auf der Erde entstanden ist, wissen wir nicht. Es gibt nur einige Hypothesen, wonach aus anorganischen Stoffen unter Energieeinfluss organische Stoffe entstanden sein sollen. Dafür gibt es einige Voraussetzungen, nämlich adäquate Temperaturen, das Fehlen von starker elektromagnetischer Strahlung und die Anwesenheit von Wasser. Zuerst müssen sich einfache Kohlenstoff-Wasserstoff-Verbindungen gebildet haben, aus denen zunächst komplexere Moleküle entstanden sind (wie Zucker, Nukleotide, Fettsäuren…). Diese komplexeren Bausteine bestehen aus einer Handvoll chemischer Elemente, die da wären: Sauerstoff, Wasserstoff, Stickstoff, Kohlenstoff, Schwefel und Phosphor. Es muss also einige anorganische Verbindungen in der Atmosphäre gegeben haben, die sich aus diesen Elementen zusammensetzten. Diese könnten Folgende gewesen sein: Wasser, Wasserstoff, Ammoniak, Methan, Schwefelwasserstoff und Phosphin. Unter Energieeinfluss entstanden, der Hypothese nach, aus diesen anorganischen Stoffen die vorhin genannten komplexen Bausteine für das Leben. Die Energie dafür kam aus der Sonnenstrahlung, aus Vulkanaktivitäten oder aus ionisierender Strahlung, die immer noch vorhanden war. Merke: Es gab KEINEN elementaren Sauerstoff in der Uratmosphäre!

Ein Beispiel für die Entstehung von Kohlenhydraten: Kohlenhydrate bestehen aus Kohlenstoff (C), Sauerstoff (O) und Wasserstoff (H). In der Uratmosphäre könnten aus Methan (C) + Wasser (O) + Wasserstoff (H) Kohlenhydrate entstanden sein. So die Theorie.

Es gibt nun zahlreiche Versuche, diese Entstehung im Labor nachzuahmen, wovon einer hier zu nennen ist.

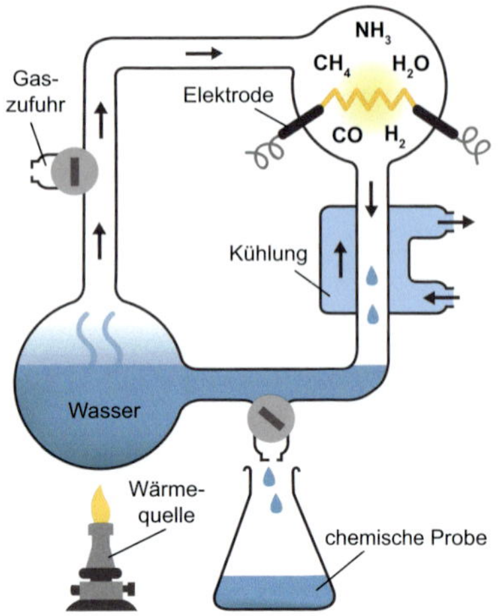

Das Miller-Urey-Experiment

Stanley Miller und Harold C. Urey überprüften die Hypothese, nach der sich organische Moleküle aus anorganischen Verbindungen entwickeln können. Dazu stellten sie die Uratmosphäre nach. Sie benutzten für ihr Experiment Wasser, Wasserstoff, Methan, Kohlenstoffmonoxid und Ammoniak und als Energiequelle diente ihnen Elektrizität, die in der wirklichen Ursuppe Blitze und andere elektrische Entladungen darstellen kann.

Unter dem Einfluss von Energie bildeten sich aus den verschiedenen anorganischen Verbindungen einige Säuren, darunter auch ein paar Aminosäuren, die in den Proteinen von Lebewesen vorkommen.

Das Experiment wurde immer wieder in verschiedenen Varianten wiederholt und gilt heute als der Beweis dafür, dass die Ursuppe aus anorganischen Verbindungen dazu im Stande war, organische Moleküle zu bilden.

Abbildung 96 Miller-Urey-Experiment
Wasserdampf vermengt sich mit anderen Molekülen und unter Energiezufluss entstehen unter anderem Aminosäuren.

16.2 Die Biogenese

Die Theorie der **Biogenese** besagt, dass nur aus lebendigen Organismen weitere lebendige Organismen entstehen können. Das würde jedoch bedeuten, dass es das Leben immer schon gegeben haben muss. Im Widerspruch dazu steht die **Abiogenese**, die dem entgegen behauptet, dass sich aus nicht-lebendigem Material lebendiges Material entwickelt hat. Da es auf der Erde Lebewesen gibt und es sie nicht immer schon gegeben hat, muss diese Theorie eigentlich so stimmen. Es gab viele Experimente, die diese Situation nachstellen und damit beweisen sollten, jedoch ist es bisher nicht gelungen, aus etwas Nicht-lebendigem Leben zu erzeugen. Das könnte daran liegen, dass man nicht genau über die Verhältnisse der Ur-Atmosphäre Bescheid weiß oder dass es mit unserer Atmosphäre schlicht nicht möglich ist, Leben aus dem Nichts zu „erschaffen".

Das historische Experiment von Miller und Urey hat aber zumindest gezeigt, dass sich in dieser Ursuppe Aminosäuren bilden können, die für die Proteine in unseren Zellen als Bausteine genutzt werden.

Wir wissen, dass es folgende Stoffe in der Ur-Atmosphäre gegeben haben muss: Wasser, Wasserstoff, Ammoniak, Methan, Schwefelwasserstoff und Phosphin. Mit diesen Baustoffen konnten sich komplexe organische Moleküle bilden. Es gibt nun eine wichtige Hypothese, wie der erste Vorläufer eines Einzellers entstanden ist. Diesen Vorläufer nennt man **Protobiont**.

Der Protobiont

Dieser „Vorläufer des Lebens" bestand der Hypothese nach aus Proteinen und Nukleotiden, die sich abiotisch (aus anorganischem Material) gebildet haben, und war zudem in eine Membran gehüllt. Die Protobionten waren die ersten Systeme mit einer RNA. Die Proteine sorgten für die RNA-Bildung und die RNA wurde wiederum in Proteine umgeschrieben. So entstand ein primitiver Zyklus, der schon ansatzweise mit der Proteinbiosynthese und RNA-Polymerisation, also unserem normalen Zellzyklus, vergleichbar ist.

Irgendwann hat die DNA die RNA abgelöst und die RNA hat die Aufgabe der Informationsübertragung und Übersetzung von DNA in Protein übernommen. Damit entstanden die einzelligen **Prokaryonten**.

Die Endosymbiontentheorie

Die Endosymbiontentheorie entstand, weil man die Anwesenheit von Mitochondrien als etwas suspekt empfunden hat. Mitochondrien haben schließlich zwei eigene Membranen und außerdem besitzen sie ihre eigene DNA. Dafür, dass sie einfache Zellorganellen sind, ist das sehr viel an Selbstständigkeit und es klingt stark nach einem anderen Organismus.

Damit die komplexeren Eukaryonten entstehen konnten, mussten sich die Prokaryonten etwas Intelligentes überlegen und das bedeutet in der Natur meist eine Symbiose.

Es kam nun dazu, dass Prokaryonten andere Prokaryonten in sich aufgenommen haben, allerdings ohne sie zu verdauen und abzubauen. Dabei nennt man den Prokaryonten, der aufgenommen wurde, **Endosymbiont**. Diese Verbände lebten nun in einem Geben und Nehmen und irgendwann übernahm der Endosymbiont ganz spezielle Aufgaben in der Zelle – damit entwickelte sich die **Zellorganelle** und fertig war der **Eukaryont**. Mitochondrien dürften also Prokaryonten gewesen sein, die sich in anderen Prokaryonten auf eine Aufgabe spezialisiert haben. Dasselbe gilt für Plastiden in Pflanzenzellen.

Die wichtigsten Infos Die Entstehung des Lebens

– **Kriterien von Leben**: Abgrenzung zur Umwelt, Fortpflanzung, Wachstum, Differenzierung, eigener Stoffwechsel, Wechselwirkung mit Umwelt, Homöostase

– **Entstehung der Erde**: vor 4,5 Mrd. Jahren; Entstehung des Lebens: vor 4 Mio. Jahren

– **Chemische Evolution**: anorganische Stoffe → organische Stoffe

– **Voraussetzungen für chemische Evolution**: adäquate Temperaturen, Fehlen von starker elektromagnetischer Strahlung, Anwesenheit von Wasser

– Elemente, die als Bausteine dienten: Sauerstoff, Wasserstoff, Stickstoff, Kohlenstoff, Schwefel, Phosphor

– **Theorie**: Anorganische Verbindungen werden unter Energieeinfluss zu organischen Verbindungen

– Diese Energie kommt von Sonnenstrahlung, Vulkanaktivitäten, ionisierender Strahlung

– Es gab keinen elementaren Sauerstoff in der Uratmosphäre

– Das **Miller-Urey-Experiment** stellt die Uratmosphäre nach

– **„Zutaten" für das Experiment**: Wasser, Wasserstoff, Methan, Kohlenstoffmonoxid, Ammoniak; die Energiequelle war Elektrizität

– Bei diesem Experiment bildeten sich einige Säuren, insbesondere Aminosäuren

– **Biogenese**: Entstehung von Leben aus Leben

– **Abiogenese**: Entstehung von Leben aus „Nicht-Leben"

– **Protobiont:** Vorläufer eines Einzellers, Proteine und Nukleotide in Membran gehüllt

– **Zyklus der Protobionten:** Proteine → RNA-Bildung; RNA → Umschreibung in Proteine

– DNA hat RNA abgelöst → einzellige Prokaryonten

– **Endosymbiontentheorie**: Prokaryonten nahmen Prokaryonten in sich auf und lebten in Symbiose

– **Endosymbiont**: aufgenommener Prokaryont

– Die Endosymbionten übernahmen spezifische Aufgaben, damit enstanden die Zellorganellen

Diese Theorie beschäftigt sich mit der Frage, wie das Leben in der heutigen Form entstanden ist, wieso es so entstanden ist und ob es zufällig so entstanden ist. Welche Faktoren haben bei der Entstehung und Weiterentwicklung einer Art eine Rolle gespielt und wie groß war ihr Einfluss? Eine interessante Frage hier wäre, was passieren würde, wenn man die Zeit zurück-drehen würde und noch einmal beim Einzeller starten würde. Würde sich alles noch einmal genauso entwickeln?

Der Begriff stammt von **Charles Darwin** aus dem Jahre 1859. Es gibt zwar seitdem Abänderungen, allerdings legen wir unseren Fokus hier nur auf die darwinistische Evolutions-theorie.

Das Leben ist seit seiner Entstehung im Wandel und wird sich auch in Zukunft immer weiter -entwickeln. Die Theorie erklärt (bzw. versucht zu erklären), wie die Vielfalt und Komplexität des Lebens entstehen konnte.

An dieser Stelle soll definiert werden, was eine „Art" ist. Alle Lebewesen, die untereinander auf normalem Wege Nachkom-men zeugen können, bezeichnet man als „Art" oder „Spezies".

In unserer Welt gibt es nun viele verschiedene Arten und wie wir vorhin gelernt haben, entstanden diese Arten aus einem Prokaryonten. Zu der Zeit, in der Prokaryonten auf der Erde vorherrschend waren, gab es nur diese eine Art, also muss es möglich sein, dass aus einer Art sich eine weitere andere Art entwickelt und aus dieser dann wieder eine andere Art usw. Dies passiert durch den Einfluss von sogenannten Evolutions-faktoren (s.u.) und so konnte die heutige Vielfalt entstehen.

Die darwinistische Theorie stützt sich ganz allgemein auf drei Auslöser für die Entwicklung. Diese sind die **Vererbung**, die **Veränderung** (Mutation) und die **natürliche Selektion**. Dass die **Vererbung** ein wichtiger Faktor für die Evolution ist, sollte unumstritten sein. Der Begriff der **Mutation** hat etwas Negatives an sich, weil man in der Schule meist nur von Mutationen bei Krankheiten hört. Mutationen sind allerdings sehr wichtig und keinesfalls schlecht für ein Lebewesen. Ohne Mutationen würde das Genom auf der DNA immer gleich-bleiben, damit würden sich immer nur die gleichen Proteine bilden und es würde sich niemals ein neues Merkmal ausbilden. Die **natürliche Selektion** besagt, dass sich eine Art so entwickelt und fortpflanzt, dass am Ende das bestmögliche Ergebnis herauskommt. Dabei sollen sich stärkere Individuen öfter und schwächere Individuen seltener fortpflanzen. Dies kann anschaulicher erklärt werden, wenn man die Selektion in positive und negative Selektion einteilt.

Die **negative Selektion** besagt, dass Organismen, die ein Merkmal aufweisen, das ihnen für ihr Überleben einen Nachteil bringt, ausselektiert werden. Das heißt auf gut Deutsch: Sie sterben. Damit ist gesichert, dass sich dieses negative Merkmal nicht weitervererbt.

Dahingegen beschreibt die **positive Selektion**, dass ein Individuum mit einem neu entstandenen Merkmal (etwa durch Mutation), das ihm einen Vorteil im Überleben bringt, sich bei seinen anderen Artgenossen durchsetzt (z. B. durch eine längere Lebenszeit), sodass dieses Merkmal in höherem Maße weitervererbt wird.

Eine neue Art kann sich nun bilden, indem alle diese drei Säulen eine Rolle spielen. Ein Beispiel: Nehmen wir an, ein kleiner Hund (Teil einer bestimmten Rasse) vermehrt sich. Von seinen Nachkommen hat einer eine Mutation, die im Wachtumshormon liegt. Dadurch wird der Hund größer und stärker. Aufgrund der Tatsache, dass diese Rasse von Hunden im Wald lebt, hat dieser größere Hund nun einen Vorteil gegenüber seinen Artgenossen, weshalb er sich auch durchsetzen wird (sei es bezüglich Fortpflanzung oder Überleben). Dieses mutierte Gen wird an seine Nachkommen weitervererbt, die allesamt auch größer werden und damit wieder einen Vorteil haben. So wird die Geschichte weitergehen. Wenn nun weitere Mutationen hinzukommen und sich das Aussehen und die Eigenschaften dieser Hunde immer weiter verändern, sprechen wir von einer neuen Art.

17.1 Evolutionsfaktoren

Um zu erklären, was Evolutionsfaktoren sind, muss der Begriff des sogenannten **Gen-Pools** erläutert werden. Das ist die Gesamtheit aller Genvarianten innerhalb einer Population. Eine Population besteht aus Individuen einer Art, die im selben Areal leben. Bezogen auf die Augenfarbe wären die Genvarianten blaue, grüne, braune, graue… Augen – die einzelnen Gene dafür sind also im Gen-Pool vertreten. Evolutionsfaktoren stellen nun die Gesamtheit aller Geschehen, die dazu führen, dass es zu einer veränderten DNA-Frequenz kommt, dar. Damit gibt es eine Veränderung im Gen-Pool.

Man unterscheidet zwischen folgenden Evolutionsfaktoren:

Die Mutation

Mutationen, die spontan entstehen, können in einem Organismus zu einer veränderten Proteinfunktion führen. Damit kann ein neues Merkmal entstanden sein. Merke: Für die Vererbung dieses Merkmals ist es wichtig, dass die Mutation in der **Keimbahn** stattgefunden hat. Nur dann wird sie an die Nachkommen weitergegeben. Wenn es eine Mutation in einer sonstigen Körperzelle ist, wird sie natürlich nicht an die Tochtergeneration vererbt. Ob sich das Merkmal in weiterer Folge auch auf die nächsten und übernächsten Generationen fortsetzt, hängt davon ab, ob es für die Art einen Vorteil bringt. Wenn es ein vorteilhaftes Merkmal ist, wird es sich nach der positiven Selektion durchsetzen.

Der Gen-Drift

Gen-Drift bezeichnet eine zufällige Änderung des Gen-Pools. Andere Ursachen dafür könnten Naturkatastrophen sein, bei denen zufällig ein Teil einer Population gestorben ist, der ein bestimmtes Merkmal aufgewiesen hat. Der Rest dieser Population vermehrt sich nun ohne dieses Merkmal, bzw. mit anderen Merkmalen. Weitere Beispiele wären zufällige DNA-Frequenzänderungen über Generationen innerhalb einer Art. Dabei würde es in jeder Generation zu minimalen kleinen Merkmalsveränderungen kommen und man kann sich vorstellen, dass die 10. Generation etwas anders aussieht als die Elterngeneration.

Die Rekombination

Die Rekombination bezieht sich auf das **Crossing-Over** in der Meiose (siehe 8.1 Die 1. Reifeteilung). Dabei kommt es zwar nicht zu neuen Merkmalen, jedoch erhöht sich die Variabilität

Abbildung 97 Evolutionsfaktoren

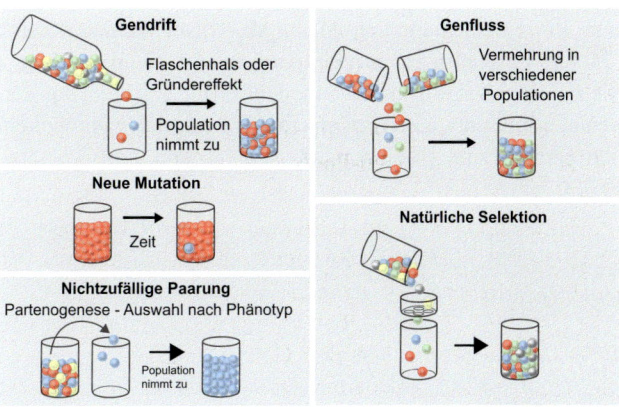

der Phänotypen innerhalb der Population und die Kombination der Merkmale innerhalb eines Individuums. Rekombination kommt nicht zum Zug bei ungeschlechtlicher Fortpflanzung, beispielsweise der Zellteilung von Bakterien.

17.2 Die Entwicklung des Menschen

Der Mensch entwickelte sich als eine Abzweigung aus dem Affen. Erste **Urmenschen** dürfte es Skeletten zufolge erstmals vor 3-4 Mio. Jahren gegeben haben. Man nennt sie die Urmenschen (Australopithecus) und sie waren den Menschenaffen noch sehr ähnlich (ihr Gehirn war etwa 500cm^3 groß), jedoch gingen sie bereits aufrecht.

Die nächsten zwei Stationen, die der Mensch durchlebte, waren der **Homo habilis** (vor etwa 2 Mio. Jahren) und der **Homo erectus** (etwa 500.000 Jahre später). Das Gehirn entwickelte sich hierbei bis 800cm^3 immer weiter und der Homo erectus war bereits in der Lage, mit Feuer zu kochen.
Die Zeit von da an bis heute nennt sich Altsteinzeit und sie umfasst die Frühmenschen, Altmenschen und Jetztmenschen.
Der **Frühmensch** (Homo erectus) lebte etwa 500.000 Jahre vor unserer Zeit und er bezeichnet einen Überbegriff für den **Javamenschen** (Homo erectus erectus), den **Pekingmenschen** (Homo erectus pekinensis) und den **Heidelbergmenschen** (Homo erectus heidelbergensis). Das Gehirnvolumen stieg bis zu 1100 cm^3 an.

Der **Altmensch** (Homo sapiens) lebte vor etwa 250.000 Jahren und er beschreibt den Neandertaler, der ein Gehirnvolumen von etwa 1450cm^3 aufwies und bereits Werkzeuge benutzte, und den **Jetztmenschen** (Homo sapiens sapiens), der wir heute sind. Alle Menschen, die heute auf der Welt leben, gehören eben zu dieser Gattung des Homo sapiens sapiens und stammen von einem Stamm in Afrika ab. Unser Gehirn ist etwa 1350cm^3 groß, also etwas kleiner als das des Neandertalers.
Hierbei ist es wichtig zu erwähnen, dass wir uns nicht aus dem Neandertaler entwickelt haben. Der Neandertaler entwickelte sich parallel zum Homo sapiens sapiens und starb vor etwa 30.000 Jahren aus.

Die wichtigsten Infos Die Evolutionstheorie

– Eine Art umfasst alle Lebewesen, die miteinander Nachkommen erzeugen können
– Die darwinistische Theorie kennt **3 Auslöser für die Evolution**: Vererbung, Mutation, natürliche Selektion
– Die **natürliche Selektion** lässt sich in positive und negative Selektion unterteilen
– Durch den Einfluss von Evolutionsfaktoren entwickeln sich verschiedene Arten
– Es gibt **3 Evolutionsfaktoren**: Mutation, Gen-Drift, Rekombination
– **Australopithecus**: erster Urmensch; ging bereits aufrecht; vor 3-4 Mio. Jahren
– Australopithecus → Homo habilis → Homo erectus (Feuer)
– Die Altsteinzeit umfasst die Frühmenschen, Altmenschen und Jetztmenschen.
– **Frühmenschen**: Javamensch, Pekingmensch, Heidelbergmensch
– **Altmenschen**: Neandertaler; benutzte bereits Werkzeuge
– **Jetztmensch**: alle Menschen heutzutage; wir stammen von einem Stamm in Afrika ab.
– Wir haben uns parallel neben dem Neandertaler entwickelt; der Neandertaler ist ausgestorben
– Unser Gehirn ist mit 1350cm^3 kleiner als das des Neandertalers (1450cm^3)

Kapitel **18**   # Ökologie

Tierfresser
Konsumenten
Produzenten
Nahrungspyramide

Die Ökologie ist die Lehre von den Wechselbeziehungen der Organismen und der Umwelt untereinander und miteinander. Ein **Ökosystem** ist ein Areal mit relativ konstanten Populationen, unterschiedlichen Lebewesen und einer Umwelt aus abiotischen Faktoren (s.u.). Ein solches System bezieht dabei seine Energie von der Sonne und bildet mit Hilfe dieser Energie einen (fast) geschlossenen Kreislauf, der ohne jegliches Eingreifen von außen erhalten bleibt. Die aufgenommene Energie wird in Form von Wärme, die bei sämtlichen Stoffwechselprozessen und chemischen Reaktionen frei wird, abgegeben.
Ein Ökosystem ist auf lange Dauer angelegt und damit normalerweise im **ökologischen Gleichgewicht**. Das bedeutet, dass sich das System irgendwann auf einen für sich optimalen Zustand eingependelt hat. Wie schon erwähnt, kommen im Ökosystem lebendige Organismen und alle Arten von Umweltfaktoren vor. Man teilt diese in 2 Gruppen, die abiotischen Faktoren und die biotischen Faktoren.

18.1 Abiotische Faktoren

In einem Ökosystem gibt es nicht-lebendige Faktoren, die im Kreislauf enthalten sind und eine wichtige Rolle in ihm spielen. Diese stellen anorganische Stoffe und Einflüsse auf die Umwelt dar und wären beispielsweise Wasser, Klima, Atmosphäre, Mineralien, Gesteine und Boden usw.
Sie bieten erstens einen Ort zum Leben für lebendige Organismen und zweitens liefern sie die Energie, die für die weiteren Schritte des Kreislaufs nötig ist (z. B. Temperatur, Wasser).
Da abiotische Faktoren relativ konstant und schwer zu beeinflussen sind, passen sich die biotischen Faktoren ihnen an und nicht umgekehrt. Dadurch leben in einem Wald andere Lebewesen als in der Wüste.

18.2 Biotische Faktoren

Diese Faktoren bezeichnen nun alles, was in einem Ökosystem lebt, bzw. alle Prozesse, in die Lebewesen involviert sind. Wichtige Beispiele dafür wären die Räuber-Beute-Beziehung oder die Symbiose.

Tabelle 20 Abiotische und biotische Umweltfaktoren		
Abiotische Umweltfaktoren		**Biotische Faktoren**
Temperatur	Luftfeuchtigkeit	weitere Pflanzen
Sonnenlicht	CO_2	Tiere (Fressfeinde)
Wind (Luftbewegung)	Schadstoffe	Mensch
Niederschlag	Boden	Parasiten
Sauerstoff	pH-Wert	Bodenlebewesen

18.3 Lebensraum und Population

Ein **Biotop** ist das Areal, welches den Lebensraum für spezifische Arten darbietet. Das deckt sich meist mit dem Begriff des Ökosystems, jedoch kann es auch der Fall sein, dass es in einem Ökosystem mehrere Biotope gibt.

In so einem Lebensraum leben nun die unterschiedlichsten Arten an Tieren und Pflanzen. Jede Art Lebewesen bildet dabei eine **Population**. Der Begriff bezieht sich nur auf eine Spezies, daher leben in einem gewissen Lebensraum viele Populationen. Dabei muss es logischerweise zu Konkurrenzkämpfen kommen, die anhand der ökologischen Nische veranschaulicht werden sollen.

Die ökologische Nische
Der Begriff „Nische" bezeichnet hier einen Raum, in dem sich eine Art aufhält. Dabei beschreibt dieser Raum nicht nur eine Lokalität, sondern auch Temperatur- und Feuchtigkeitsspannen oder Lichtverhältnisse, in denen eine bestimmte Art gut leben und sich reproduzieren kann.

Wenn in einem Ökosystem jede einzelne Population ihre eigene Nische hätte und die verschiedenen Nischen sich nicht überschneiden würden, wäre alles friedlich. Dieser Zustand ist allerdings sehr unrealistisch. Die verschiedenen Nischen überschneiden sich und dabei kommt es zwischen diesen Populationen zu Konkurrenzkämpfen. Das kann nun mehrere Optionen zur Folge haben. Erstens könnte die Art, die ihre Nische weniger gut verteidigen kann, aussterben oder zumindest zurückgedrängt wird. Zweitens wäre es möglich, dass sich die Art, die ihre Nische weniger gut verteidigen kann, eine andere Nische sucht und ihren Lebensraum und ihre Lebensbedingungen ändert.

18.4 Der Kreislauf im Ökosystem

Wie oben schon erwähnt, stellt ein Ökosystem einen Kreislauf dar. Auf der einen Seite gibt es die Kreisläufe der chemischen Elemente, von denen wir uns den Stickstoffkreislauf als Beispiel ansehen werden, und auf der anderen Seite die Kreisläufe der Organismen, die als Nahrungspyramide bezeichnet werden können und unten besprochen werden.

Der chemische Stoffkreislauf

Chemische Stoffkreisläufe sind in der Natur allgegenwärtig und ermöglichen es, dass chemische Verbindungen in einem geregelten Maße vorhanden sind. Es wird also (solange nichts schiefgeht) nie zu viel oder zu wenig von einem Stoff geben. Als Beispiel soll hier der Stickstoffkreislauf herangezogen werden. Stickstoff (N) kommt in der Luft in molekularer Form (N_2) zu 78% vor. Alle Lebewesen brauchen Stickstoff, allerdings können die wenigsten diese Form aus der Luft verarbeiten. Damit er nun brauchbar wird, muss er umgewandelt werden und das machen bestimmte Bakterien in Wurzelknöllchen von Pflanzen. Diese nehmen den Stickstoff und bauen damit Ammoniak, wovon der Großteil direkt zu Nitrit bzw. Nitrat umgewandelt wird. Der Rest wandelt sich zu Ammonium um, das in weiterer Folge zu Nitrat wird. Nitrat und Ammonium kann von Pflanzen in organische Verbindungen eingebaut werden. Von da an geht der Kreislauf über Produzenten bis zu Destruenten, die die organischen Verbindungen abbauen und Stickstoff in Form von Ammonium an den Boden abgeben, weiter. Das Ammonium im Boden kann nun wieder von Bakterien zu Nitrat umgewandelt werden – damit geht der Kreislauf weiter. Ein kleiner Teil des Nitrats wird wieder zu molekularem Stickstoff und an die Luft abgegeben.

Abbildung 98 Stickstoffkreislauf

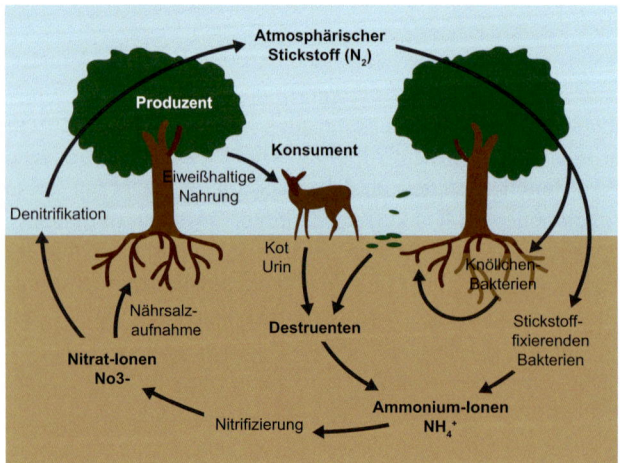

Die Nahrungskette

Die Nahrungskette beschreibt den Kreislauf der Organismen und ist eng mit dem chemischen Stoffkreislauf verbunden. Sie ist, bis auf die Destruenten (s.u.), hierarchisch aufgebaut, weswegen man sie auch „Nahrungspyramide" nennen kann, und beginnt bei den Pflanzen, die Mineralien und chemische Verbindungen zusammen mit dem Sonnenlicht als Energiequelle für ihren eigenen Stoffwechsel verwenden. Man nennt sie **Produzenten**, da sie aus anorganischen Stoffen organische Verbindungen produzieren. Außerdem liefern sie den Sauerstoff, den alle Lebewesen brauchen.

Pflanzen werden in weiterer Folge von Tieren gefressen. Diese Tiere können wiederum von anderen Tieren gefressen werden. Alle Tiere, die entweder Pflanzen oder andere Tiere fressen, werden als **Konsumenten** bezeichnet. Hierbei kann noch zwischen **Primärkonsumenten**, die Pflanzen fressen, und **Sekundärkonsumenten**, die Fleisch fressen, unterschieden werden. Diese verbrauchen den Sauerstoff und geben Kohlenstoffdioxid an die Luft ab, das von Pflanzen wieder verarbeitet werden kann.

Irgendwann, wenn Lebewesen sterben, kommen die **Destruenten** zum Zug. Sie zersetzen alle Abfallstoffe und spalten die organischen Verbindungen, die in ihnen vorkommen, in ihre anorganischen Ausgangsstoffe. Beispiele für Destruenten sind Pilze oder Bakterien.

Ein Beispiel für die Nahrungskette: Sonne → Pflanze baut mit Hilfe der Fotosynthese (10.3 Die Fotosynthese) organische Verbindungen (**Produzent**) → ein Vogel frisst die Pflanze (**Primärkonsument**) → eine Katze frisst den Vogel (**Sekundärkonsument**) → Katze stirbt → Kadaver wird von Bakterien zersetzt (**Destruenten**).

Abbildung 99
Die **Nahrungskette** mit ihren Stationen
Destruent – Produzent – Konsument

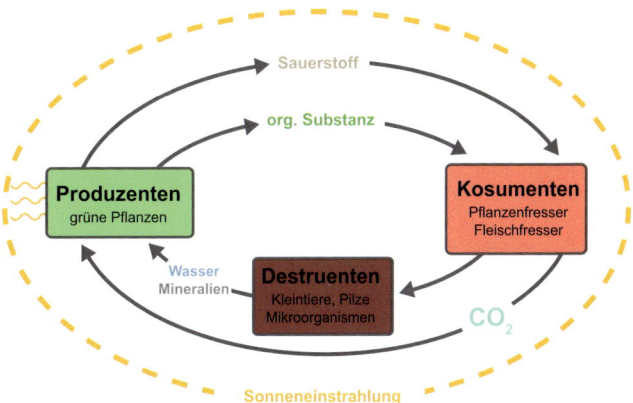

Die wichtigsten Infos Ökologie

– **Ökosystem**: relativ konstante Populationen, unterschiedliche Lebewesen, Umwelt aus abiotischen Faktoren

– Das Ökosystem bezieht Energie aus der Sonne und bildet einen (fast) geschlossenen Kreislauf

– Ein Ökosystem liegt normalerweise im ökologischen Gleichgewicht vor.

– **Abiotische Faktoren**: Wasser, Klima, Atmosphäre, Mineralien, Gesteine, Boden…

– **Biotische Faktoren**: alle Lebewesen

– Biotische Faktoren passen sich den abiotischen Faktoren an und nicht umgekehrt

– **Biotop**: Lebensraum für unterschiedliche Populationen

– **Ökologische Nische**: Raum, in dem sich eine Art aufhält

– Wenn sich Nischen überschneiden, kommt es zum Konkurrenzkampf.

– Schwächere Art wird entweder zurückgedrängt oder sie sucht sich eine andere Nische und passt ihre Lebensbedingungen an diese an

– **Kreisläufe im Ökosystem**: chemischer Stoffkreislauf, Nahrungskette

– **Chemischer Stoffkreislauf**: Chemische Verbindungen unterliegen einem Kreislauf; es wird nie zu viel oder zu wenig von einem Stoff geben

– **Nahrungskette**: Produzenten → Primärkonsumenten → Sekundärkonsumenten → Destruenten

Sachverzeichnis